大展好書　好書大展

品嘗好書　冠群可期

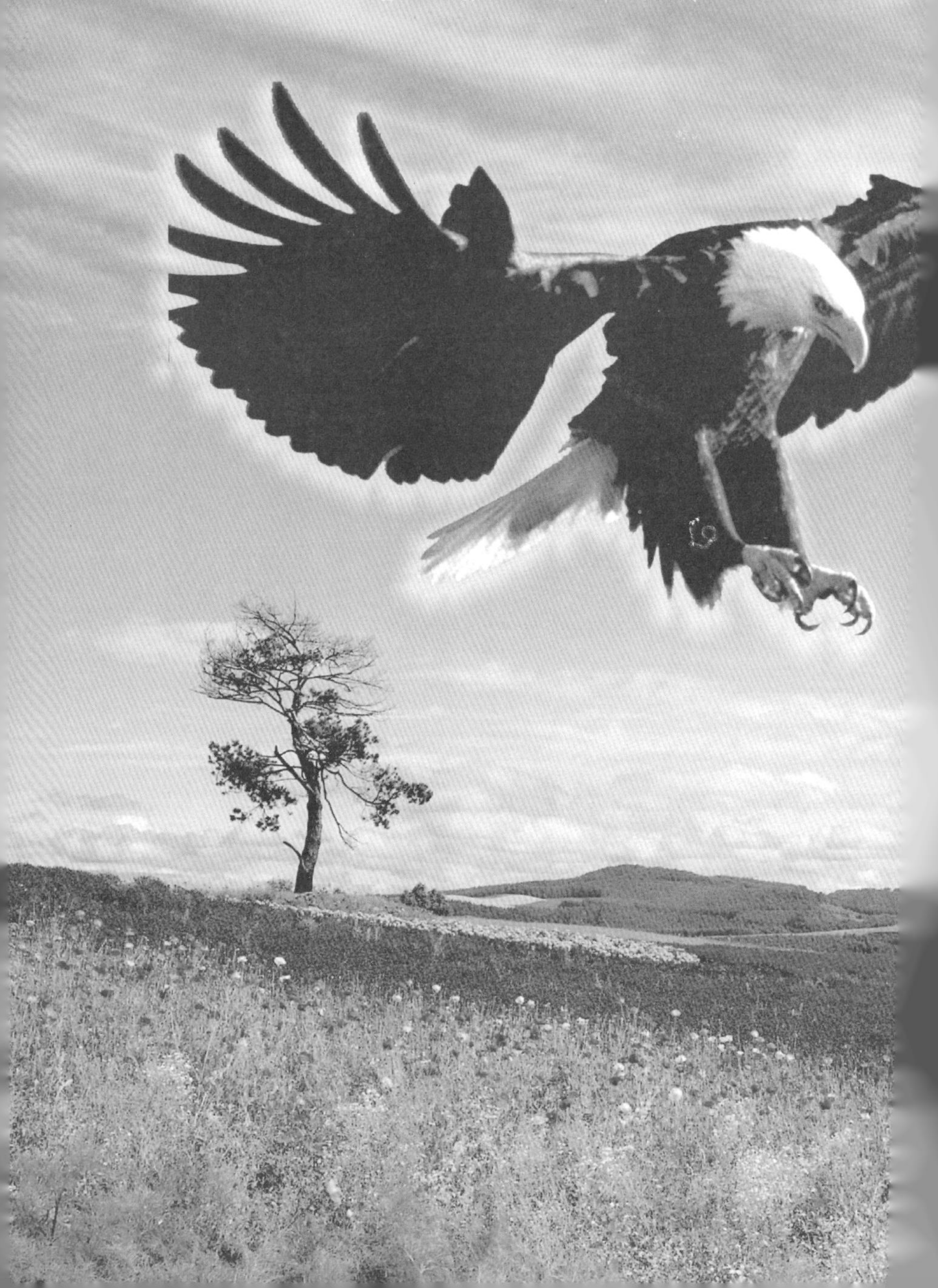

大展好書　好書大展

品嘗好書　冠群可期

格鬥術 7

以色列女子防身術

張 海 編著

大展出版社有限公司

前 言

夜色中，一位女子隻身走在黑暗空曠的街道上，忽然她發覺身後有人跟蹤自己，她該怎麼辦？

偏僻的巷子裡，一位女子迎面遭遇一名醉漢的挑釁，和她拉拉扯扯、糾纏不休，她該怎麼辦？

一位女子徒步健身時，一輛廂型車突然停在她的身邊，她被拖拽上車，遭遇劫持，她該怎麼辦？

在擁擠的地鐵上，一位女子被可惡的「鹹豬手」騷擾，或者遭遇小偷扒竊，孤立無援的她該怎麼辦？

我們經常在媒體上看到諸如此類關於女性人身或財物受到侵犯的報導，其中許多女性的身心遭受了極大的傷害。儘管肉體傷痛可以治癒，但心理的創傷將會影響她們數年之久，甚至會持續終生。

如何遏制針對女性的暴力犯罪呢？社會輿論和有識之士提出了很多建議，譬如增加治安監控設備，提高員警巡邏頻率，考察社會犯罪的根源並加以糾正，等等。而所有這些對於隻身面對危機的柔弱女子來說，似乎都是遠水不解近渴，並不能提供眼前的有效幫助。況且，兇悍的歹徒在力量、體能和心理上都占據著絕對的優勢，並有可能攜帶兇器，隨時圖窮匕見。

她們應該怎麼辦？

為了編寫這本書，筆者專門對身邊的女性朋友做了些隨機調查，筆者吃驚地發現，絕大多數女性並不知道怎樣做才能有效地防範諸如搶劫、性騷擾或強姦之類的侵害。她們往往會回避考慮「如果你遇到這種情況該怎麼辦？」

這樣的問題。再追問下去，她們會不耐煩地回答「破財免災吧」或者「以死相拼嘍」。不難看出，她們根本沒有主見。即便是那些看上去身體比較強壯的女性，其實在真正面臨氣勢洶洶的暴徒時，渾身發抖、束手無策往往也是她們絕大多數人的表現。

在現代社會，包括員警在內的專業人士都認為，一名沒有接受過防身技術訓練的女性面對暴力侵襲時，一味的順從和單純的反抗都不是最好的方法。

你可以捨棄你的財物，但是生命安全遭受威脅時，必須做出反抗，該出手時就出手。但是許多調查資料顯示，一些女性在擺出戰鬥姿態、試圖保護自己時，反而激怒了對方，引起攻擊者更加激烈的反應，最終導致局面更加被動，難於收場。

那麼，到底該怎樣做，才能達到既有效地保護了自身安全、適度地懲罰了侵犯者，又不至於將輕微的傷害行為激化至你死我活的暴力衝突呢？這一直以來都是安全專家、格鬥專家和女性問題專家們不斷思索和探討的問題。

其實，女性如何應對暴力侵害絕對是一門大學問，世界各國格鬥界也都不約而同地推出了各種形式的女子防身術。我們這本書介紹給您的是一套由軍事強國以色列官方推廣的實用性極強的女子防身術——女子馬伽術。

以色列猶太民族是一個名副其實的戰鬥民族，也是中東地區唯一一個要求女性服兵役的國家。在他們的國度裡，女性和男性一樣，普遍都會接受馬伽術的系統訓練。

馬伽術是一套由以色列官方精心開發編創的，基於人體本能反應來實施自衛防身的優秀格鬥術，同時也是以色列國防軍新兵入伍必修的訓練科目。

其誕生於第二次世界大戰時期令德軍聞風喪膽的猶太民族抵抗組織哈嘎納遊擊隊，經歷過五場中東戰爭炮火與鮮血的洗禮，以其「安全實效、簡單易學、技術全面、手段多樣」的鮮明特徵，被各國軍事格鬥界公認為當今世界最實用格鬥體系之一，深受廣大格鬥愛好者喜愛與推崇。

女子馬伽術則是結合女性身體與心理特點編創的一套科學的女子防身術。從理論上講，女性與男性在生理結構上存在著很大的差異，這是不可否認的。

以色列女子防身術更強調揚長避短，以小搏大，它傳授給女性朋友各種應對危機的策略與方法，使自己在暴力衝突中始終處於不敗之地。

以色列女子防身術技術特點更加突出「簡單實用、手段多樣」的原則。無論攻擊動作還是防守動作，只有簡潔才能做到易學易用。女子馬伽術整套技術動作在設計上特別強調短促與簡潔、易學易練，使它適合於體質柔弱的女性掌握。其招式則是根據人的直覺和本能反應而生，著重攻擊對手容易受傷的部位。要求受訓者在抗暴護身時時刻要牢記一點，就是為取勝而做各種可能做的事情。

在與暴徒拼搏時，只要能打敗對方，可以採取各種手段。除了可以應用常規的踢、打、摔、拿技術外，用嘴咬人，用手指挖人眼睛，用頭撞對方面部，用膝蓋和肘關節攻擊等一切以生存為目的的動作都是被允許的。像公事包、椅子或鑰匙等日常生活用品也都能作為很好的武器，運用於進攻和防守中。

正是基於這些特點，以色列女子防身術很快就被世界各國女性朋友所接受，歐美許多國家都有專門的格鬥學校傳授此項技能。近年來，隨著世界經濟、政治、文化一體化的進程逐步加快，以色列格鬥術也逐漸被中國格鬥愛好者所熟悉和喜愛，其中不乏女性朋友，她們也渴望能夠深層次地瞭解和掌握相關的技能，充實自己，保護自己。

另外，由於東方女性的身材體型與以色列民族女性非常相似，經過科學的分析和實踐，許多格鬥專家都一致認為，以色列女子馬伽術是最適合東方女性學習和運用的防身技術。

鑒於以上諸多原因，筆者不揣淺薄，在出版社編輯老師及眾多格鬥界同仁與前輩的鼓勵下開始編撰這本《以色列女子防身術》。

本書詳盡地介紹了以色列女子防身術的所有技術環節，內容包括女子心理防衛知識、女子防身基礎知識、擺脫各種肢體控制與糾纏、防禦性騷擾與強暴犯罪、徒手防禦各種暴力攻擊、利用隨身物品作武器防身自衛，以及幾種特殊情境下的防身技術應用。

本書完全從科普的角度進行編寫，強調內容的科學性、實用性，採用樸實流暢的語言對技術動作進行客觀描述，並配有大量清晰形象、生動準確的3D圖示，力求通俗易懂，使讀者在沒有專業人士指導的情況下，也能夠很快地掌握各種防身技能。

另外，讀者透過掃描圖書封面的二維碼，還可以免費獲得本書中介紹的所有技術動作的圖解動畫和視頻資料，隨時在手機上流覽觀看，使學習和訓練更加簡單，更加便於理解和記憶。

希望這本書能夠幫助女性朋友變得更加健康、美麗、自信！

目　錄

第 1 章

女子心理防衛知識

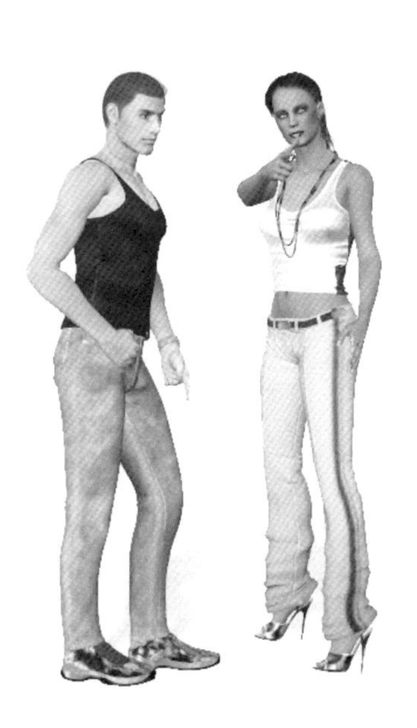

A 警惕暴力犯罪

本書的開篇，在沒有正式講述防身技術之前，筆者首先提醒女性朋友，對暴力要有個正確的認識。總體上來說，在沒有戰亂的和平年代裡，我們的生活環境還是比較安全的，而且大多數公民是遵紀守法的。我們已經習慣了自己的日常生活，習慣了在工作、外出購物或參加各種聚會時遇到相同的人。這讓我們感覺「社會很和諧，生活很太平」。但事實上，無論是在西方還是東方國度，暴力事件雖然不是時刻都會發生，但搶劫、綁架、強姦等惡性犯罪依然是屢禁不止。

女性作為容易遭受攻擊和傷害的弱勢群體，千萬不要被「天下太平」麻痹了自己，出於安全目的，你必須做的一件事就是保持警惕，以避免遭受隨時隨地可能發生的暴力事件對你造成身心傷害。事實證明這是非常必要的，絕非杞人憂天。

據有關部門對侵害婦女人身安全案件調查分析發現，多數被傷害的女性由於在案件發生前缺乏警惕性，心理麻痹，導致一旦犯罪分子突然出現在面前便驚慌失措，束手無策。其實很多惡性事件，如果提前有警覺，是完全可以避免悲劇發生的。

另外，千萬不要抱有僥倖心理。認為世界這麼大，女人這麼多，倒楣的事怎麼偏偏就能讓我碰上？這種思維是大錯特錯的！

當然，我們這裡所說的提高警惕，並不是要讓女性朋友在日常生活中總是神經兮兮的，草木皆兵，而是提醒大家要克服麻痹思維，瞭解自己有遭受傷害的可能性，加強防範意識，掌握安全知識，不讓壞人有可乘之機。

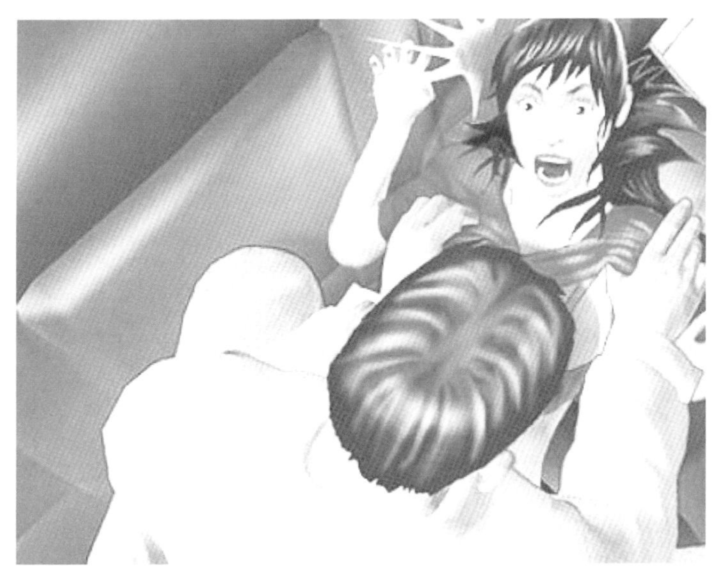

▲ 2014年聯合國兒童基金會在參考了來自190個國家的資料所得的報告顯示，世界上約有1.2億名女孩在20歲左右曾被強姦或者遭到性侵犯，即每10名女孩中，就有一名遭受此類侵犯。

B 瞭解所處環境

犯罪分子針對女性實施的暴力攻擊事件，通常都帶有一定的隱蔽性，他們作案時會刻意選擇那些非常偏僻、光線昏暗的街巷或公園。所以，女性在單獨外出活動時，應該預先計畫自己的路線，要儘量選擇車輛、行人較多的道路。

尤其是夜間，一定要走照明條件較好的街道，並且手裡最好拿一些隨時可以用於防身的東西，以備不時之需，比如手電筒，即使是本捲著的雜誌也比徒手要好。

平常也要留心觀察，居住地和自己經常活動的區域周圍有無警局、銀行、醫院等配備安保力量的單位，附近的街巷都通向何處，是否存在死胡同，是否安裝有監控設施等等。

對這些環境有所瞭解，在發生突發事件時，你就會明確自己尋求幫助的方向，避免自己在驚慌失措的情況下陷入絕境。

外出活動，在經過自己不熟悉的街道，發現周圍環境異常時，應該立即抽身離開，千萬別被好奇心左右而使自己陷入未知的困境中去，多一事不如少一事，這種做法雖然有些消極，但的確能保證你減少惹上不必要麻煩的概率。

如果你是駕車出行，上車前應注意環視周圍有沒有可疑的人，上車後第一個動作就是按下門鎖，以防有人突然破門而入。

為防假車禍真搶劫，遇到車輛剮蹭事件，千萬不要馬上下車，最好先冷靜觀察對方有幾個人，如果來者不善，應猛按喇叭，引起行人注意，同時立刻報警。

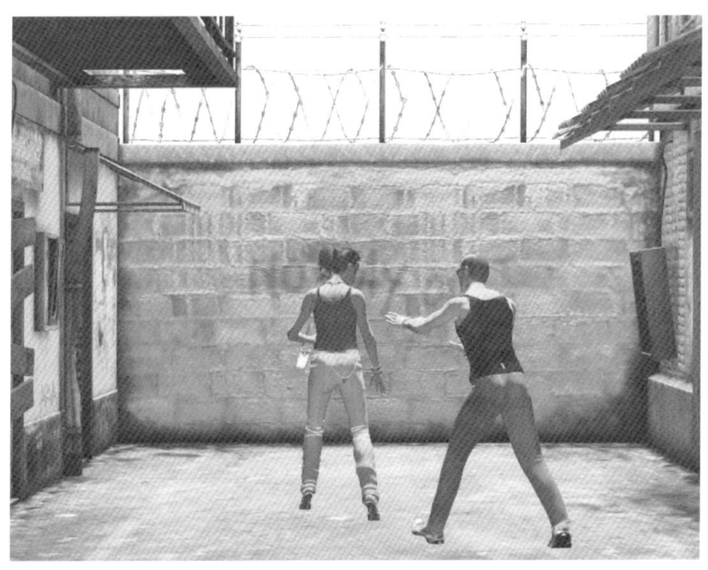

▲ 如果不熟悉周圍環境，被不法分子追到一條死胡同裡，你面臨的局面將極其危險，所以說，瞭解自己生活與工作地的周邊環境是非常必要的。

另外，回家上樓時，如果有門禁，應先按門鈴，讓家人知道你回來了。進入樓道前要回頭環視一下，看身後是否有人尾隨，避免在樓道裡遭到不法分子的攻擊。

上樓的速度盡可能要快，開家門之前，要先將鑰匙準備好，不要站在門口才翻包找鑰匙。總之，不要過多時間停留在樓道裡，發生在樓道裡的攻擊事件比例是非常高的。

防人之心不可無

並不是說所有在街頭以各種莫名其妙的理由與你搭訕的男人都是壞蛋，但的確有些人是不懷好意的。

他們或許就是借問路之名，要近距離地多看幾眼你的乳溝。對於這樣的人千萬不要與之過多糾纏，你可以果斷地告訴對方自己不知道，並提示他自己的男朋友在不遠處等著自己，然後轉身朝人潮多的地方走去。

在公共場所應該注意自己的言談舉止，特別是年輕漂亮的女性，不要隨便與陌生的男性攀談，不要隨便喝對方遞過來的飲料，不要輕易向對方洩露自己的住址、單位等個人資訊。

也不要輕易相信某些男性的花言巧語，接受他們所獻的殷勤，更不要在摸不清對方的底細時，輕易答應單獨與之約會。

很多不懷好意的男人正是利用女性的單純達到他們的罪惡目的的。

日常生活中，進入電梯時，要注意同乘者是否眼神鬼祟，面露邪惡，舉止反常。女性要儘量站在控制按鈕的門邊，一旦被攻擊，立即用手拍打每層樓按鈕，電梯會在任一樓層停下來，使你能夠及時擺脫困境。

在馬路上行走時，對一直走在你身後的人也要特別加以留心。你放慢腳步，看他是否也放緩腳步，從而判斷其是否在惡意尾隨。

據研究，對於女性來說，安全距離是3公尺，當一個陌生男人突然貼近這個距離時，你就應該提高警惕了。

一旦確定被惡意跟蹤了，可以用腳猛踢或用背包拍打路邊停泊的車輛，觸發報警器的鳴響，以引起別人的注意，達到震懾壞人的目的。

總之，出現在身邊的陌生男人也許並無惡意，但是作為女性對其存有戒備之心，絕非多餘。

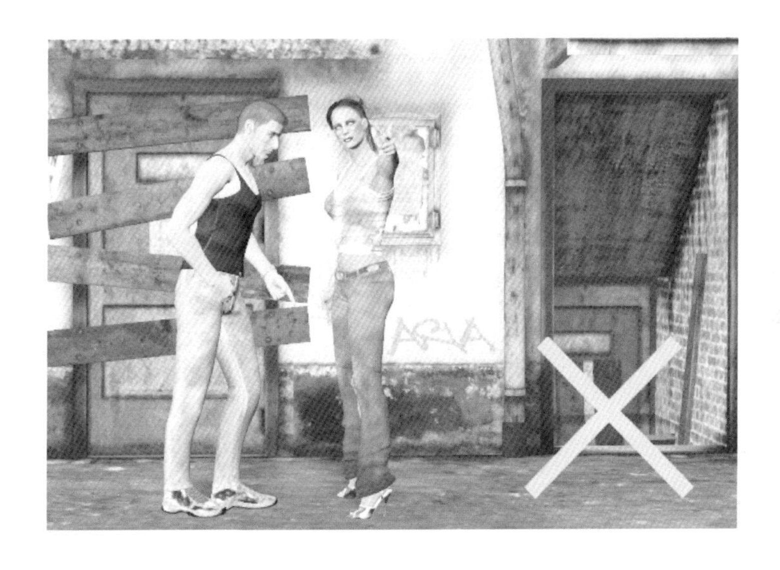

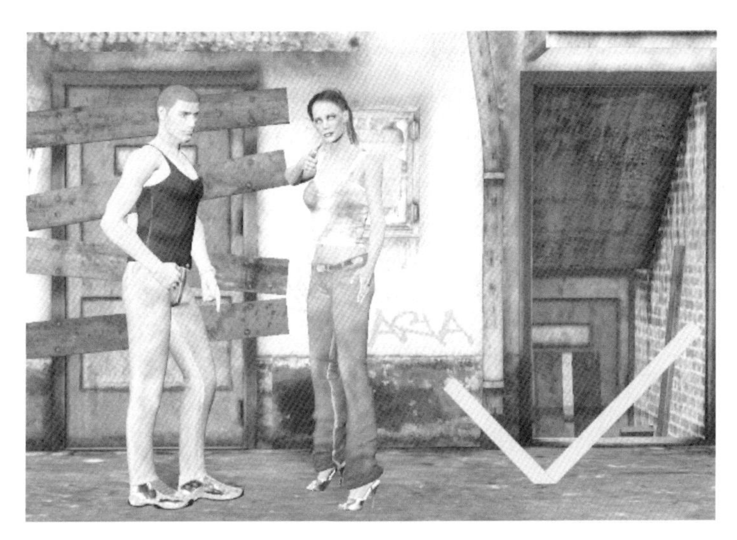

▲ 如果在街頭有陌生人向你問路，在幫助別人的時候，也要注意提高警惕性，小心不懷好意的傢伙偷窺或騷擾你。

D 自重自愛避免衝突

作為一名女性，出於安全目的，日常生活中要特別注意自身形象，衣著打扮應該大方得體，尤其是在單獨出行的時候。

如果在夜間你獨自外出，切忌身著過於暴露，超短裙、高跟鞋給你帶來的不僅僅是行動上的不方便，而且很容易招致不懷好意的男人關注，使自己陷入險境。

女性只有自重自愛，保持積極健康的形象和精神狀態，才不會被別人輕視和侵犯。良好的精神狀態和自信心會使你看上去更加美麗和無畏。你的肢體動作、講話方式以及眼神表情都從一個側面反映了你的實力和自信程度。

一個看上去非常自信，且精神抖擻的女人，是很少有人願意去惹她的麻煩。只有那些看上去懦弱、自卑的女性，才更容易遭到欺辱和搶劫。

當危機降臨的時候，我們儘量不要去激怒對方，要保持冷靜，避免激化矛盾，竭力理智、智慧地解決問題，防止事態升級。

努力用語言和對方心平氣和地溝通，力求讓對方恢復理智，要避免使用大幅度的肢體語言。安靜和放鬆的姿態有著戲劇性的效果。

一個情緒激動的人是很容易失去理智的，人在激動時的自控能力會明顯下降，外界進一步地刺激，可能導致其表現出更強的暴力傾向。

另外，你還要洞察那些氣勢洶洶衝過來的傢伙有什麼目的與企圖，也就是說搞清楚對自己產生真正威脅的是什麼。

如果是你無意間踩到了一個大塊頭的腳丫子，馬上謙卑地向人家賠禮道歉，是化解矛盾的最經濟、最簡單的方法，千萬不要難為情，畢竟是你先犯下了過錯。

如果對方是一群貨真價實的搶劫犯，明火執仗地衝你鼓囊囊的錢包和時尚耀眼的手機而來，那你千萬不要捨不得那點身外之物，以卵擊石是絕對不可取的，孰輕孰重，你是應該能夠掂量出來的。

但是，如果你確定對方是蓄謀已久要傷害你的生命或掠奪你的貞操，你就應該果斷地出手反擊，背水一戰，因為示弱和逃跑都無濟於事了。

當然，不激化矛盾，不刺激對方，並不等於消極承受、逆來順受、聽之任之。如果那樣，非但不利於解決問題，反而會助長對方的氣焰，讓其有恃無恐，最終招致對自己更大的侵害。

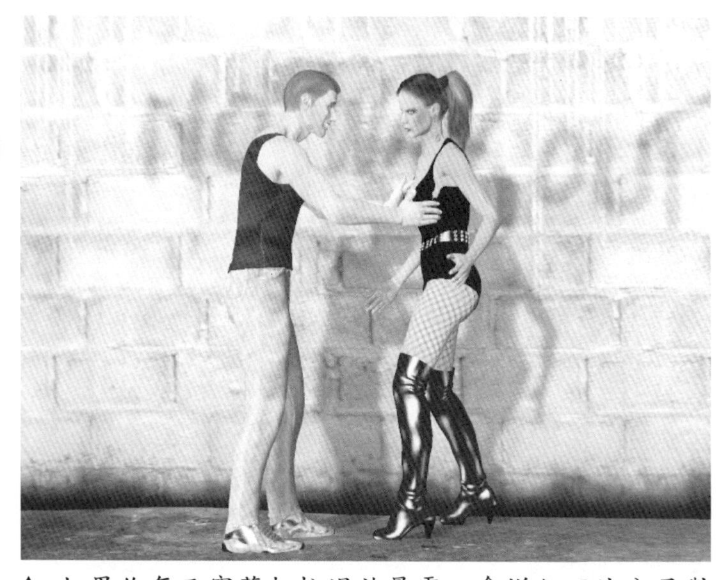

▲ 如果你每天穿著打扮過於暴露，會增加不法分子對你騷擾的概率。

三、遵循法律正當防衛

如前文所述，針對女性產生的一般衝突事件，透過溝通和軟化矛盾，基本上是可以解決問題，大事化小、小事化了的。

但是，這種方式在應對那些蓄謀已久的、目的明確的暴力攻擊威脅時，效果就極為有限了，比如搶劫、報復、性侵犯，沒有辦法回避。

這種時候，你的心態要迅速進行調整，把自己調整到一種適合於應對暴力攻擊的狀態下。當你命懸一線的時刻，千萬不要羞怯、猶豫、遲疑，而是要克服恐懼，果斷出手，全力以赴地展開一場格鬥。這一刻，你在我們這本書中學到的格鬥技術就派上用場了。

這一節裡我們要提醒女性朋友注意的是，在具體運用防身技術的過程中，一定要熟悉本國的相關法律，進行正當防衛，而勿防衛過當。

女性使用防身術維護自身的生命與財產安全是屬於正當防衛行為的，但在實施反抗和攻擊動作時要注意掌握分寸，超過了法律規定的限度而給對方造成傷害的話，也是法律所不允許的。

具體到我國的法律條文來詳細解釋說明一下。在中國，婦女在抵禦罪犯進行人身侵害時，所使用的正當防衛與一般公民對其他侵害行為所實施的正當防衛，是有一定區別的。

比如兩名男士發生衝突，甲用拳頭攻擊乙，乙出於防衛，用刀具捅死對方，則屬於防衛過當。而女性為了自身安全，允許防衛所損害的程度大於不法侵害行為的損害程度。

女性殺死正在使用暴力、恐嚇手段強姦自己的強奸犯，這種特殊情況不屬於防衛過當。

但是需要強調的是，正當防衛必須隨著不法侵害行為開始而開始，隨著不法侵害行為停止而停止。如果暴徒強姦行為結束回家了，事後你再追到他家將其殺掉，你的行為明顯觸犯了法律，你同樣會受到相關法律的制裁。

第2章

女子防身基礎知識

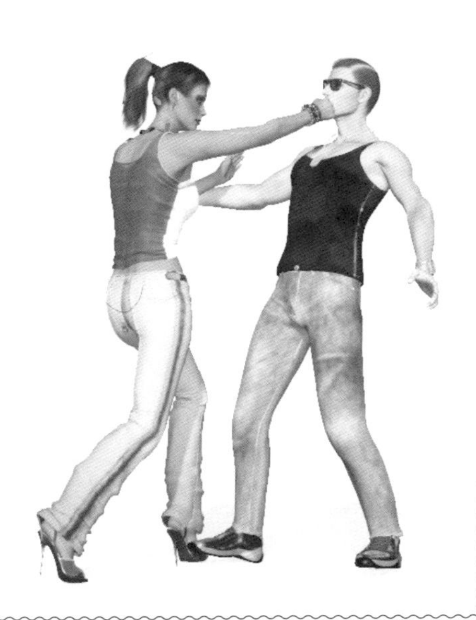

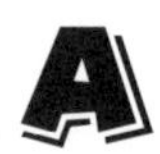

保持平衡穩定的防禦姿勢

無論哪種格鬥形式，其征服對手的一個關鍵技術，都是首先要保持自己身體的平衡穩定。身體失去了平衡，技術動作就會變形，就沒辦法進行防禦攻擊，更談不上發力反擊了。

格鬥過程中，我們要擺出一個防禦姿態，這種姿態也必須建立在保證身體重心平衡穩定的基礎上。

我們經常見到的格鬥防禦姿勢，是像拳擊手那樣擺出一副打鬥的架勢，對抗的意圖顯而易見。雖

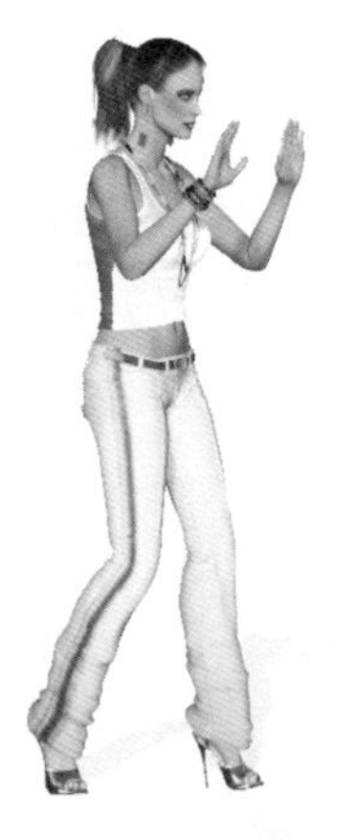

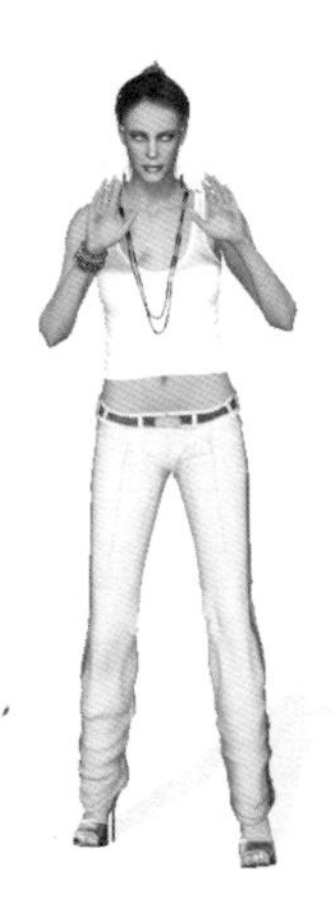

▲ 實踐證明，這種中立的防禦姿態進退靈活、攻防自如，是非常實用和有效的。

然這的確是一種安全穩定、防守嚴密的防禦姿勢，但挑釁的意味也非常濃，其實並不適合女性。

在一般衝突的初級階段，如果一下子擺出這種架勢，勢必會激化矛盾，而使勢態越發難以控制，這也許並不是你想要的結果。

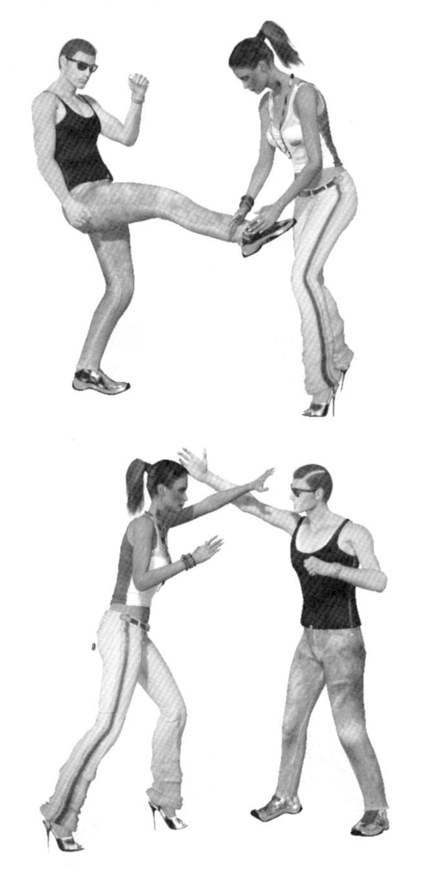

▲ 中立的防禦姿態，在有效防護住身體要害部位的基礎上，可以靈活地實施各種反擊動作。

以色列女子防身格鬥技術體系為我們提供了一種中立的防禦姿態，這是一種看上去沒有挑釁性的姿態。

兩腳平行或者前後自然開立，距離與肩寬齊平，雙手於胸前舉起，自然放鬆，不要握拳，指尖與眉眼齊平，目光自兩手間穿過注視對手。

這種姿態比較平和，好像是在告訴對方，我不想惹麻煩，不想和你打鬥，可以起到緩和對方情緒、令其放鬆警惕的作用。這種防禦姿勢是以色列女子防身體系提倡的一種應敵姿態，在街頭打鬥中也應用得比較多。

B 瞭解人體有哪些容易受傷的要害部位

在遭受攻擊時，我們必須保護好身體的要害部位。相反，當你被迫面對攻擊者，必須實施反擊時，瞭解哪些器官是人體最容易受傷的部位，也是非常必要的。

人體的要害部位有許多，這些部位可以成為正當防衛時合適的攻擊目標。熟悉掌握人體生理構造，知道身體的哪些部位是致命的要害和薄弱環節，我們才能在拳來腳往中做到有的放矢地運用自己的武器，同時有效妥善地保護自己的要害部位，揚長避短。

任何一位傳授防身技術的教練，都會反覆強調，先發制人，瞄準對手身體的要害和薄弱、柔軟部位進行致命一擊，才可以在瞬息萬變的肉搏中收到「一招制敵」的效果。

那麼，這些要害部位指的是什麼呢？

要害部位主要指維持人體生命運轉與活動的重要器官，以及容易遭受打擊或者擠壓而傷殘的部位。這些器官和要害部位與人的生命息息相關。由於人體生理結構的特殊性，在一些特定部位，內臟距體表很近，外面沒有厚實的肌肉群或充分堅實的骨骼保護。

有針對性地打擊這些部位，必然會刺激該臟器豐富的神經群，造成無法忍受的劇烈疼痛，力量達到一定程度時，會直接損傷該臟器，遭受重創後，輕者致殘，重者會危及生命安全。

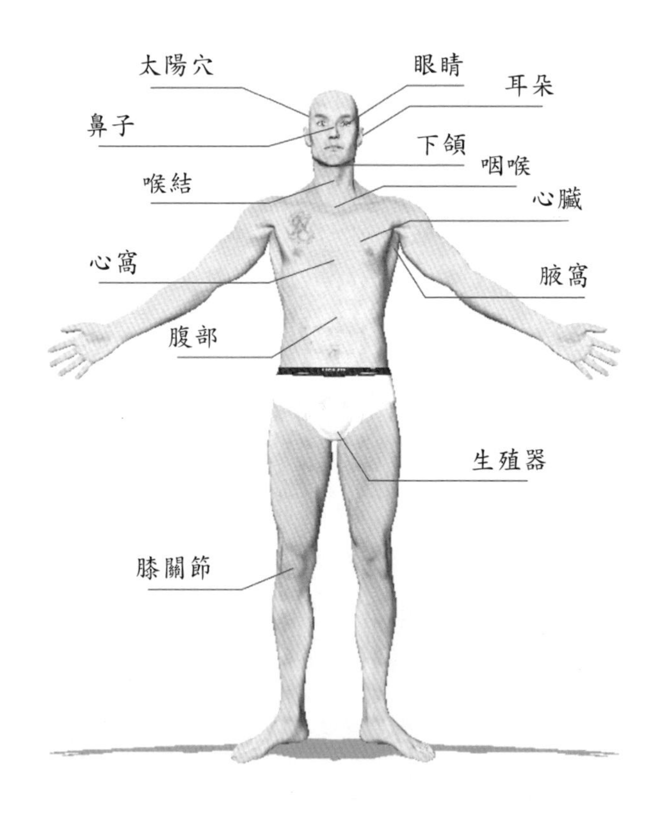

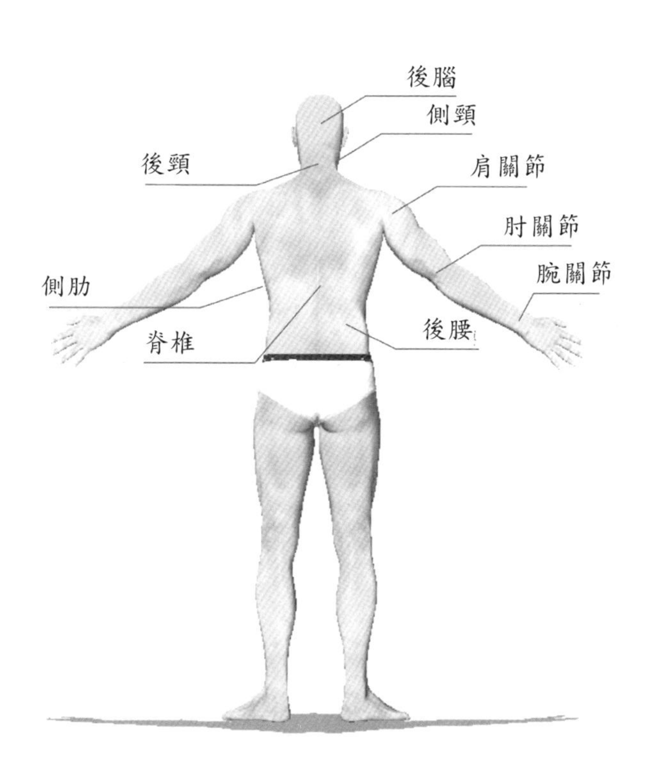
後腦
側頸
後頸
肩關節
肘關節
腕關節
側肋
脊椎
後腰

C 學會用肢體武器攻擊要害部位

在徒手格鬥與近身肉搏過程中，你赤手空拳，不得不面對強悍凶殘的施暴者，要想克敵制勝，必須拿骨肉鑄造的肢體當作有效的武器來進行防身自衛。

實戰中，儘管女性的力量較小，但是在恰當的時機，用拳腳給予對方「毀滅性的一擊」，往往能夠讓你擺脫大多數的困境。

事實上，身體的任何部位都是進行打擊和控制對手的武器，不僅僅局限在拳腳上。全身自上而下，除拳、腳以外，共有40多處部位可以用來實施有效的打擊。你還可以用頭衝撞、用手指摳戳，甚至在特定情況下還可用牙齒來撕咬敵人，正所謂「武裝到牙齒」。

為了達到制服暴徒的目的，你可以無所不用，不擇手段。前提是你要充分瞭解你的身體哪些部位可以作為有效的武器來施展攻擊，並且根據具體情況選擇正確的武器，以最快的速度和最準確刁鑽的角度攻擊對手的要害部位，釋放出身體裡所有的能量，予以致命一擊。下面我們就來打開強大的「人體武器庫」，逐一展示一下制敵利器吧。

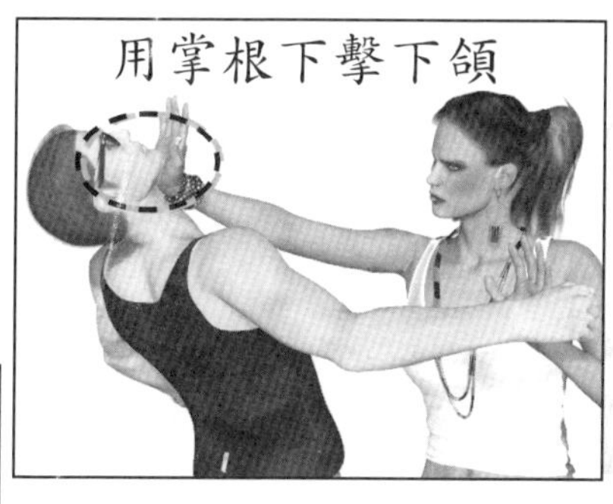
用掌根下擊下頜

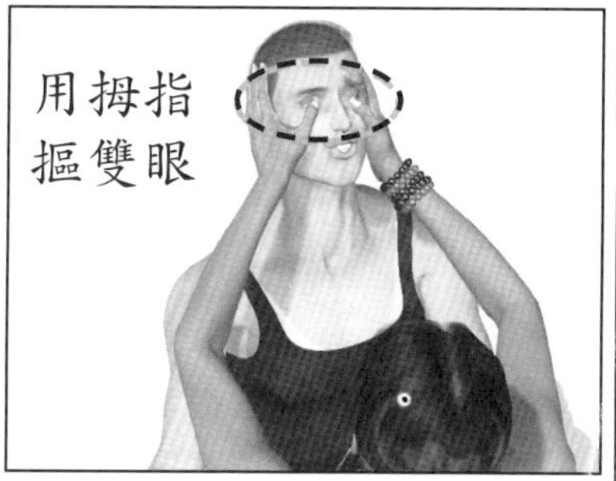
用拇指
摳雙眼

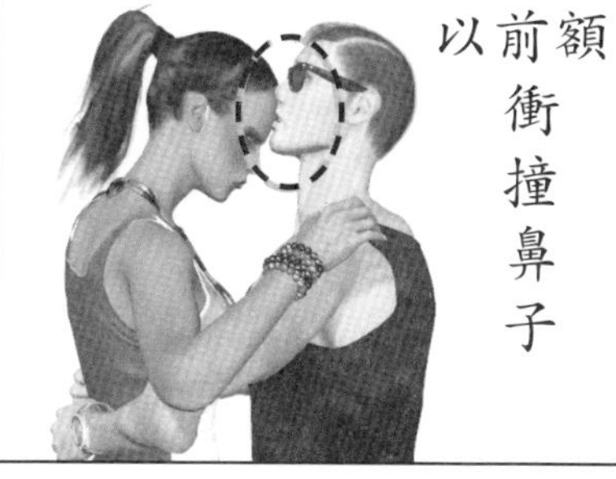
以前額
衝撞鼻子

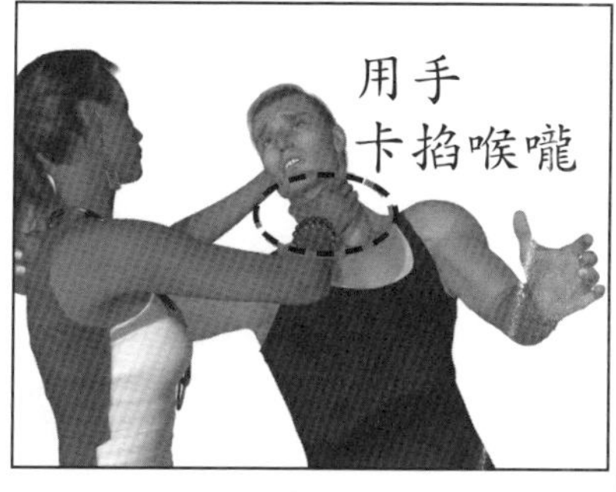
用手
卡掐喉嚨

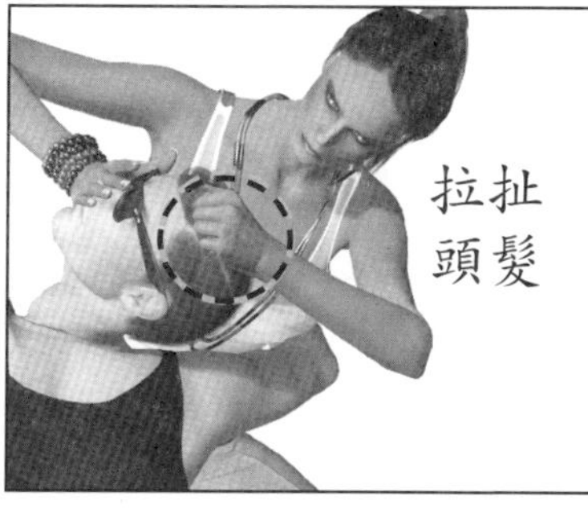
拉扯
頭髮

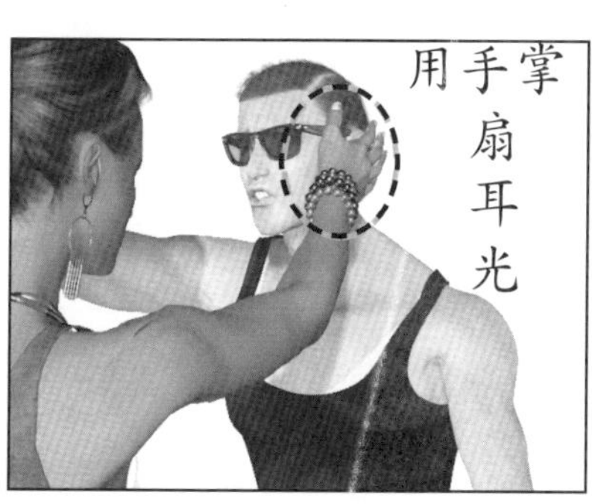
用手掌
扇耳光

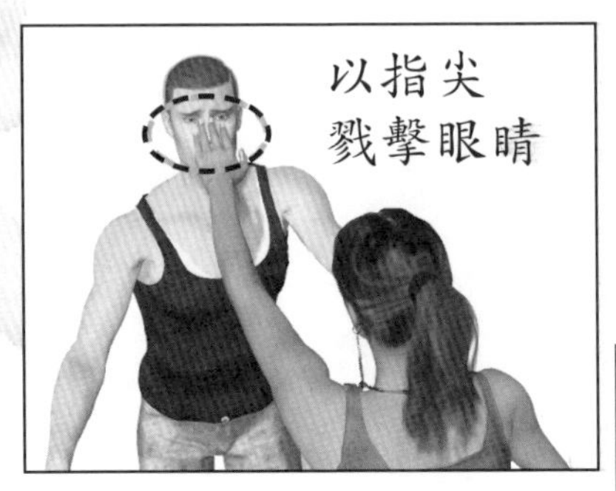
以指尖
戳擊眼睛

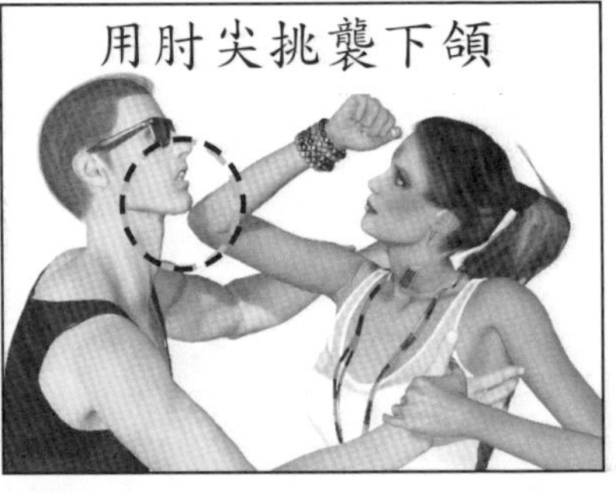
用肘尖挑襲下頜

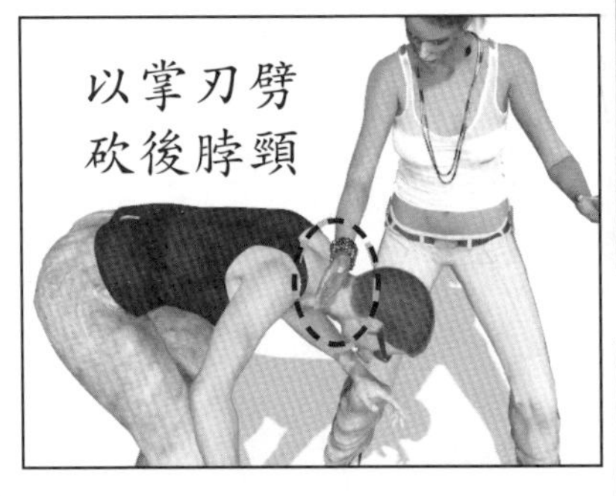
以掌刃劈
砍後脖頸

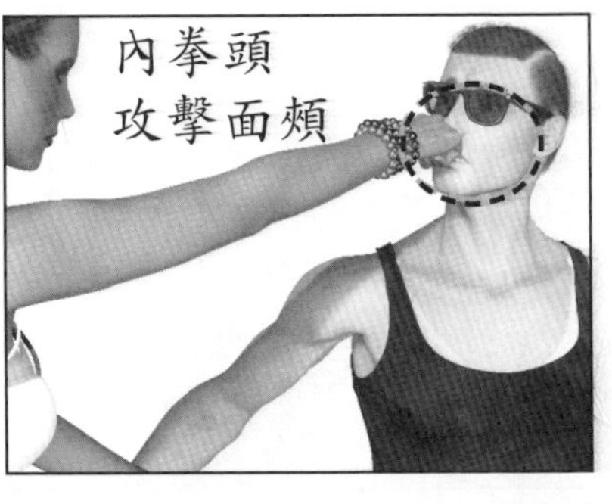
內拳頭
攻擊面頰

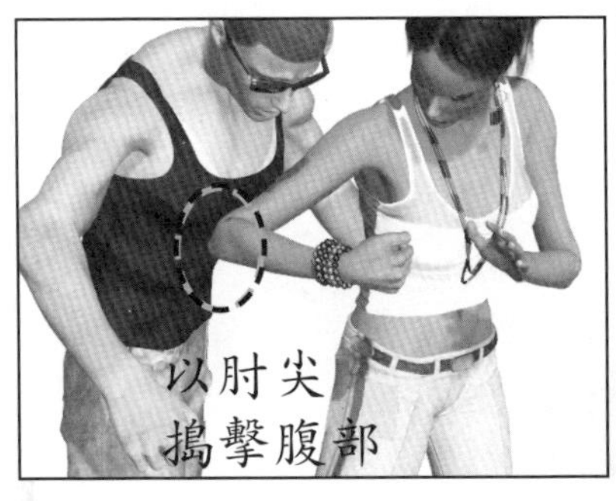
以肘尖
搗擊腹部

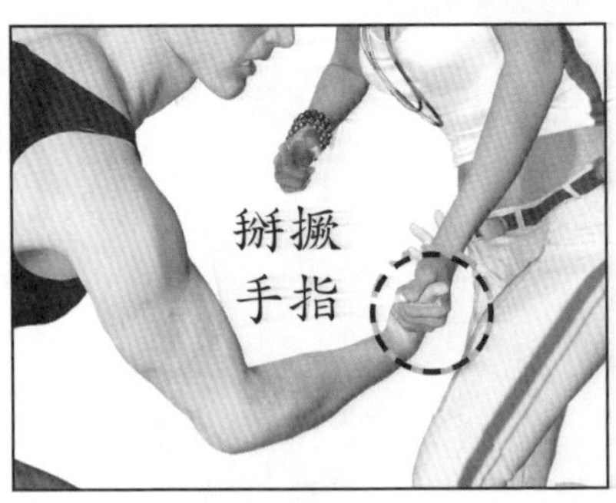
掰撅
手指

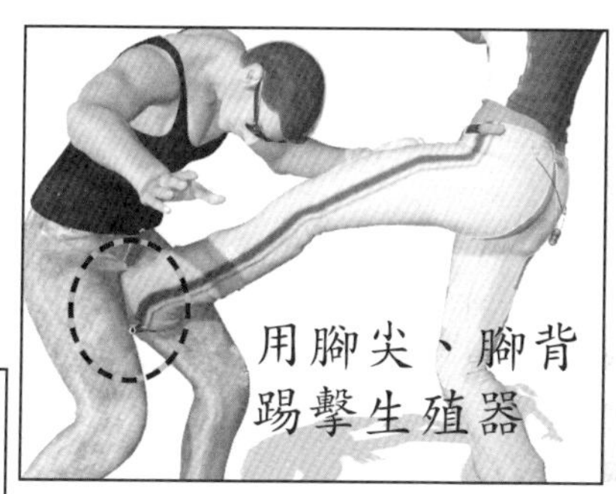
用腳尖、腳背
踢擊生殖器

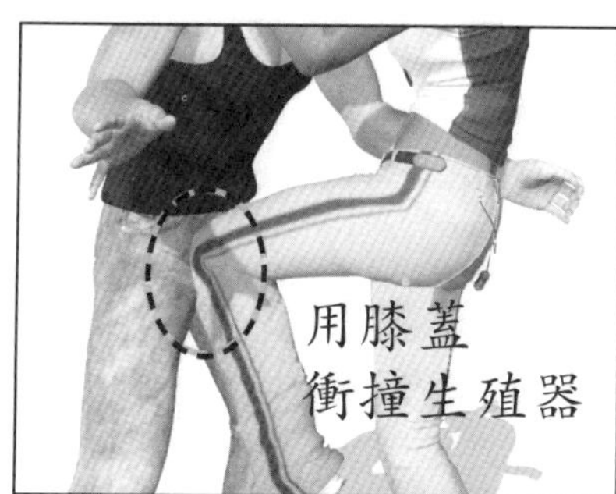
用膝蓋
衝撞生殖器

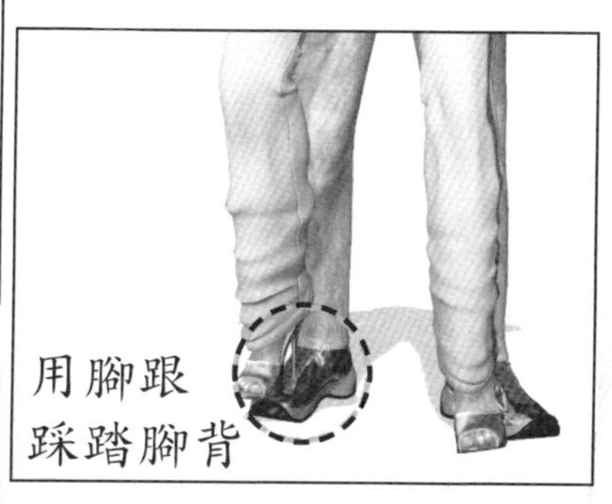
用腳跟
踩踏腳背

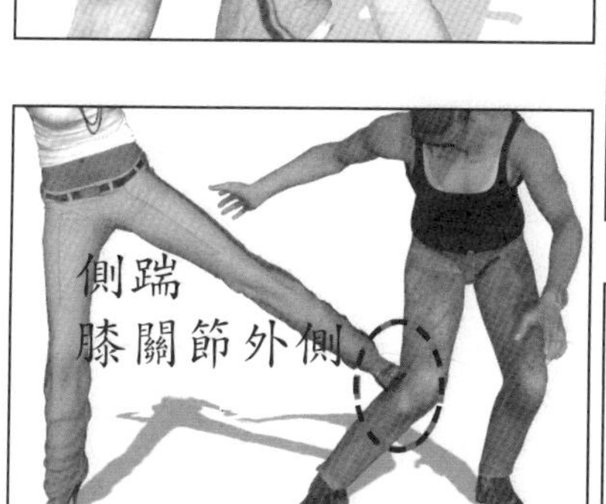
側踹
膝關節外側

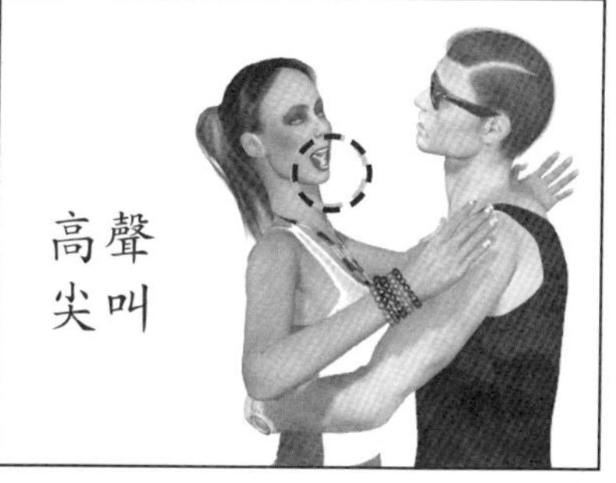
高聲
尖叫

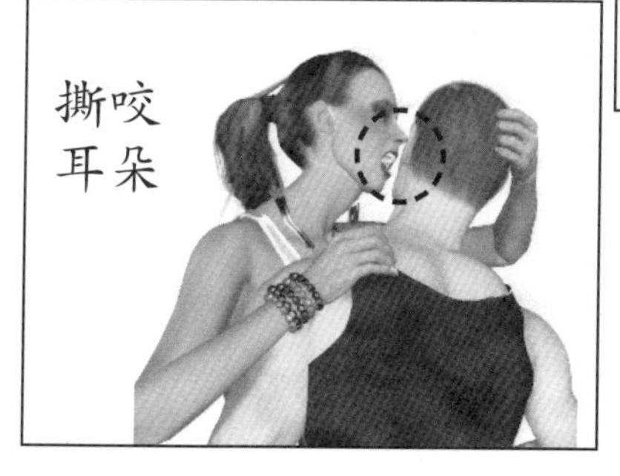
撕咬
耳朵

D 善用身邊物品作武器自衛防身

為了防身，總是隨身帶著把鋒利的菜刀是不現實的，也是相關法律所不允許的，甚至可能會在防身時導致你防衛過當，招致法律訴訟。

作為女性，要善於利用自身攜帶的或者身邊觸手可及的日常用品來防身自衛。

女性有一個特點，就是外出時喜歡隨身攜帶一個包包，在危急時刻，這個包包完全可以當作武器防身，掄動包包產生的打擊力量是不可小覷的。

再有，包包裡可以裝一支質地堅硬的圓珠筆、一把梳頭的梳子，或者一瓶小型的髮膠噴霧劑。

這些小物件看上去不起眼，關鍵時刻卻能大顯威力。更重要的是它們便於攜帶，而且能夠安全地通過各種安檢，不會給你惹上不必要的麻煩。

這裡特別推薦給女性朋友一件好東西——酷棍，可以掛在鑰匙鏈上，作為防身武器非常實用，威力巨大，且便於攜帶。

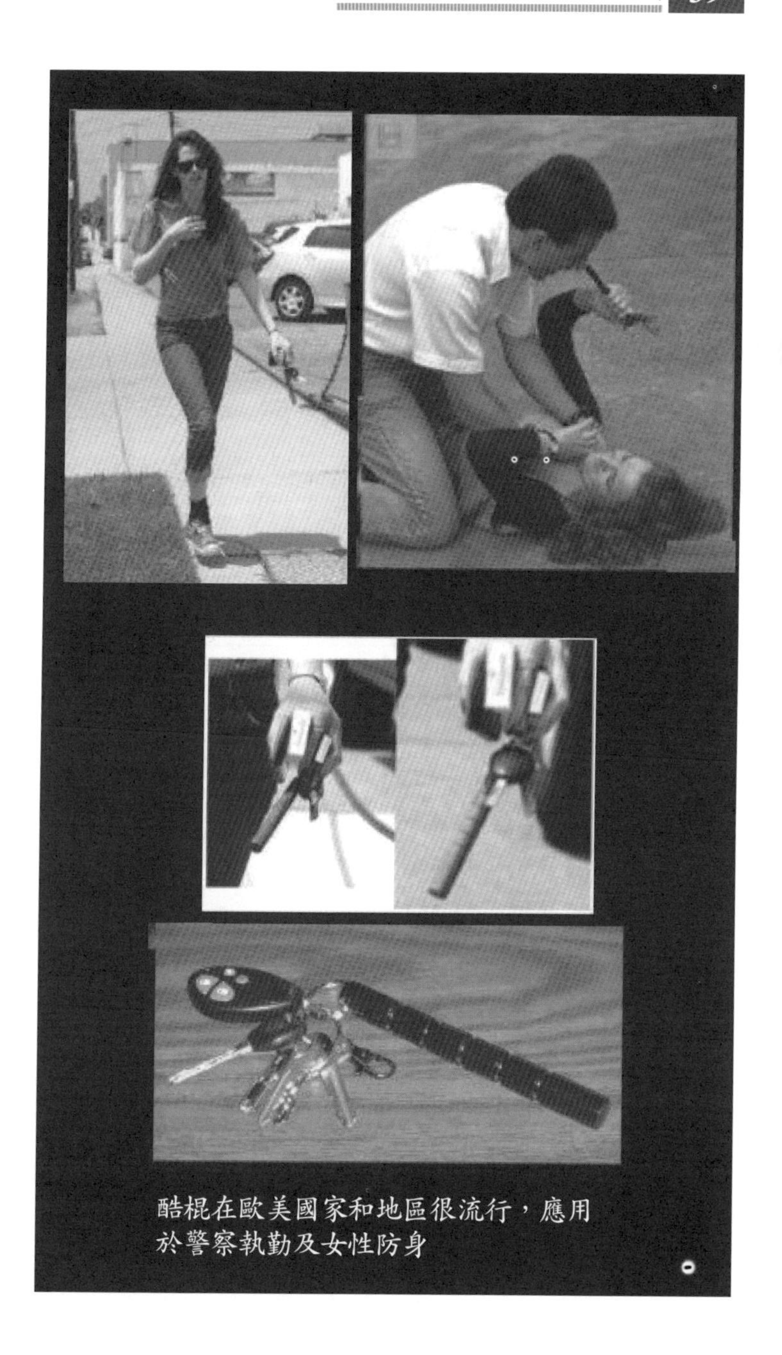

酷棍在歐美國家和地區很流行，應用於警察執勤及女性防身。

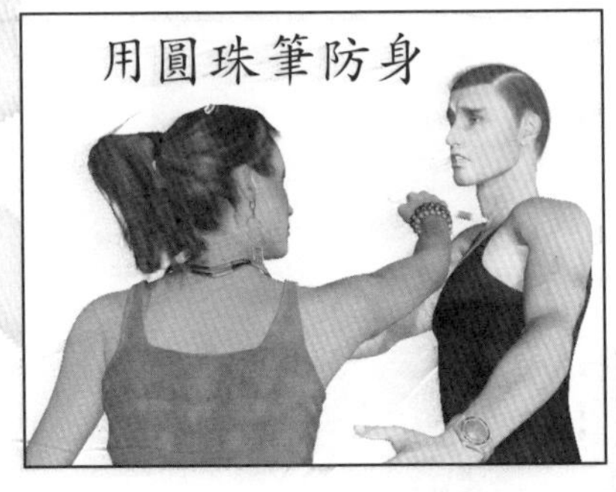
用圓珠筆防身

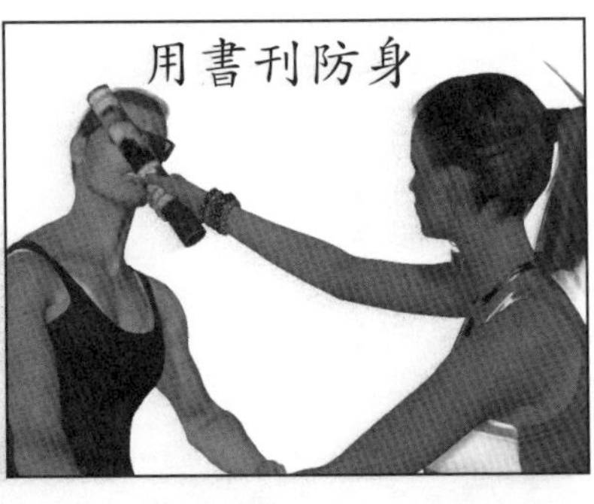
用書刊防身

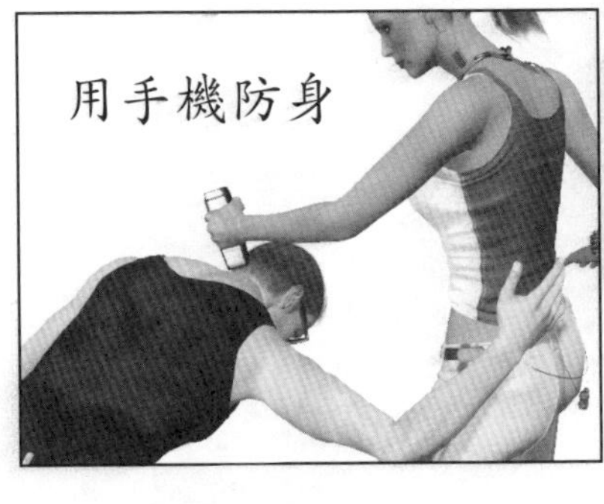
用手機防身

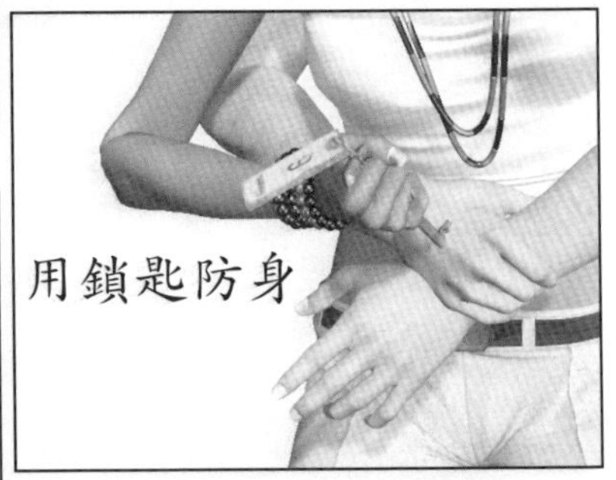
用鎖匙防身

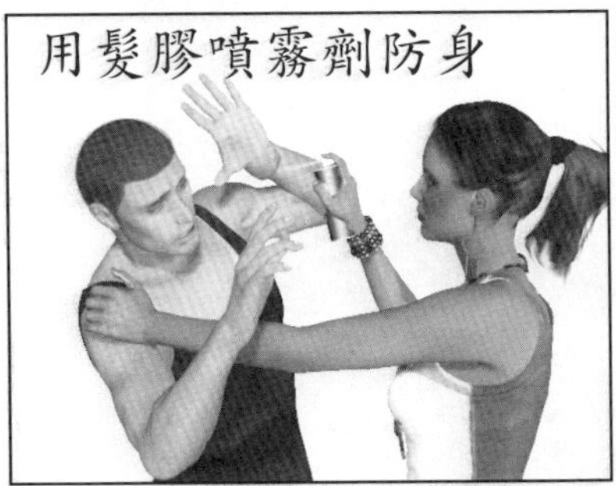
用髮膠噴霧劑防身

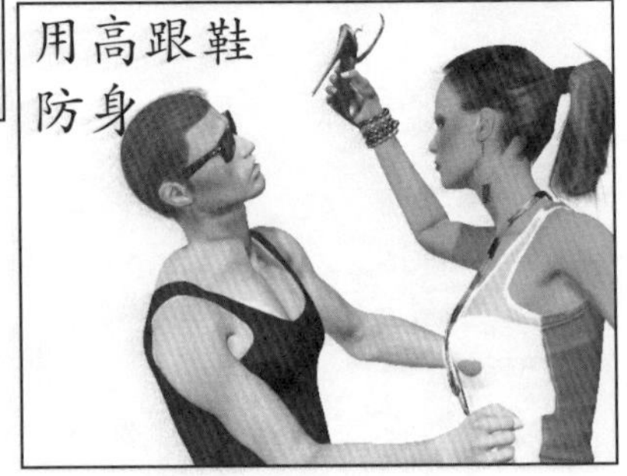
用高跟鞋防身

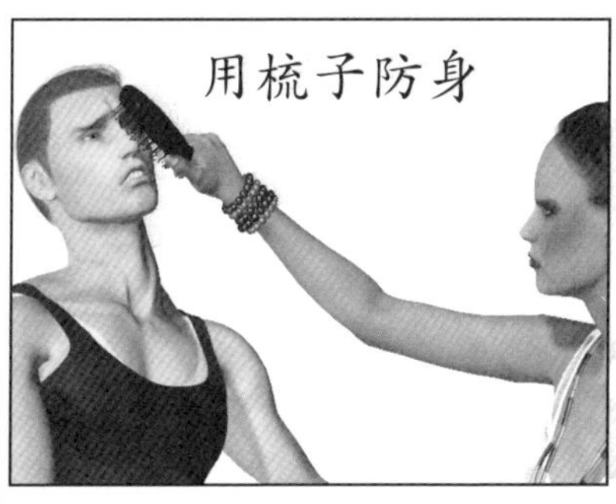
用梳子防身

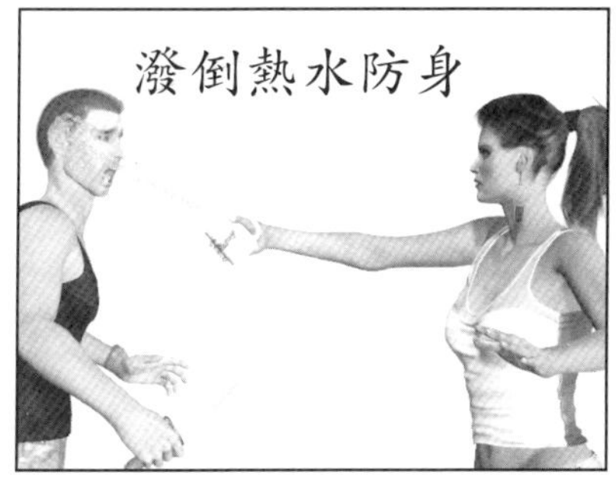
潑倒熱水防身

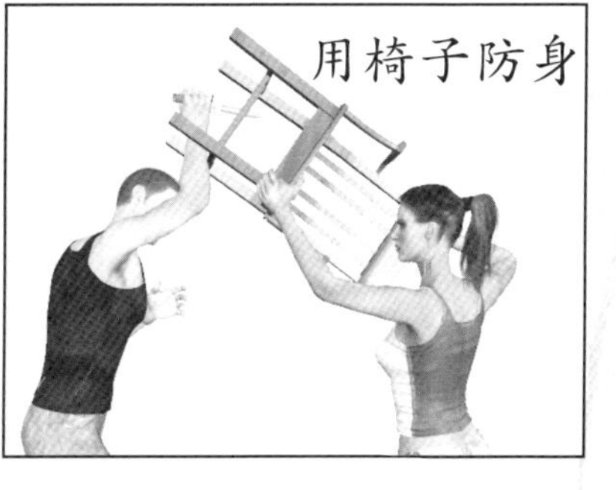
用椅子防身

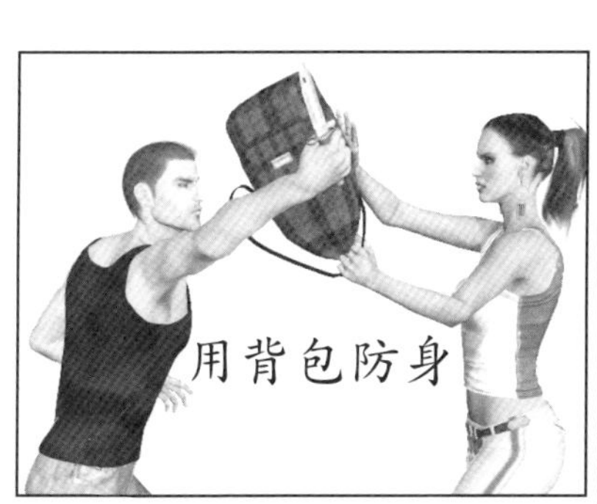
用背包防身

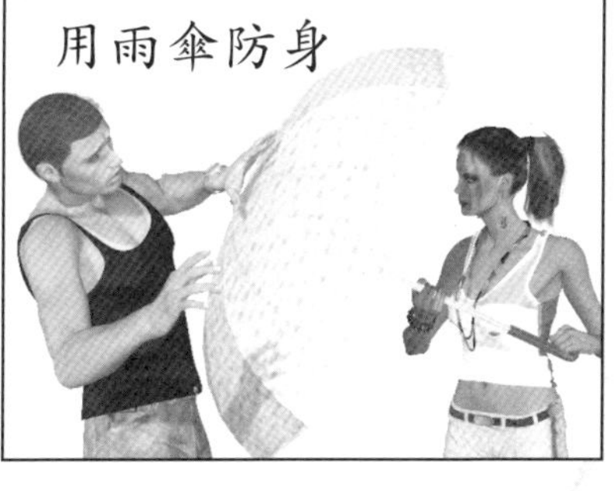
用雨傘防身

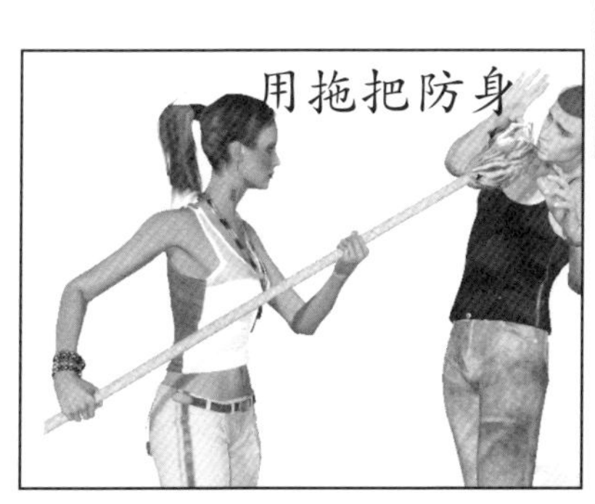
用拖把防身

第 3 章

擺脫各種肢體控制與糾纏

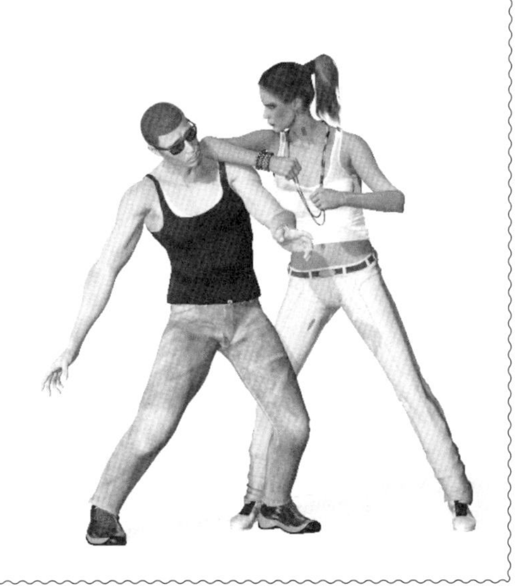

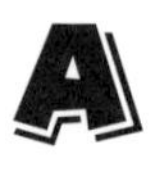

髮辮遭遇抓扯時的擺脫與反擊方法

頭髮被無恥的暴徒抓扯，尤其對於弱小的女性，是一件非常痛苦的事情，其很可能被對方拖扯摔倒。而且頭部一旦被對方牽制，會嚴重影響被侵襲者的視線，無法正確判斷對方的攻擊意圖。如果不能及時擺脫糾纏，就會令女性始終陷於被動挨打的局面當中。

頭髮被抓扯，雖然是件比較不愉快的事情，但是也並非無藥可解，只要從容應對，定能轉危為安。下面舉例示範一下以色列女子防身術給予的應對策略。

實用範例 1

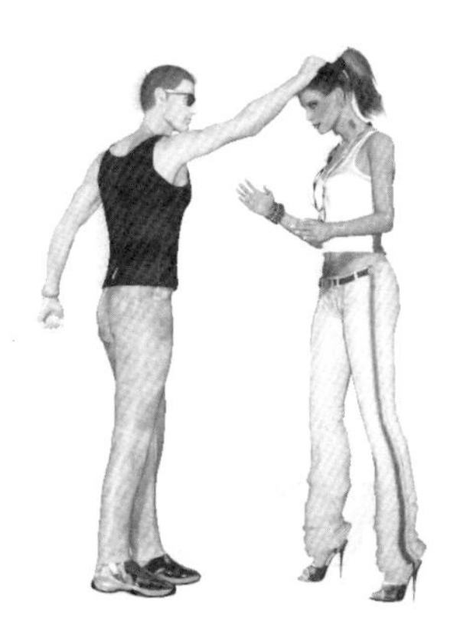

▲ 與暴徒發生正面衝突時，對方突然用右手抓住我的頭髮，並用力向下、向後拉扯。

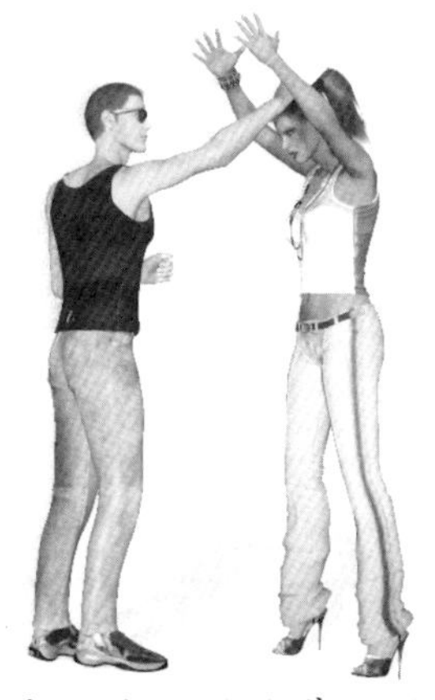

▲ 我迅速上揚雙臂，將雙手置於對方右手上方。

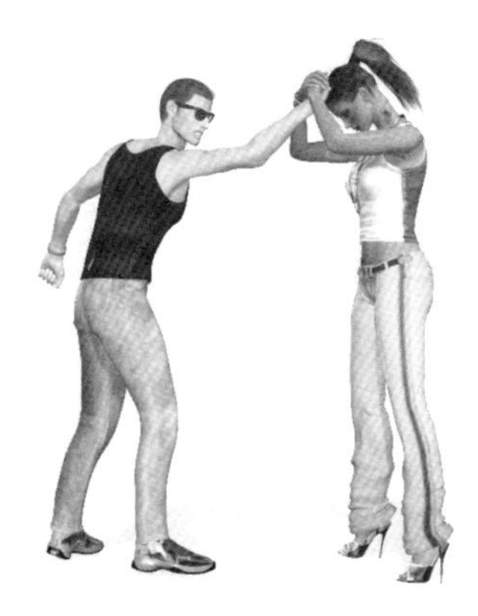

▲ 旋即，用雙手由上而下扣抓住對方右手背部，將其牢牢扣壓在頭頂，以化解其拉扯之力。

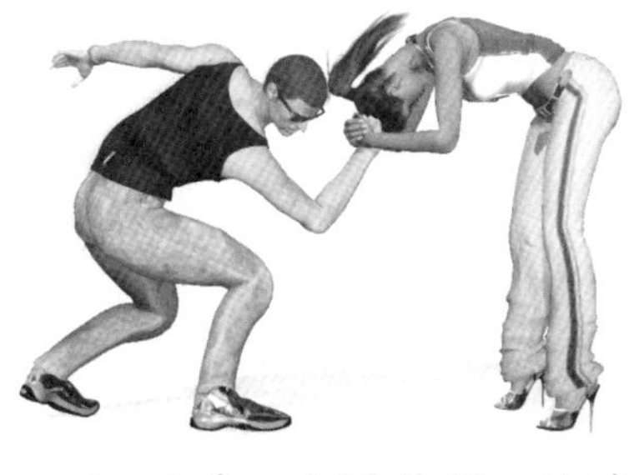

▲ 同時，上體前傾，快速低頭，重心向前下方移動，大幅度彎腰的同時，用頭頂和雙手協同作用來撅別對手右手腕關節，令其頓生痛感。

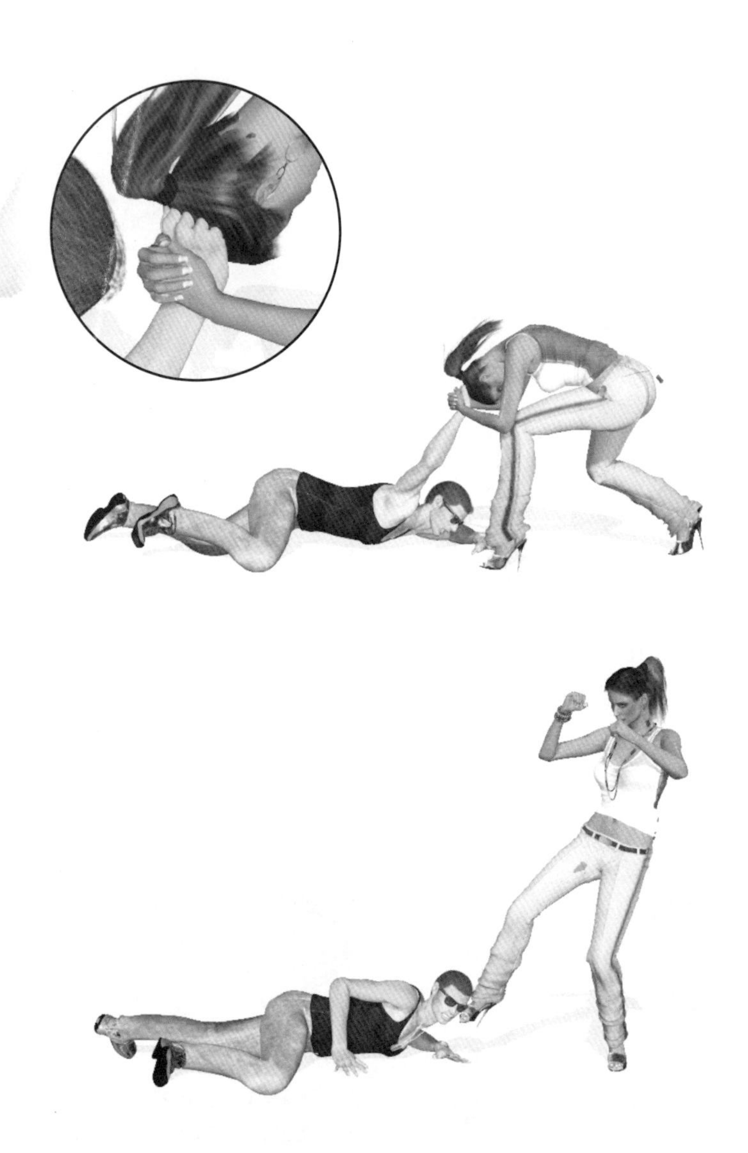

▲ 繼而，右腳向後撤步，雙手扣住對方右手一併向後牽扯，迫使其重心失衡而向前撲倒。隨即，我身體重心提起，飛起右腳猛踢對方頭部，予以重創。

實用範例 2

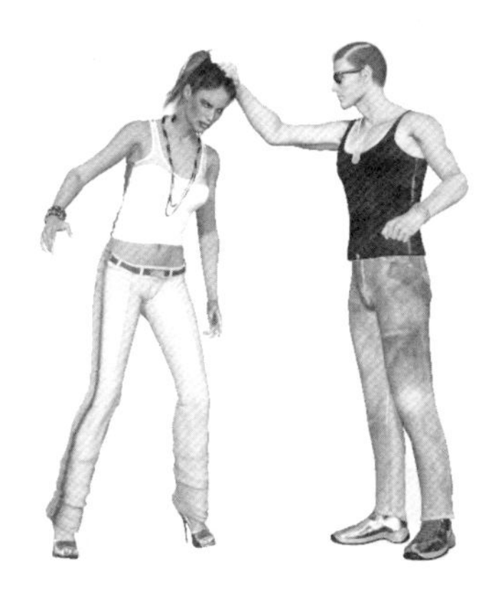
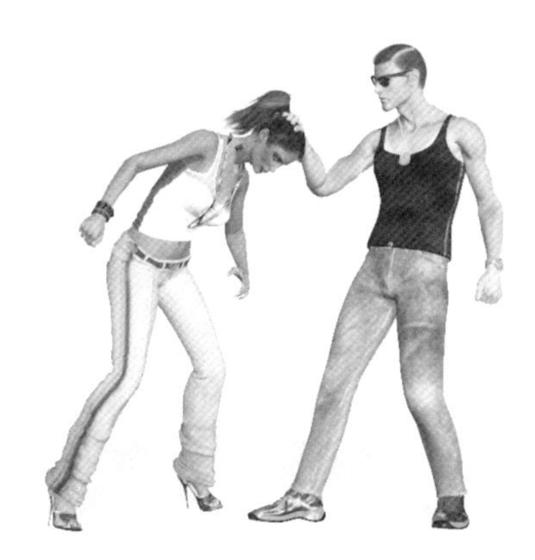

▲ 暴徒由我左側用右手抓住我的頭髮，用力拉扯。我可以向一側歪頭、俯身，儘量順應對方右手的拉力，不要強硬掙脫。

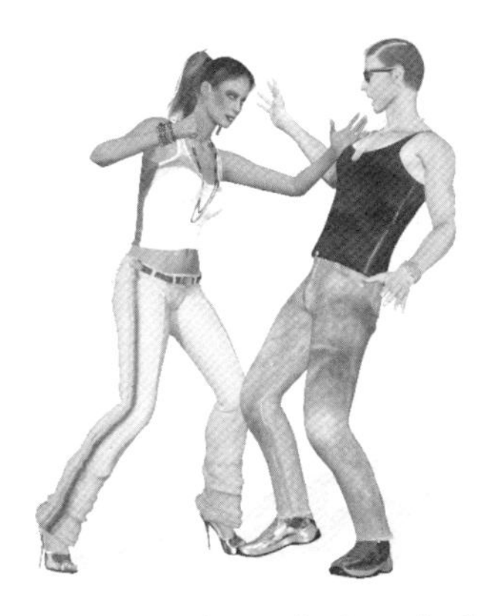

▲ 在俯身的瞬間，我身體左轉，猛然抬起左臂向左上方揮擺，以左掌掌刃為力點撥砍對方右臂內側，迫使其放鬆對我頭髮的抓控。

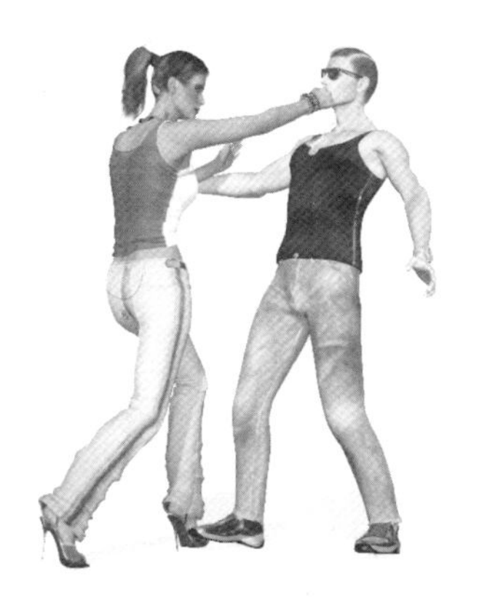

▲ 旋即，連續揮舞右拳猛擊對手面門或下頜。

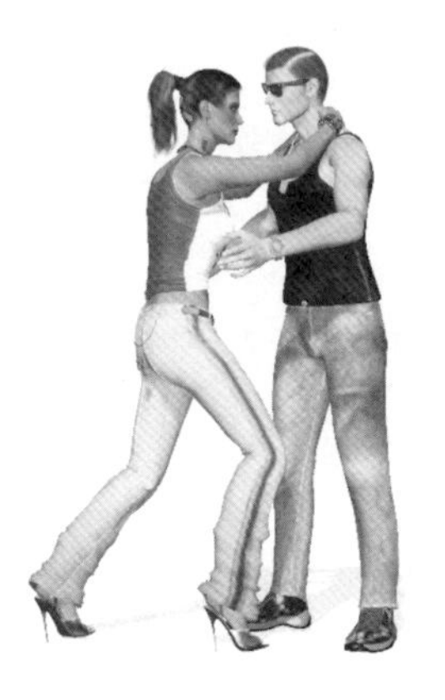

▲ 進一步，右腳上步逼近對方，雙手攀扣住對方後脖頸，用力向懷中拉扯。

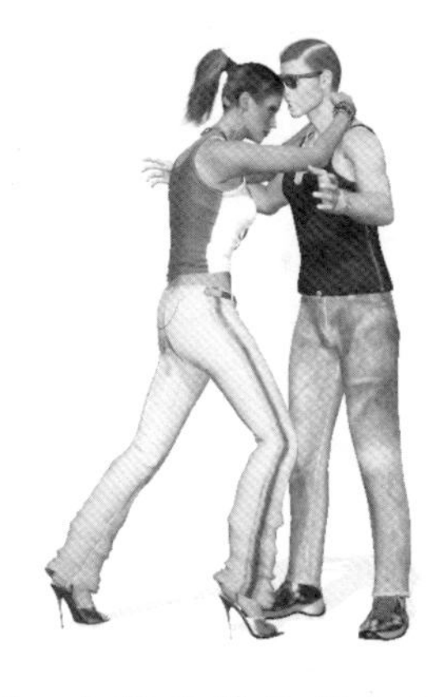

▲ 在雙手攀住對方脖頸的基礎上，上體猛然前衝，以前額為力點狠狠頂撞對方鼻梁。

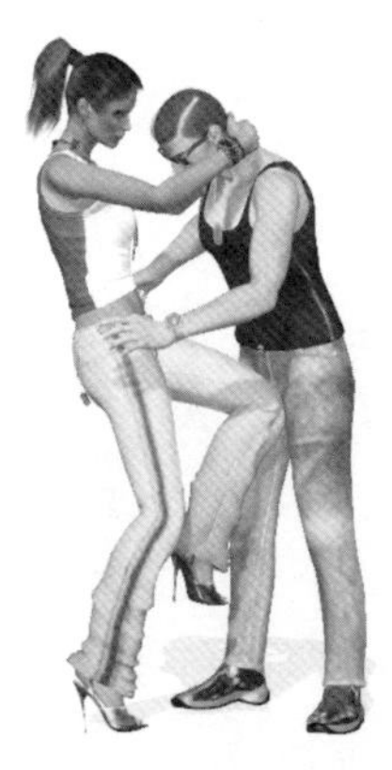

▲ 也可以在雙手控制住對方脖頸的情況下，用左腿膝蓋衝頂其襠部生殖器，同樣可以達到重創對手的目的。

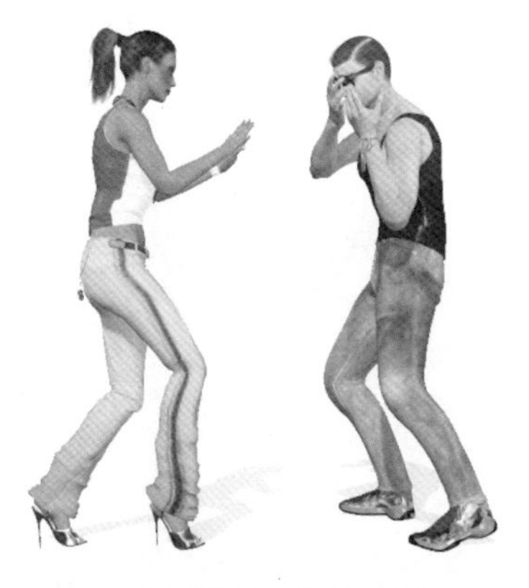

▲ 無論採用哪種手段反擊，還以顏色後，都要迅速退步撤身，與對方拉開距離。

實用範例 3

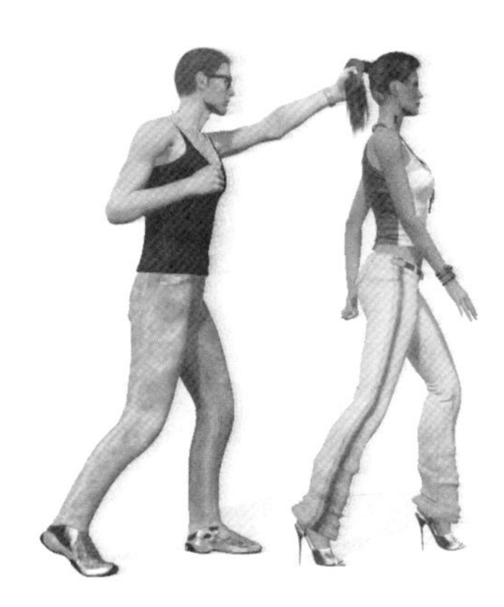

▲ 暴徒由背後跟蹤我，突然伸出左手抓住我的髮辮，用力拉扯。

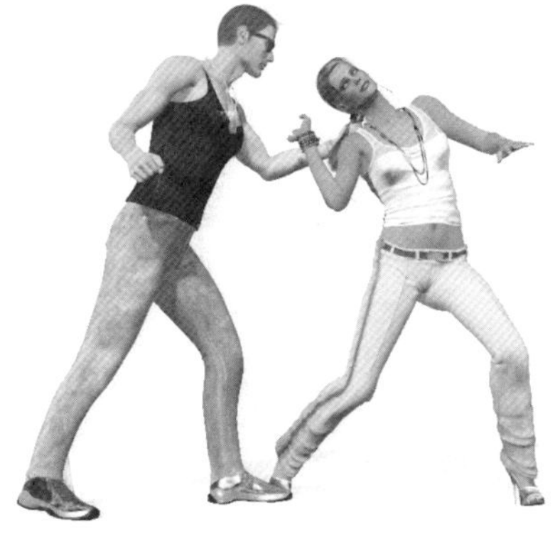

▲ 當感覺到髮辮被抓住的瞬間，不要用力抗拒，右腳向右後方退步，身體順勢右後轉，使頭部儘量順應對方拉扯的力量，以緩解疼痛。

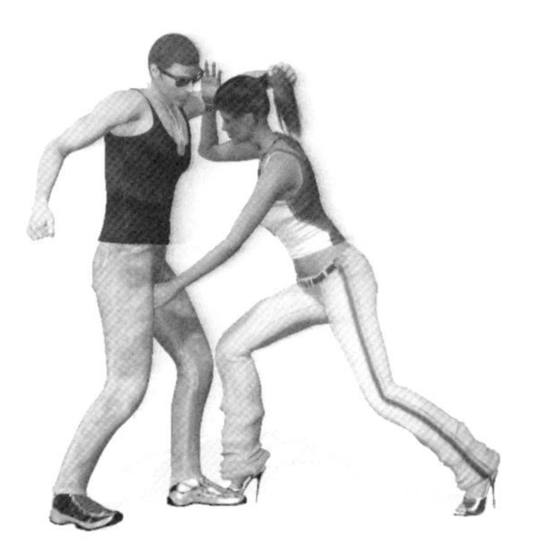

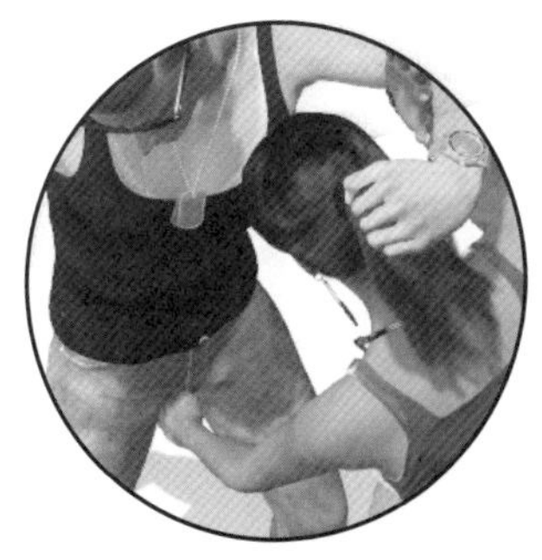

▲ 身體繼續右轉，右手用力向外撥掛對方左臂，同時左臂向前上方以直臂撩擊對方襠部生殖器，令其產生劇痛。

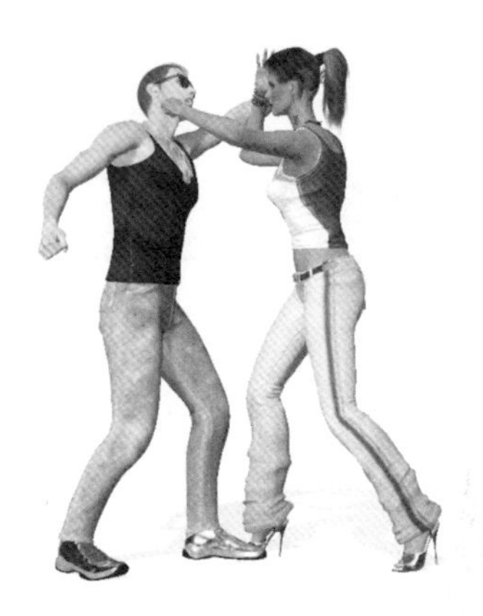

▲ 當對方放鬆對我髮辮抓扯的時候，可以用左拳連續攻擊對方頭部。

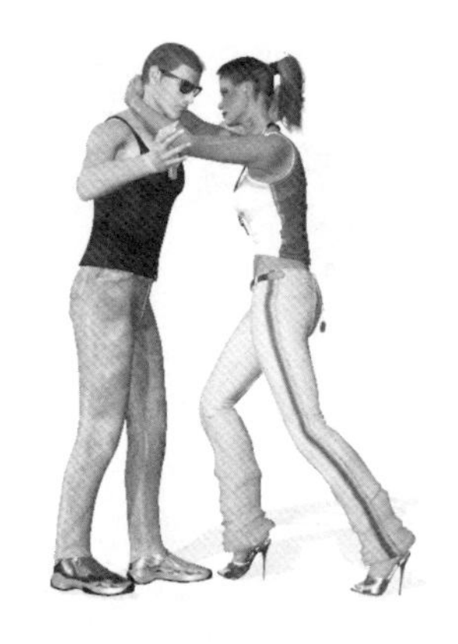

▲ 一頓打擊後，雙手順勢攀扣住對方後脖頸，用力向懷中拉扯。

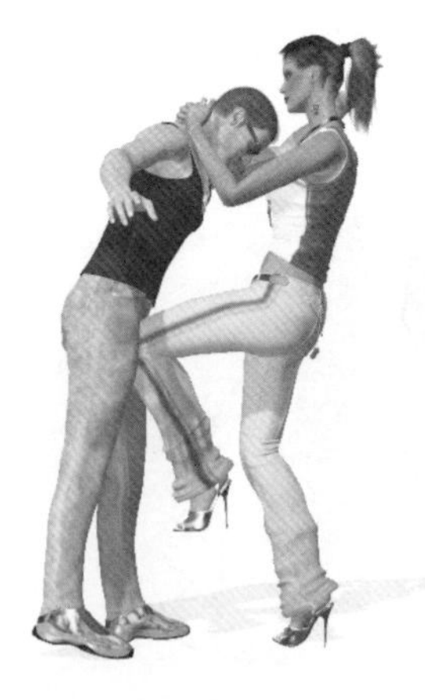

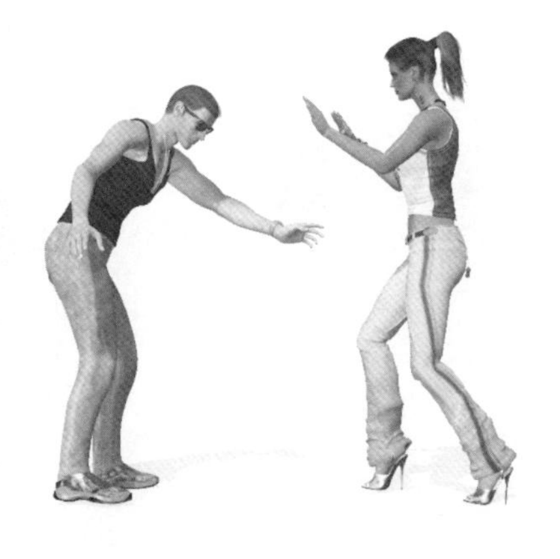

▲ 在用雙手控制住對方脖頸，令其縮短與我的距離後，可以再用左腿膝蓋連續衝頂其襠部生殖器，予以重創。然後迅速退步，與對方拉開距離。

B 遭遇正面卡掐脖頸時的擺脫與反擊方法

頸部是人體主要的呼吸通道，也是人體供給大腦血液的唯一通道，所以其一旦遭受巨大外力的壓迫和阻滯，即可造成頭部供血不足、呼吸困難，甚至窒息。

對於一名柔弱的女子來說，一旦脖頸被卡掐住，尤其是當暴徒由正面用雙手的大拇指卡扼壓迫在氣管部位，並用力向前推搡，或者身體被抵頂在車輛、牆壁等障礙物上時，危險性就更加巨大了，必須立即採取相應的措施擺脫困境，否則後果不堪設想。

實用範例 1

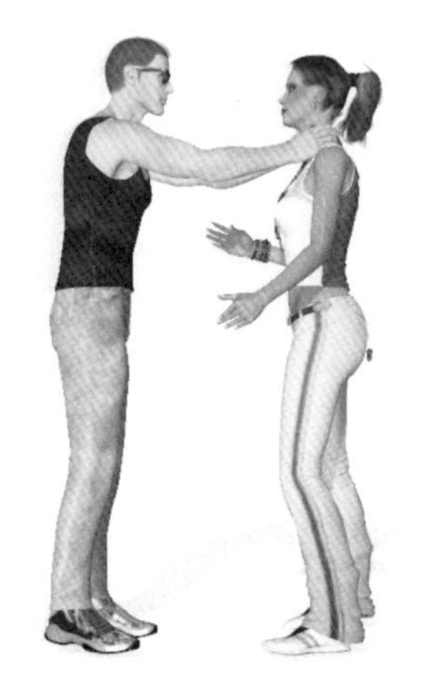

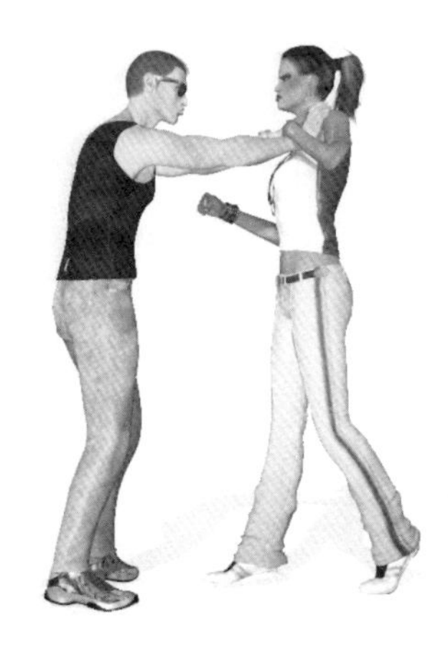

▲ 暴徒由正面伸出雙手卡掐住我的脖頸，我立即抬起左臂，屈肘由外向內以左手扣按住對方右腕內側。幾乎同時，右腳向前逼近，身體重心前移。

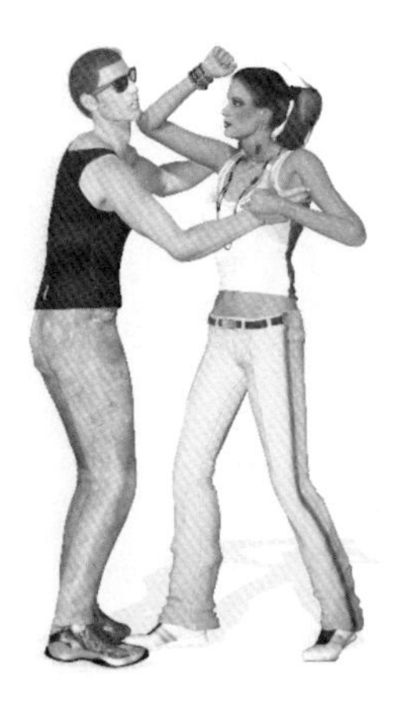

◀ 在接近對方的一剎那，身體猛然左轉，左臂屈肘夾緊，左手用力向下掰拉其右腕，迫使對方右手脫離我的脖頸，並順勢抓握住對方右手大拇指。同時右臂屈肘，借身體左轉之勢向右上方快速揚起，以肘尖為力點挑擊暴徒下頜。

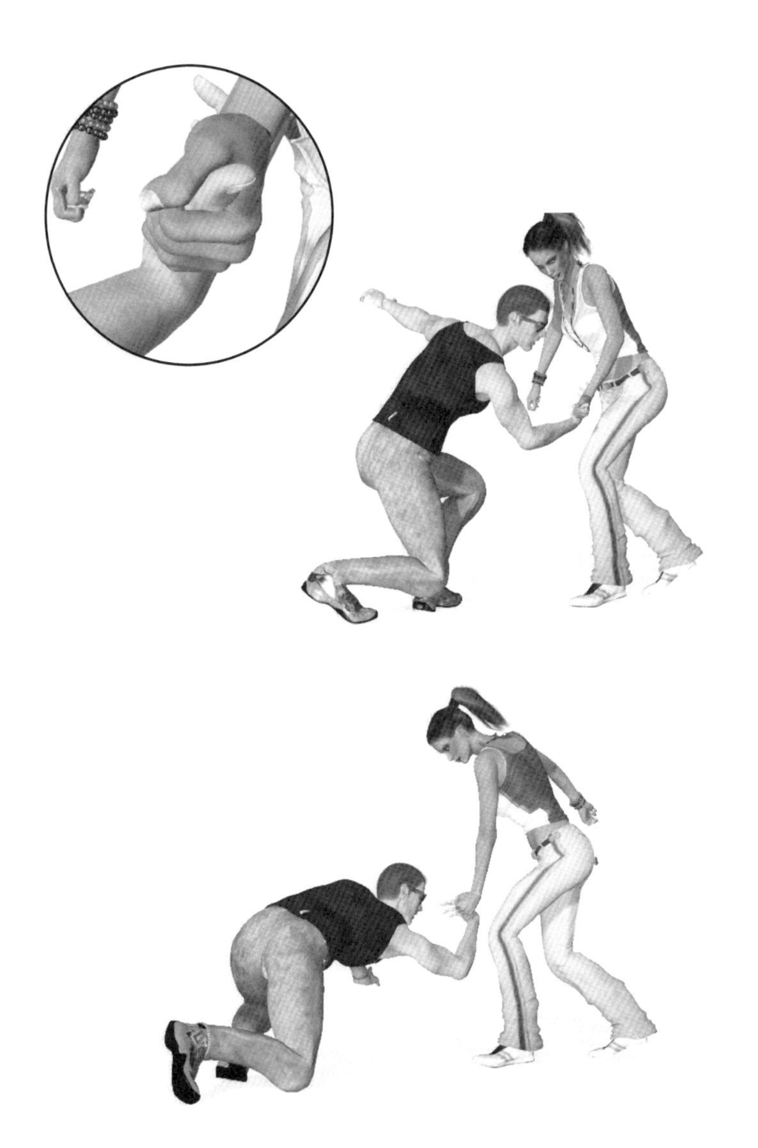

▲ 緊接著，向後移動腳步，身體重心後移，左手攥緊對方右手大拇指，用力向前下方撅折，並順勢向後拖拽，可令其身體因重心失衡而向前撲倒。

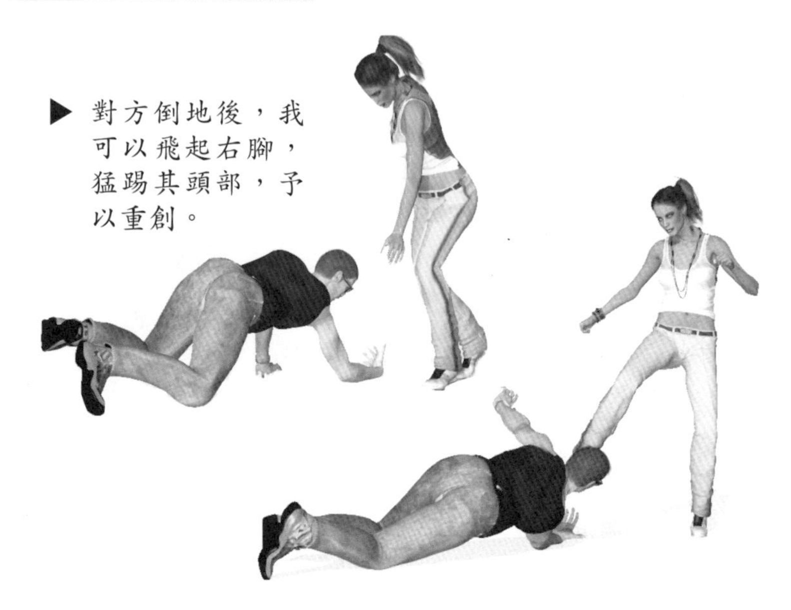

▶ 對方倒地後，我可以飛起右腳，猛踢其頭部，予以重創。

實用範例 2

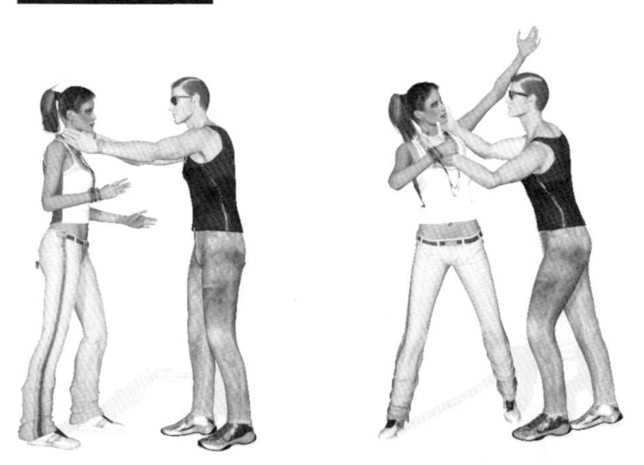

▲ 暴徒正面即時襲擊，雙手觸及我脖頸的一剎那，我身體猛然右轉，同時左臂伸展，高高向上抬起，以左側腋窩裹覆住他的右手腕部，對其形成一定的壓力。同時，右臂屈肘內扣，右手扣抓住對方左手，並用力向下拉扯。

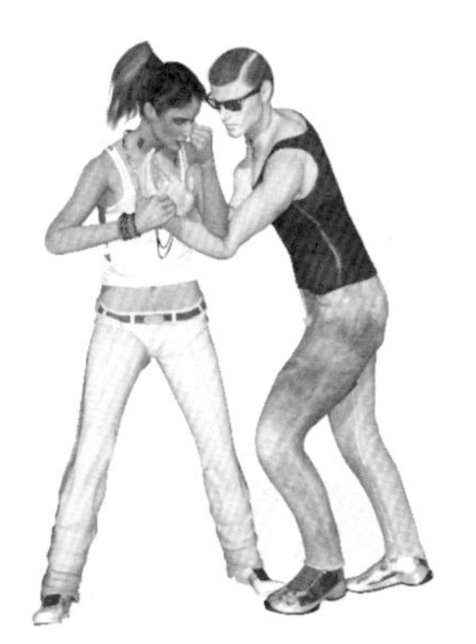

▲ 在右手拉扯對方左手的同時，身體繼續右轉，重心猛然下沉，左臂隨之屈肘下砸，以肘尖及大臂外側為力點猝然垂直向下沉壓，迫使對方雙手放鬆對我脖頸的控制。

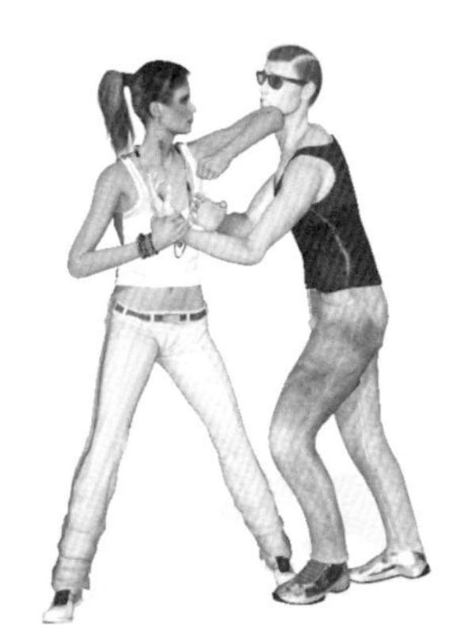

▲ 繼而，身體再猛然左轉，在右手牢牢控制住對方左手的前提下，左臂屈肘隨身體的轉動向左後方擺掃，以左肘尖為力點狠狠襲擊對方下頜。

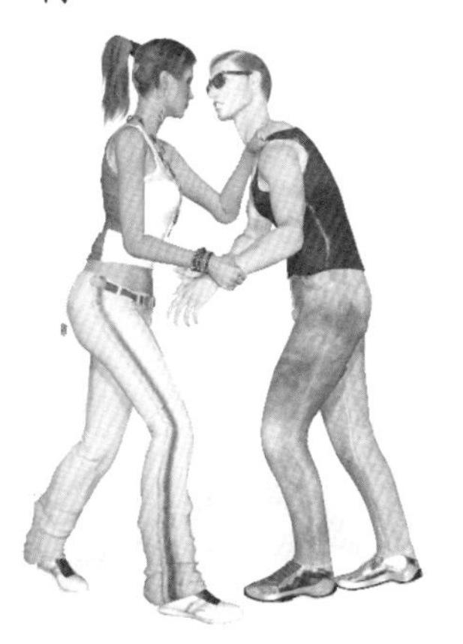

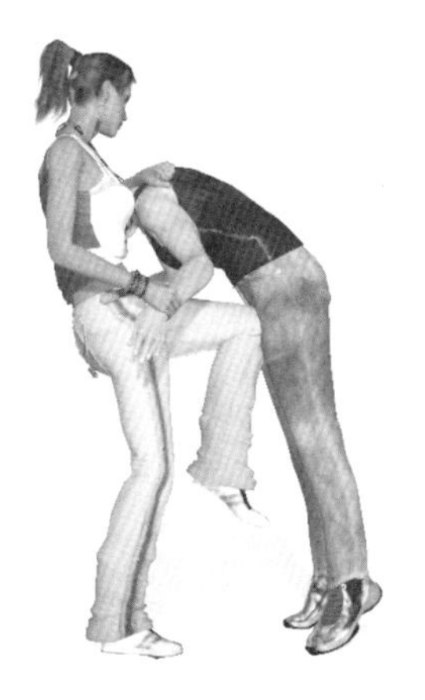

▲ 緊接著，身體重心向前移動，左手抓扯住對方左側肩頭，用力向下壓制，迫使其向前俯身。旋即，抬起左腿，以膝蓋為力點衝頂暴徒襠部。

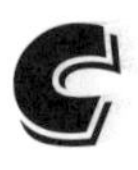

遭遇側面卡掐脖頸時的擺脫與反擊方法

當暴徒由我的身體側面針對我的脖頸實施掐窒時，彼此的身體形成垂直狀態，兩人間的距離相對而言比較近。

對方伸出雙手的同時，其面頰和胸腹部會一併暴露在我一側手臂的攻擊範圍之內，因此實施反擊和脫解也相對於正面襲擊容易一些。

另外，由於對方的兩隻手是一前一後掐卡我的脖頸，其對咽喉和氣管構成的危害也相對較小些。這些特點都是我們在進行防禦和逃脫時可以充分利用的因素。

實用範例 1

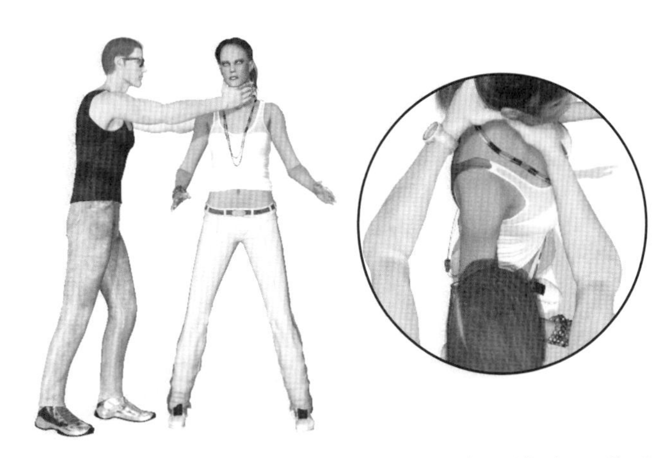

▲ 暴徒由我的身體右側逼近，突然伸出雙手、張開虎口卡掐住我的脖頸，其左手卡住我的後脖頸，右手掐住我的咽喉部位，雙手一併發力，令我感到窒息。

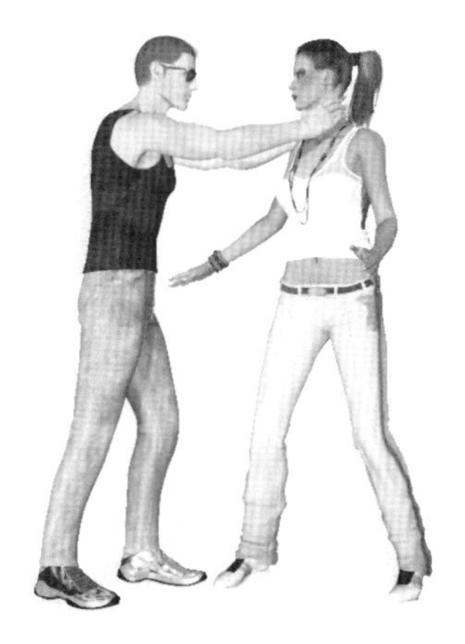

▲ 我上體迅速右轉，同時右臂向身體右後方擺動，從而順勢將右側肩頭由對方雙臂內側繞出，移至對方左小臂外側。

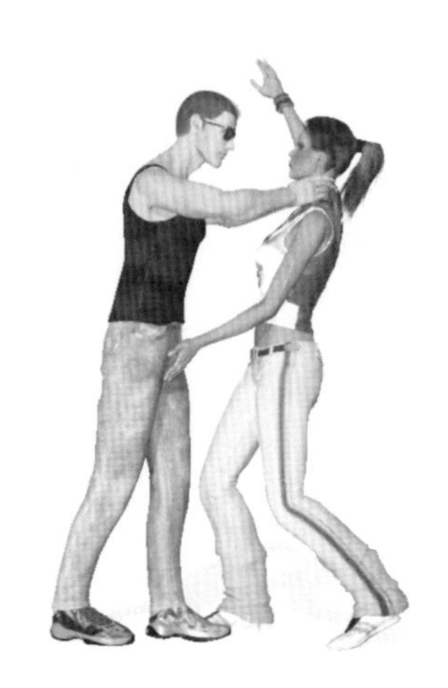

▲ 動作不停，身體繼續右轉，右臂隨之向右上方抬起，同時左臂隨身體的右轉而向前快速擺動，以手掌為力點撩拍對方襠部。

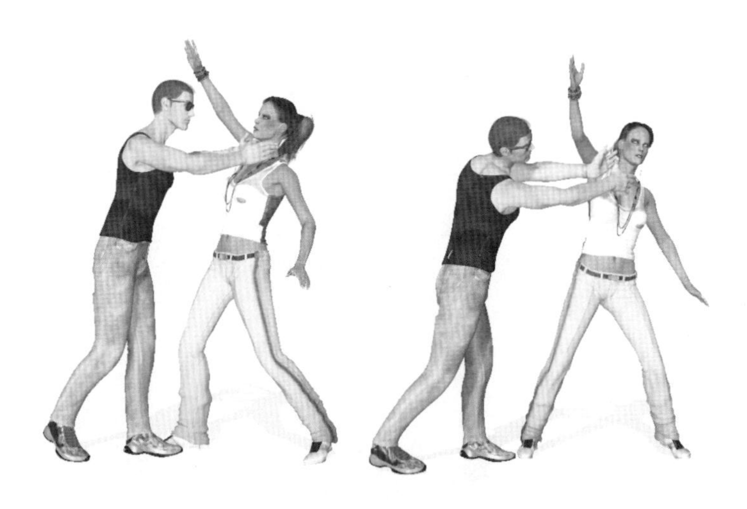

▲ 旋即，身體再猛然向左轉動，右臂隨之向左側擺動，以右側腋窩裏覆住對方左手腕部，對其形成一定的壓力。

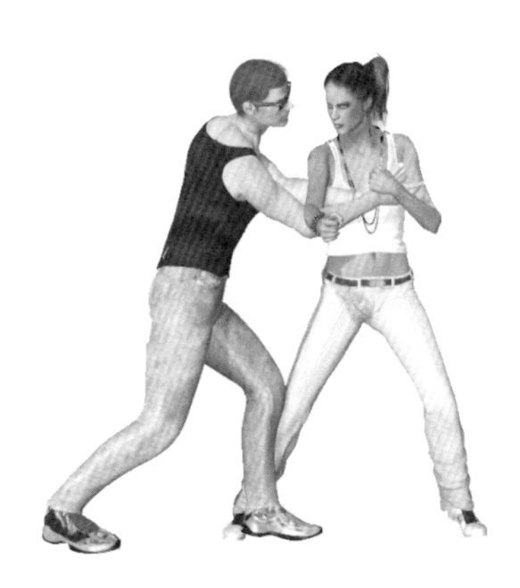

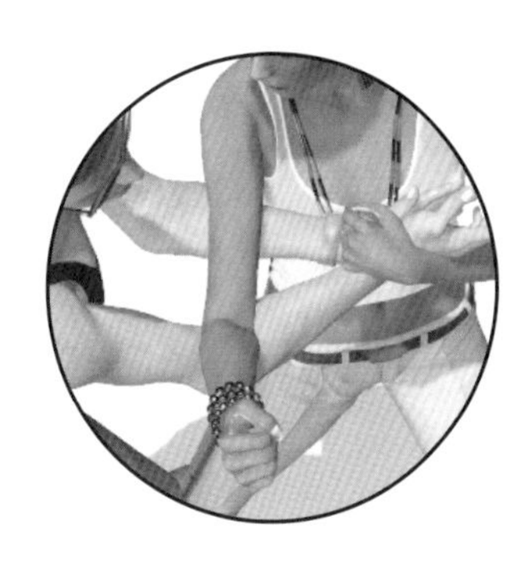

▲ 動作不停，左手扣抓住對方右手，用力下拉。同時身體繼續左轉，重心猛然下沉，右臂屈肘，以肘尖及大臂外側為力點猝然垂直向下沉壓，迫使對方雙手放鬆對我脖頸的控制。

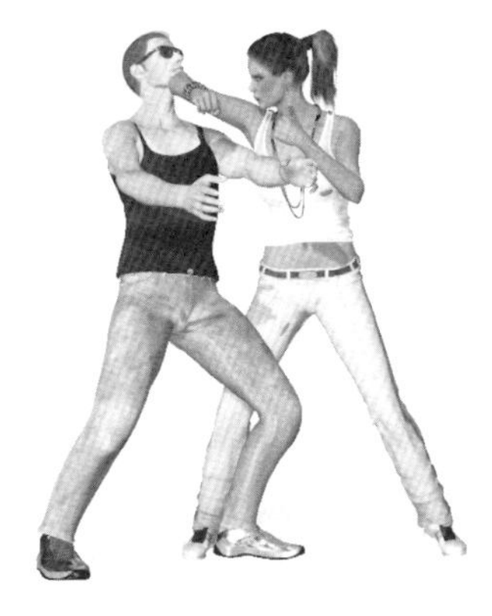

▲ 繼而，身體再猛然右轉，身體重心向右前方過渡，右臂屈肘隨身體的轉動向右後方擺掃，以右肘尖後側為力點狠狠襲擊對方下頜。

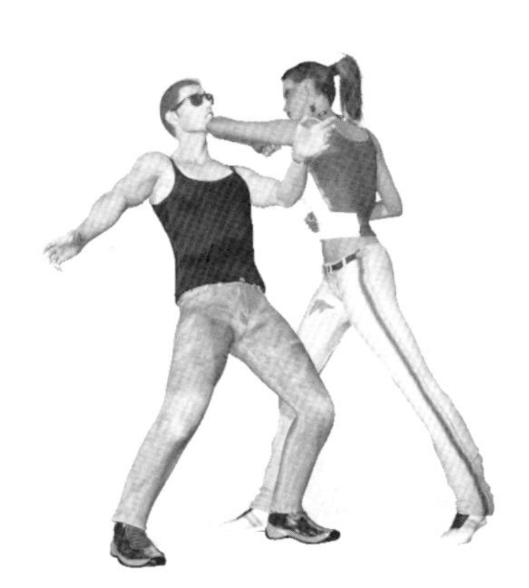

◀ 動作不停，身體繼續右轉，左臂屈肘橫擺，以肘尖為力點針對對方頭部實施二次打擊，令其防不勝防，疲於招架。

實用範例 2

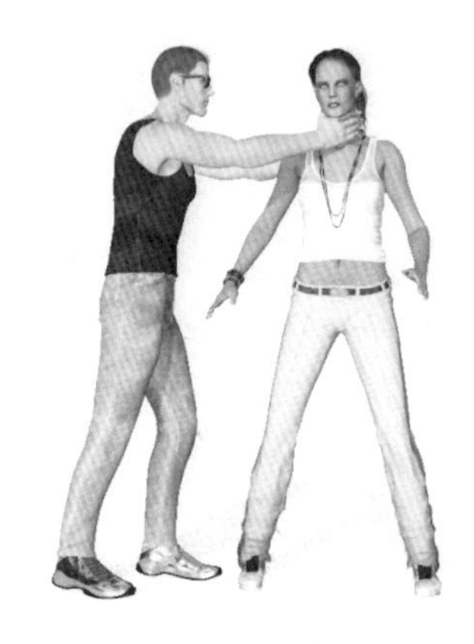

▲ 暴徒由我身體右側用雙手卡掐住我的脖頸，令我感到窒息。

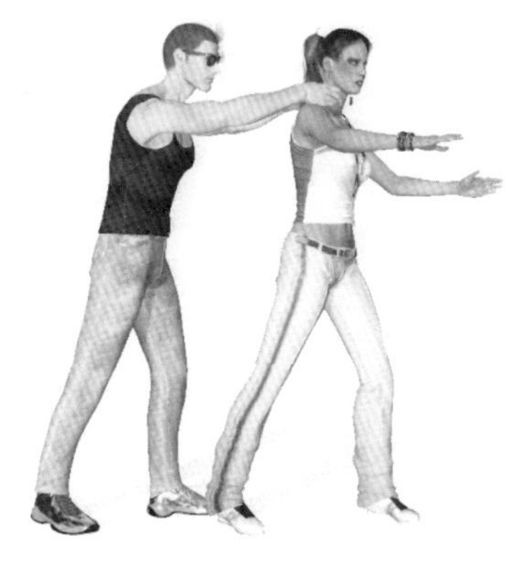

▲ 我迅速向左轉身，使後背朝向對方，重心左移，以緩解對方掐窒的力度。

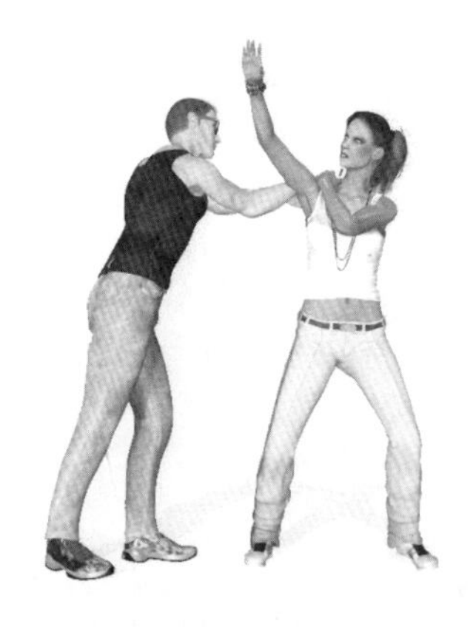

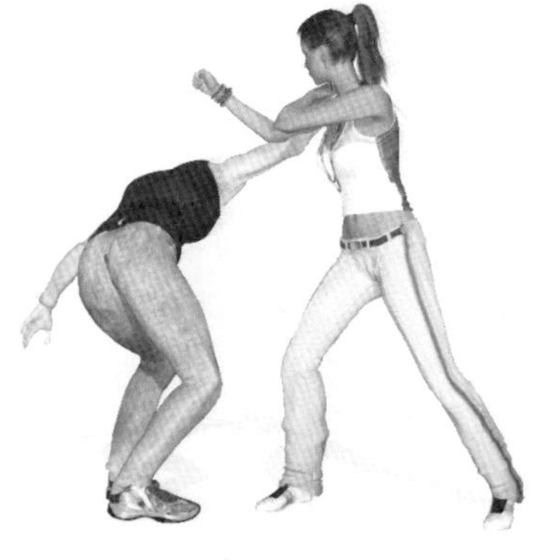

▲ 旋即，再突然向右轉動身體，用左手扣抓住對方右手。同時，右臂隨身體的轉動向右上方高高揚起，大臂和肩頭儘量靠近自己右耳側，然後屈肘向右下方擺動、砸壓，以大臂後側及肩腋後側為力點撥壓對方雙手腕部，迫使其放鬆對我脖頸的控制。

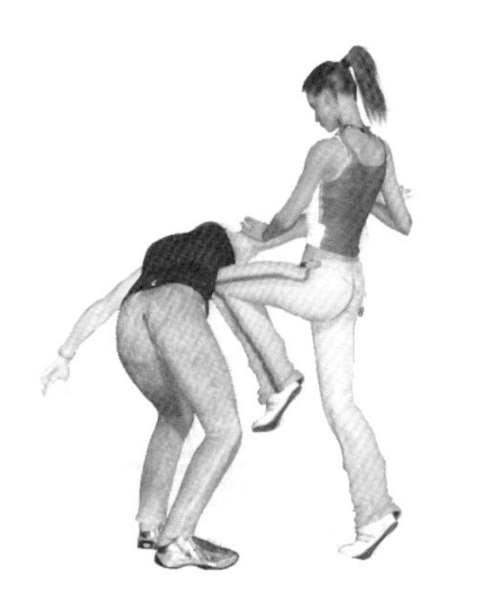

▲ 身體右轉不停，右手順勢刁抓住對方右手腕，左手按壓其右臂肘關節外側，同時屈膝抬起左腿，以膝蓋為力點衝頂對方右側腰肋位置。

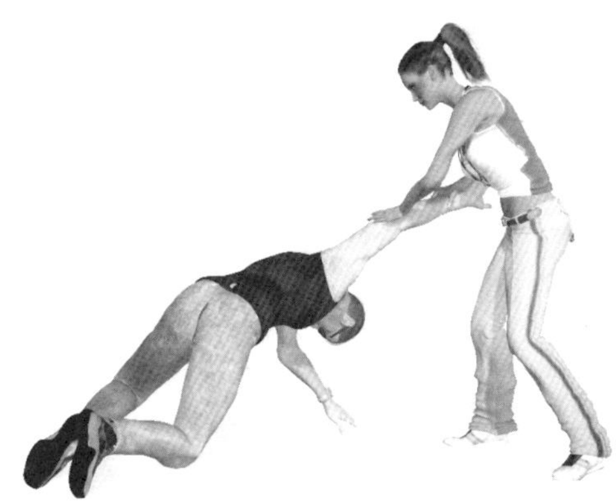

▲ 緊接著，向後移動腳步，並順勢向後拖拽對方，可令其因身體重心失衡而向前撲倒。

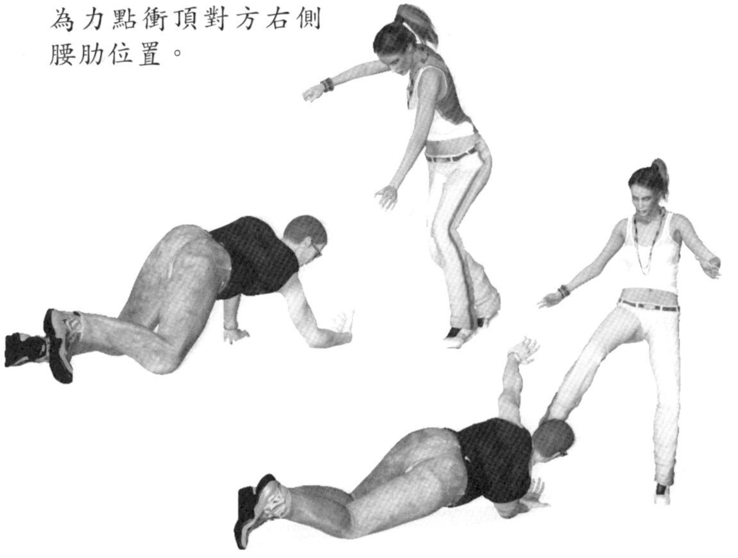

▲ 對方摔倒瞬間，飛起右腳，迎面猛踢對方頭部，予以重創。

D 遭遇背後卡掐脖頸時的擺脫與反擊方法

相對於正面的攻擊，由身後用雙手卡掐脖頸，危險性會弱一些，咽喉和氣管遭受的壓迫會輕一些。儘管如此，雖然沒有正面窒息那麼具備殺傷力，但由於是從身後發動的攻擊，動作突如其來，往往不易察覺，反應會遲滯，容易被對方得手，一旦其攻擊成功，依然是非常被動的局面，因為這會造成頸動脈供血不暢，而導致頭暈，甚至是昏厥。

尤其是在對方加速前衝的狀態下，還很容易被其推倒在地。

實用範例 1

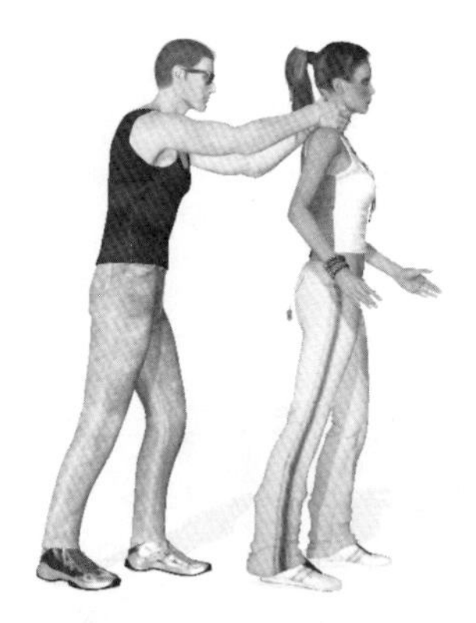

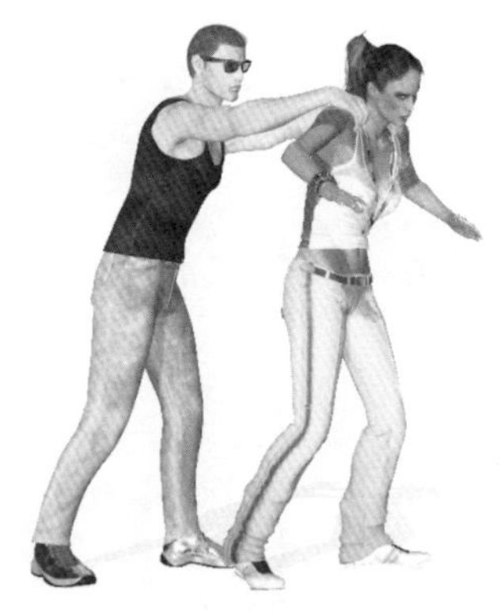

▲ 暴徒於我背後偷襲，突然伸出雙手，張開虎口由後向前卡掐住我的脖頸，且用力前衝將我向前推搡。

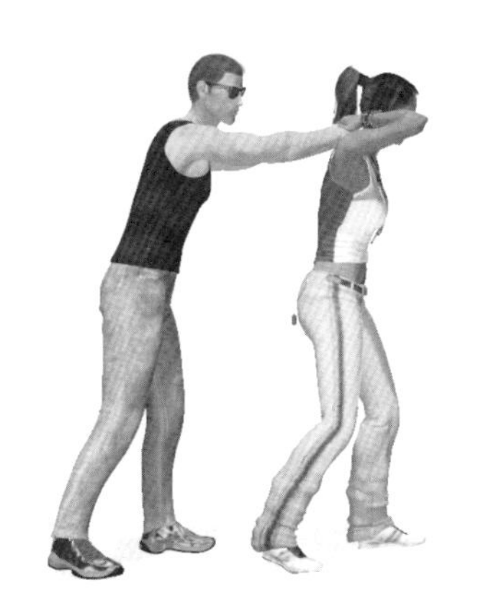
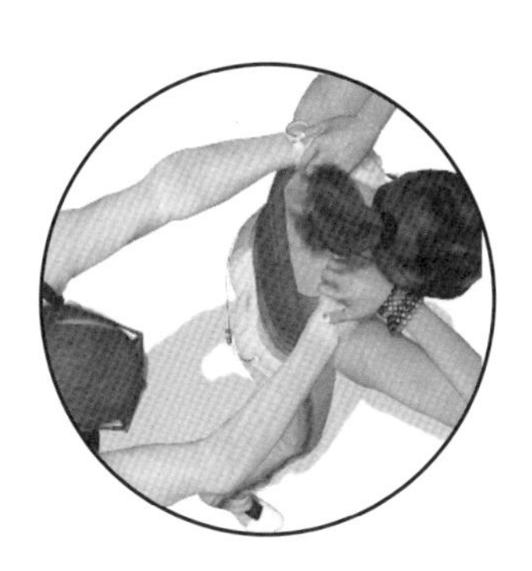

▲ 我身體重心迅速向前移動，低頭、聳肩、縮頸，雙臂自然抬起，在對方雙手觸及我脖頸的瞬間，立即雙臂屈肘，由外向內向後上方以雙手扣抓住對方雙腕內側靠近大拇指位置，並用力向兩側拉扯，以分散其力。

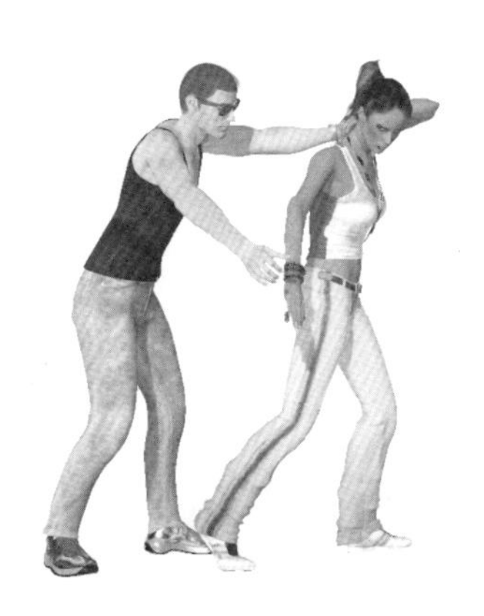
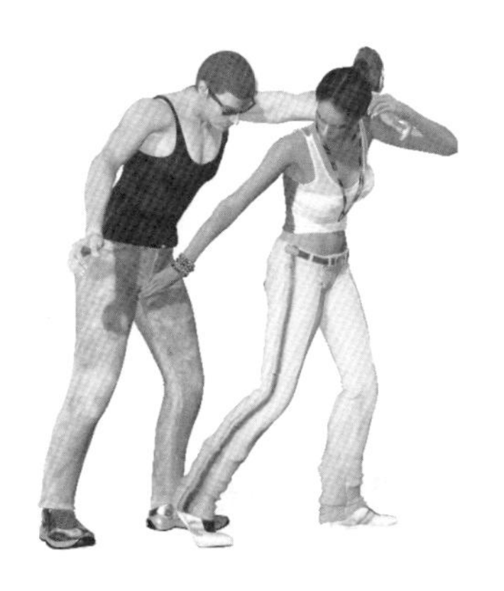

▲ 在將暴徒雙手由我脖頸拉扯開的一剎那，右腳順勢向後移動半步，右臂向後方伸展擺動，以右掌撩拍對方襠腹部。

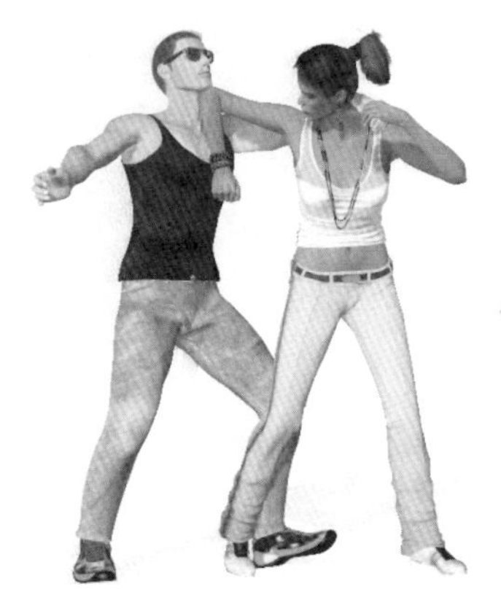

◀ 繼而，身體右轉，右臂屈肘隨腰胯的轉動，用力向右後上方橫掃，以肘尖部位為力點襲擊對方下頷。

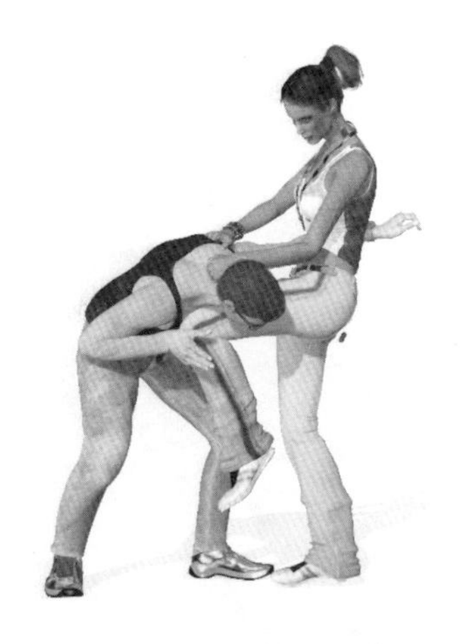

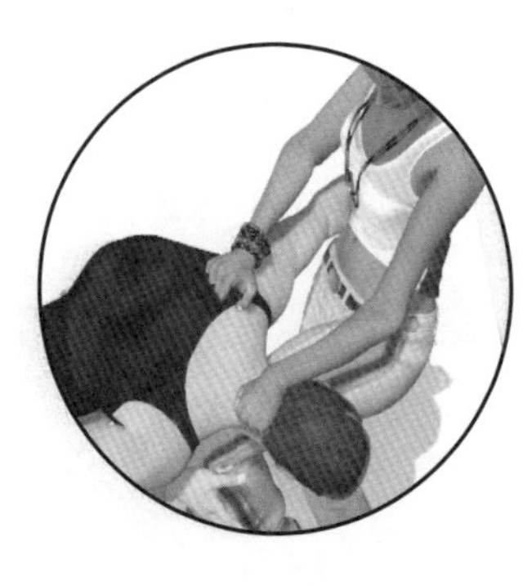

▲ 緊接著，身體繼續向右轉動，雙手快速捕捉對方上體，並用力向懷中拉扯，迫使其儘量靠近自己，左腿猛然屈膝抬起，以膝蓋為力點向前上方頂撞其胸部。

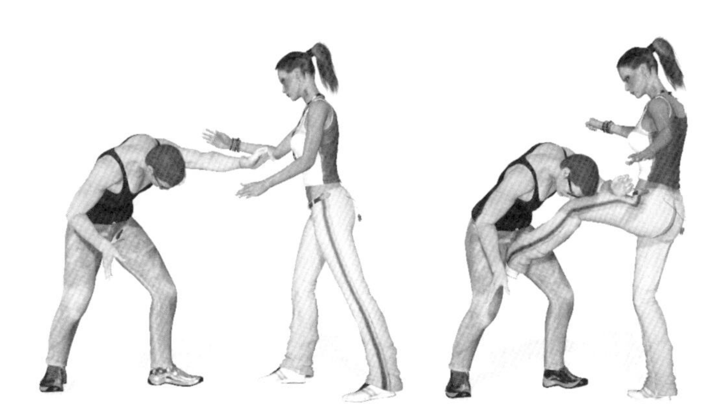

▲ 進一步，還可以用左腳連續踢擊對方襠部，予以致命打擊。

實用範例 2

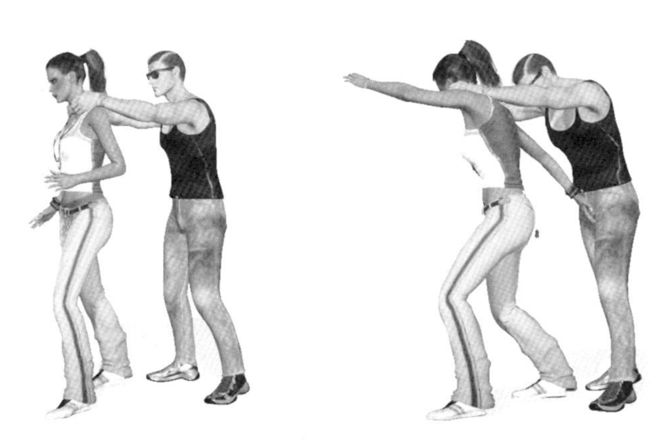

▲ 當暴徒於我背後偷襲，其雙手觸及我脖頸的瞬間，我左腳向前邁步，身體右轉，左臂順勢朝頭部左上方擺動，同時右臂朝身體右後方擺動，以右掌猛拍對方襠部。

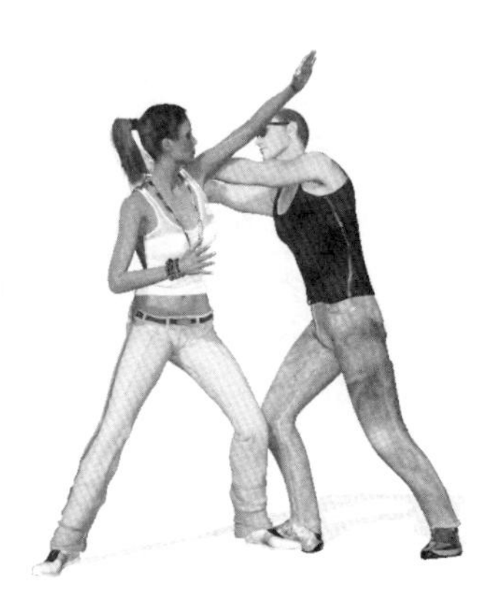

▲ 繼而，右腳向前上步，身體再猛然左轉，左臂向左後方擺動，左手高高向上抬起。

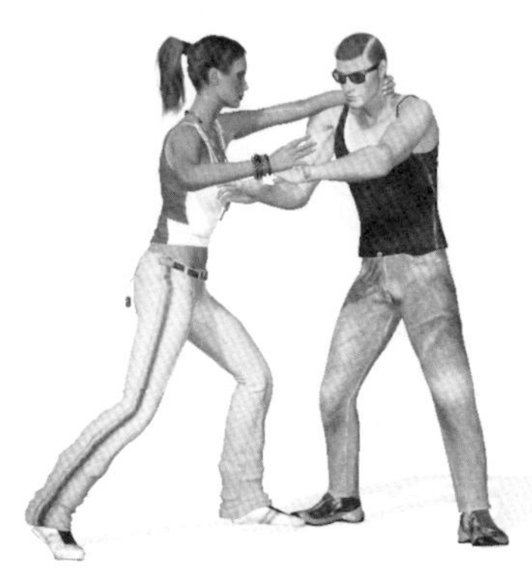

▲ 以大臂後側及肩腋後側為力點撥壓對方雙手腕部，迫使其放鬆對我脖頸的控制。

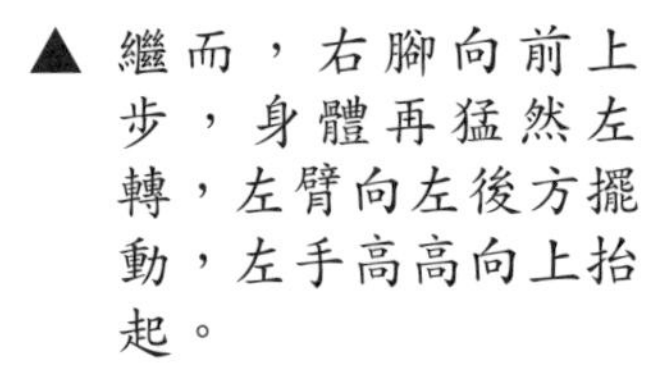

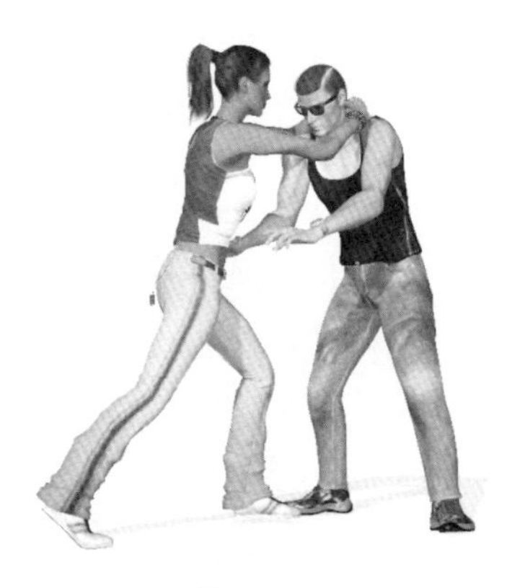

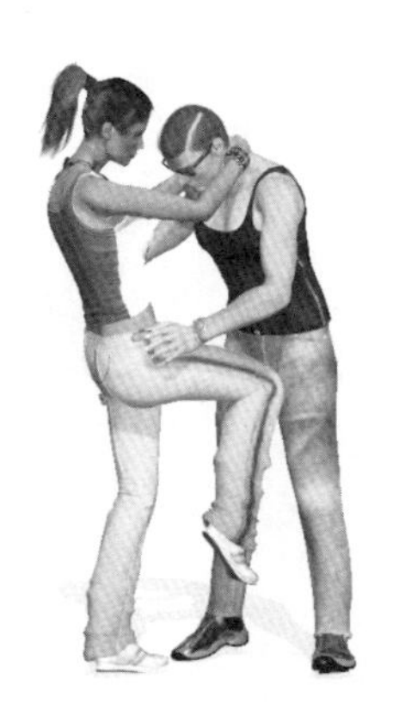

▲ 旋即，在成功擺脫對方雙手控制的一刻，我左右手先後攬抱住對方的脖頸，並用力向下壓制、拉扯，令其俯身低頭，同時右腿屈膝前衝，以膝蓋為力點狠狠衝頂對方襠部。

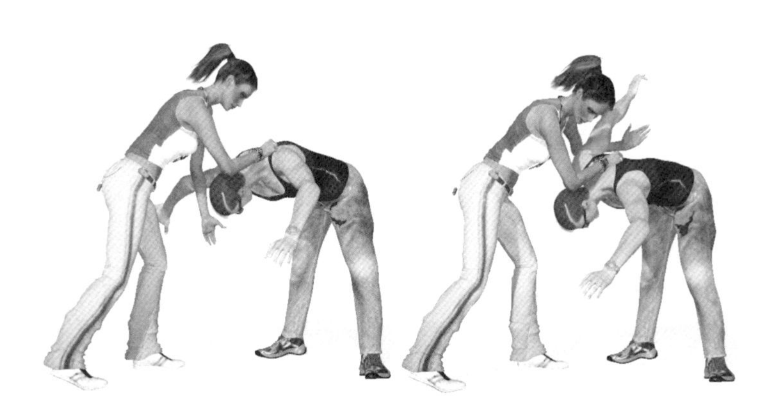

▲ 緊接著，右腳向後落地，右手抓住對方後背位置，右臂屈肘，以肘尖為力點向下抵壓對方後腦位置，迫使其抬不起頭來。同時，左臂向左側伸展，撩掛住對方右臂。

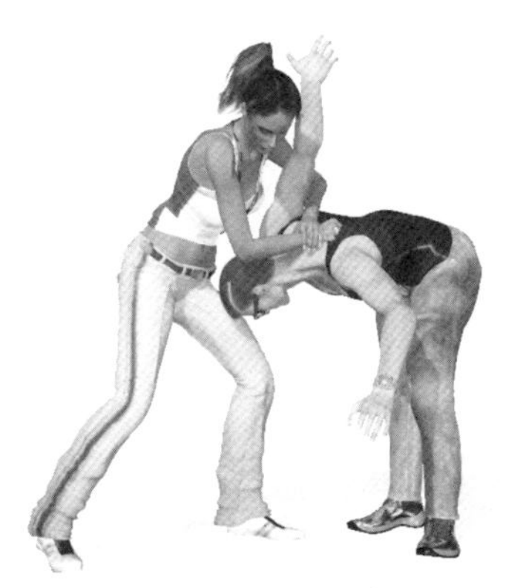

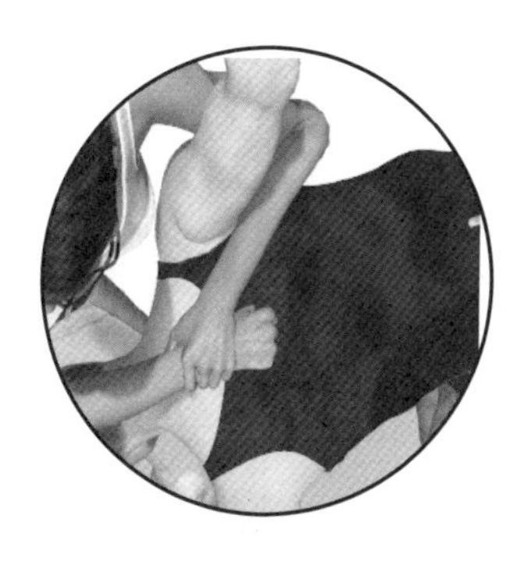

▲ 動作不停，左臂屈肘內旋，向上向右撩動對方右臂，以左臂肘窩圈攬住對方右大臂，左手順勢扣抓住自己右手腕部，從而針對其右側肩臂形成鎖控之勢。

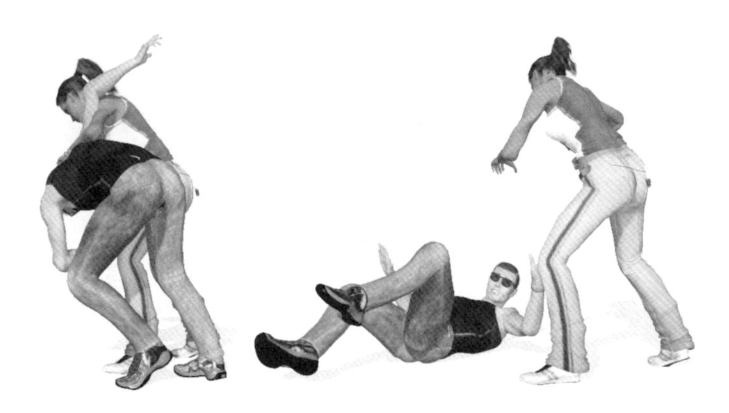

▲ 接下來，在雙臂控制住對方右側肩臂的前提下，右腳向身體右後方沿弧形路線移撤一大步，身體猛然向右旋轉，利用離心力瞬間破壞對方的身體重心平衡，將其掀翻在地。

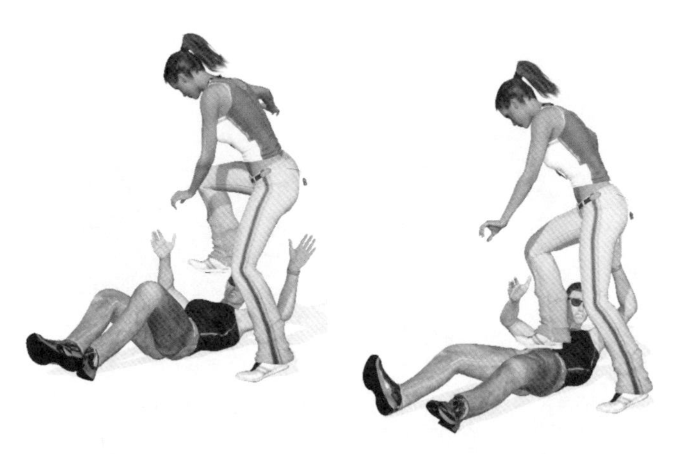

▲ 當對方被摔倒後，可以再抬起右腳狠狠踩踏其腹部。

E 單手手腕被抓扯時的擺脫與反擊方法

發生肢體衝突時，抓扯手腕或者手臂是平常人的本能反應，其目的一般都是要透過用力拉扯拖拽來破壞你的身體重心平衡。

一般情況下，暴徒抓扯住你的一條手臂後，往往會在掌握主動權的同時揮舞另一條手臂發動攻擊，這對於你是非常不利的情況。

一條手臂受到牽制，不僅很難發動有效的攻擊，而且防禦能力也將大打折扣，你的技術動作就會受到限制，因此必須立即擺脫對方的控制。

實用範例 1

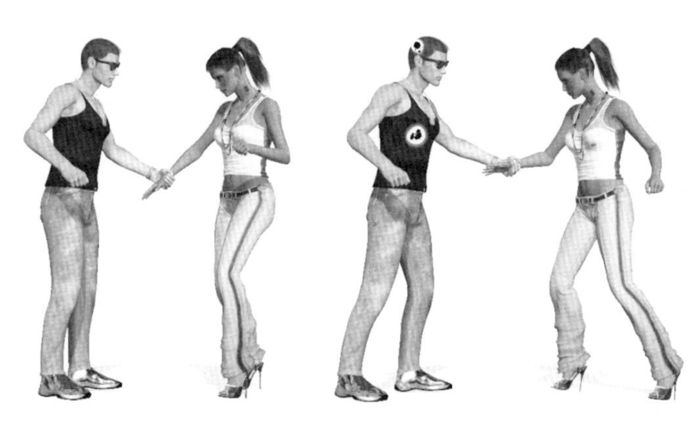

▲ 暴徒用左手抓住我的右手腕部，用力向後拉扯，在對方腳步後撤、對我使勁進行拖拽時，我右腳可以向前移動一步，以緩解其拉扯的力量。

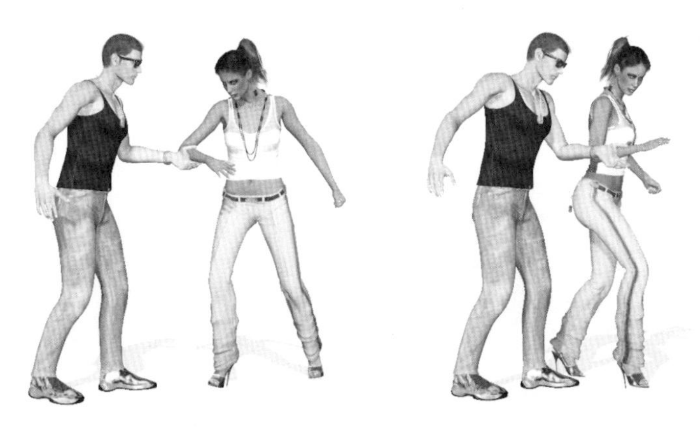

▲ 旋即，我迅速向左轉動身體，左腳朝身體左後方擺動一步，帶動右臂在水平方向上屈肘回收，肘關節瞬間收緊，以小臂尺骨一側為力點向外擠別對方左手虎口位置，迫使其放鬆對我右手腕的抓握，從而順利掙脫出來。

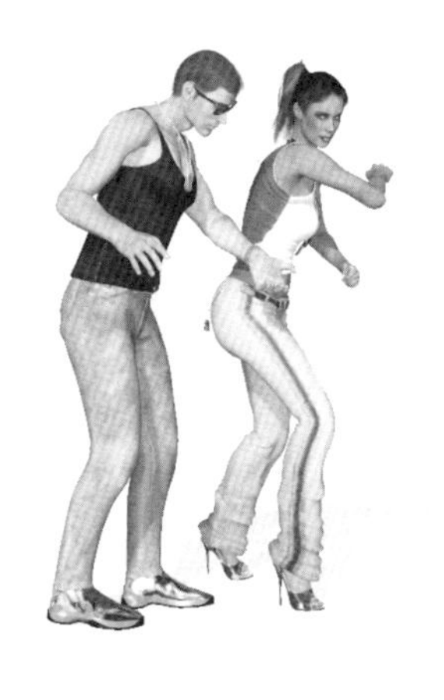

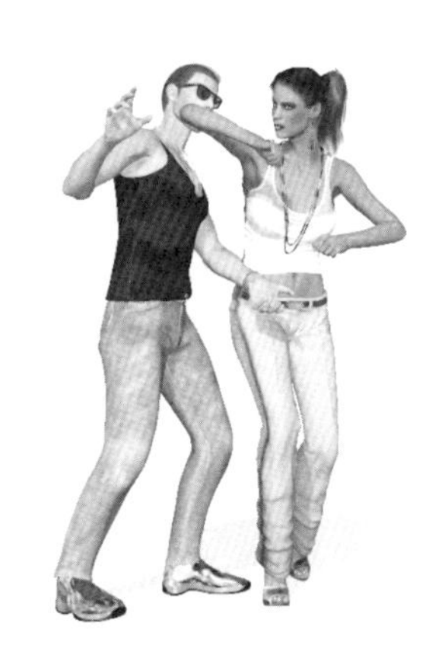

▲ 動作不停，在右臂成功逃脫之後，身體再猛然向右側轉動，帶動右臂屈肘朝右後上方擺掃，以肘尖為力點掃襲對方右側下頷，予以強力反擊。

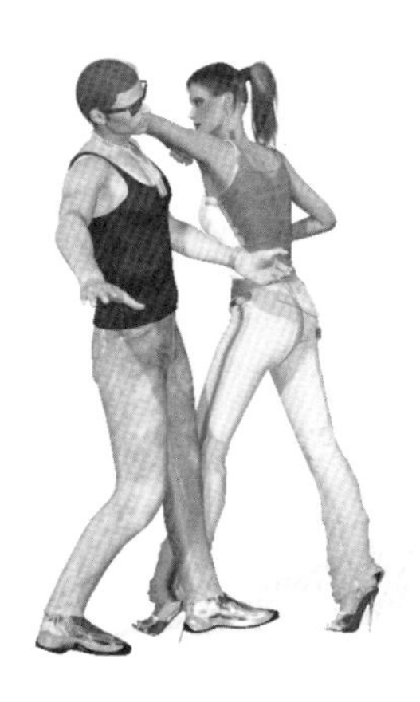

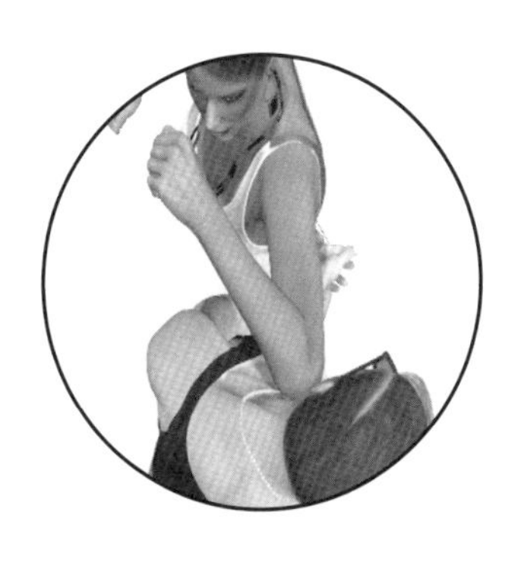

▲ 或者，左腳朝身體左後方沿弧形路線移動一步，身體猛然左轉，帶動左臂屈肘朝身體左後方擺掃，以肘尖為力點掃襲暴徒頭部左側。

實用範例 2

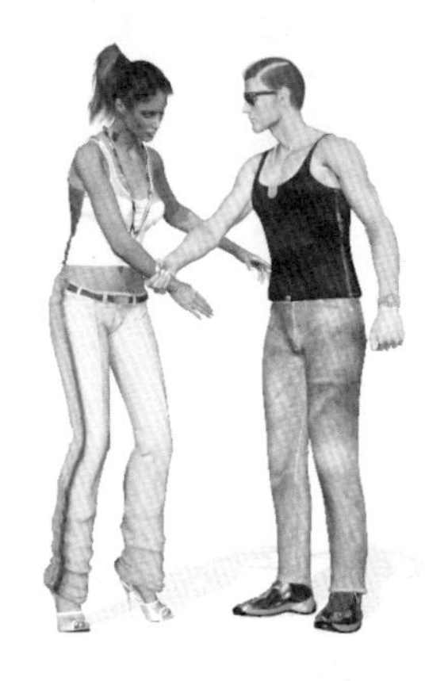
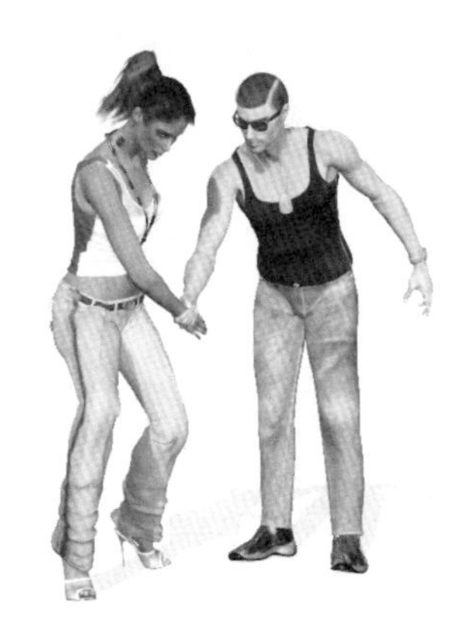

▲ 當暴徒由正面用右手抓住我的右手腕時，我右腳立刻向右外側移動一小步，屈膝使重心下沉，右臂隨之向右下方引領對方右臂，誘使對方俯身。

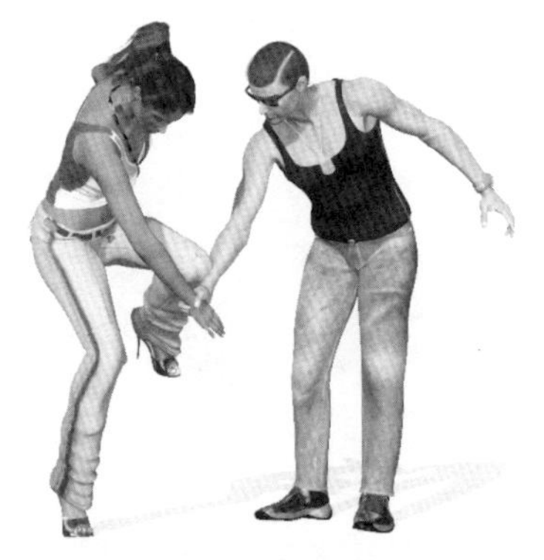
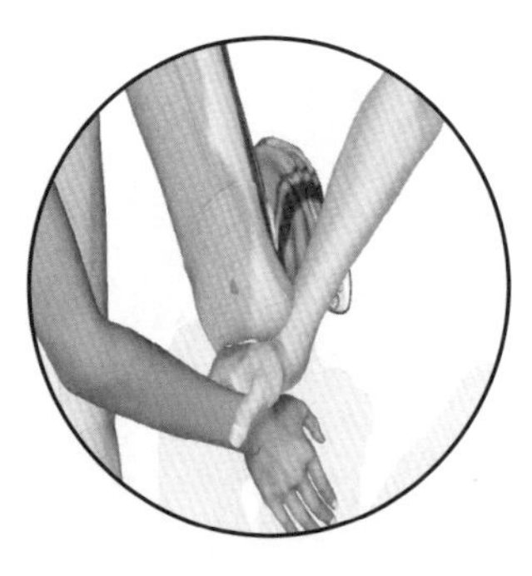

▲ 旋即，左腿屈膝抬起，以膝蓋位置抵跪住對方右手腕部，並用力向前下方跪壓，迫使其放鬆對我右臂的抓控。

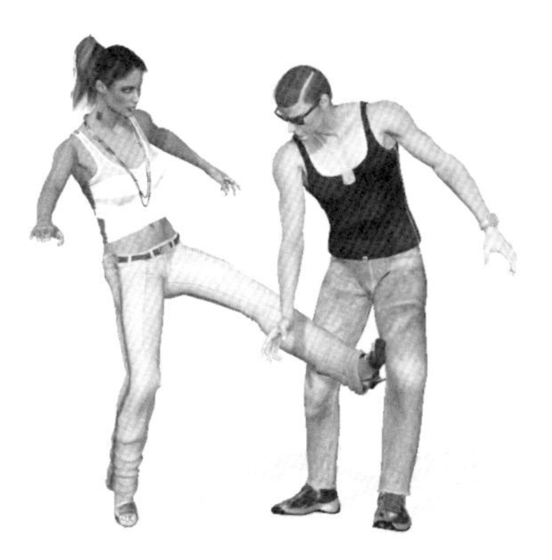

▲ 在利用左腿膝蓋的跪抵力量逼迫對方右手鬆開的一瞬間，我左腿順勢向前挺膝伸展，以左腳襲擊對方左腿膝關節內側，可以有效地破壞對方的身體平衡。

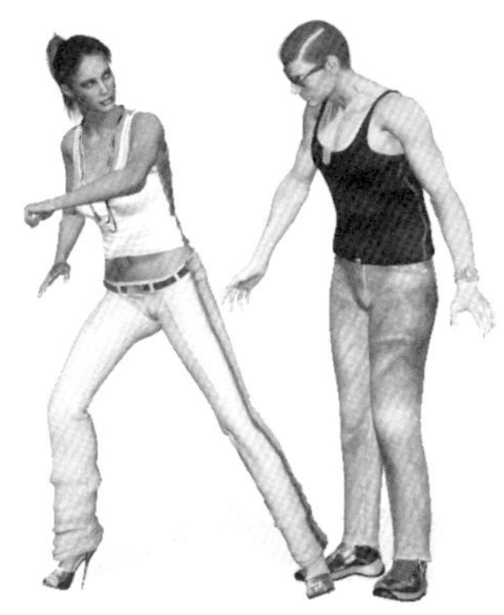

▲ 左腳的攻擊動作無論成功與否，都要迅速落地、站穩，上體隨即向右側擰轉，帶動左臂朝身體右側擺動。

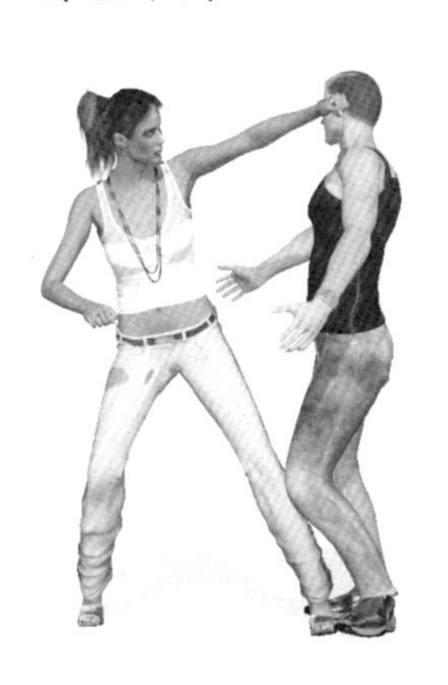

▲ 然後，上體再猛然左轉，揮舞左拳捶擊對方太陽穴。

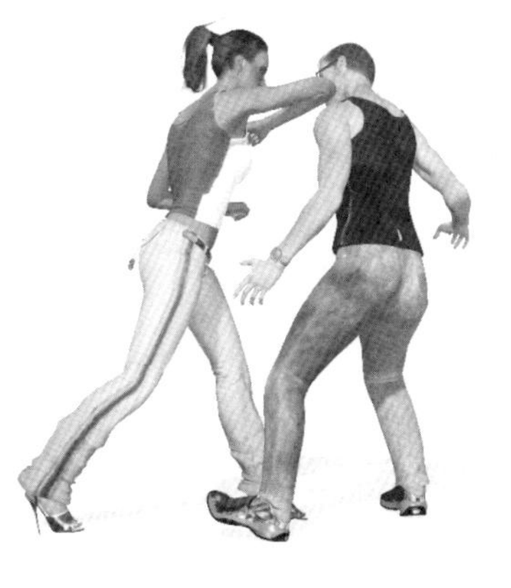

▲ 身體繼續左轉，同時右臂屈肘，藉助轉體之勢橫擺而出，以肘尖為力點再次襲擊暴徒下頜。

F 雙手手腕被抓扯時的擺脫與反擊方法

雙手抓扯雙側手腕與手臂，具體可以分為正面雙手抓扯和背後雙手抓扯兩種情況。對方抓扯你雙臂的目的一般是要對你進行糾纏和控制，此刻其發動拳腳攻擊的可能性較小。

相對於單手被抓扯而言，針對雙手被控制的脫解要困難一些，要求被動一方要具備良好的格鬥基礎，力量、速度等方面的基本素質也相應地要求高一些。

實用範例 1

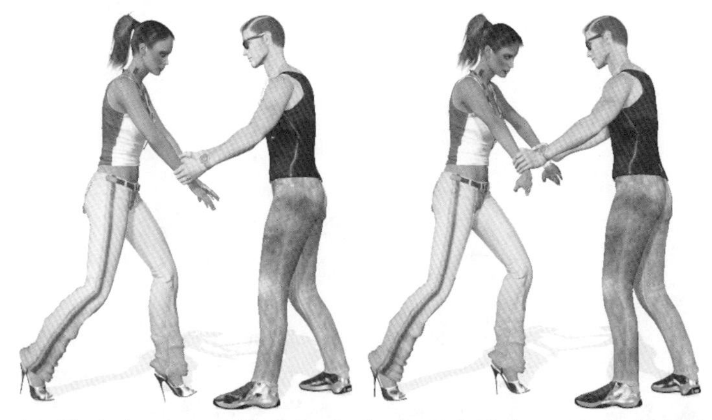

▲ 暴徒由正面用雙手抓住我的兩手腕部，並用力向後下方拉扯，我身體重心隨之向前移動，在緩解其拉扯力度的同時，雙臂內旋，向兩側擺動伸展，將對方雙手向兩側拉開一定距離。

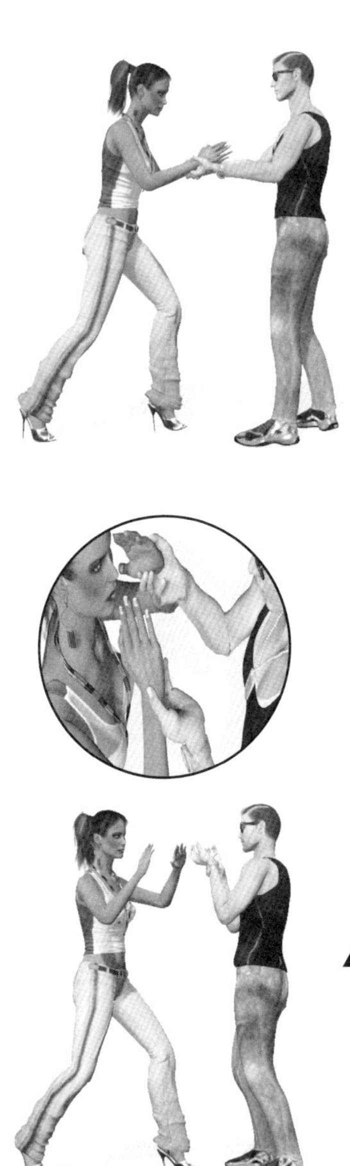
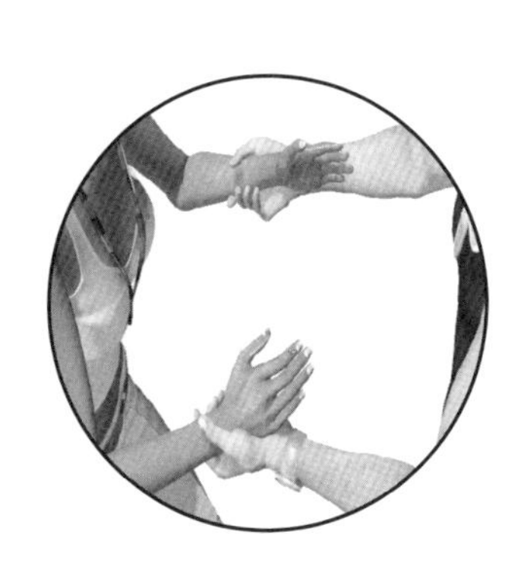
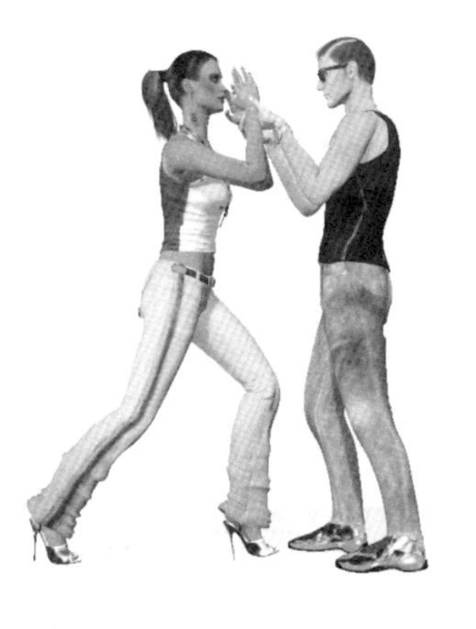

▲ 旋即，上體後仰，雙臂外旋，猛然屈肘向上抬起，肘關節瞬間收緊，以小臂尺骨一側為力點向下分別擠別對方雙手虎口位置，迫使其放鬆對我手腕的抓握，以便徹底掙脫出來。

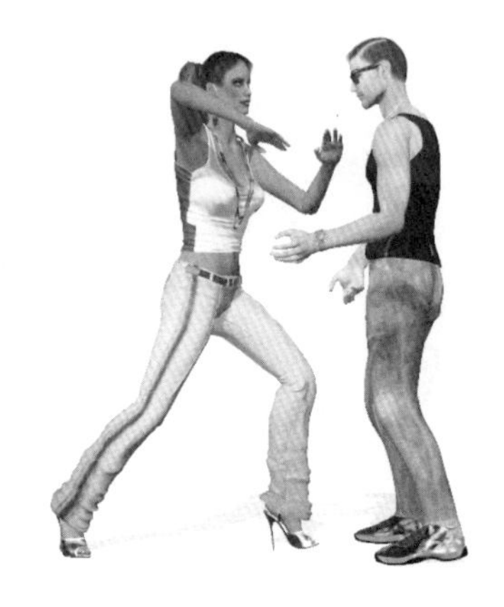

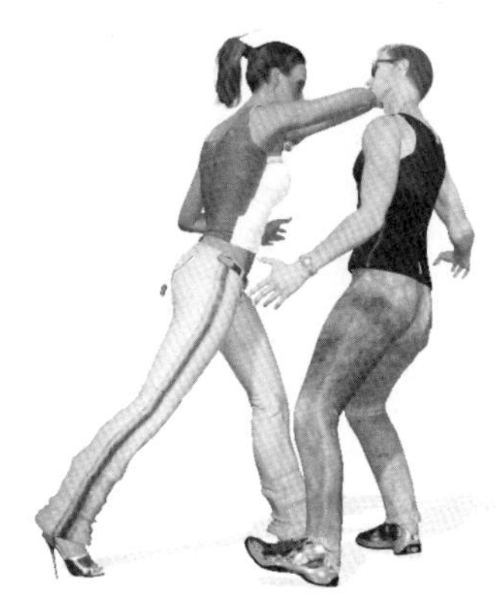

▲ 緊接著，在雙腕順利掙脫後，右腳蹬地，推送身體重心向前過渡，右臂屈肘抬起，以肘尖為力點橫擺對方下頜，予以快速反擊。

實用範例 2

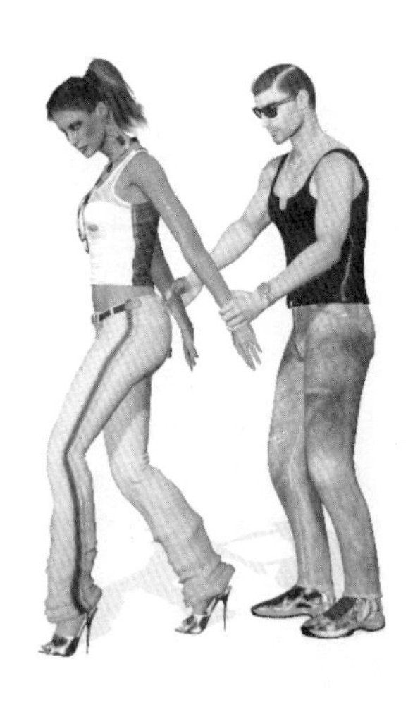

◀ 暴徒由我身後跟蹤，突然伸出雙手分別抓住我的兩個手腕，並用力拖扯。

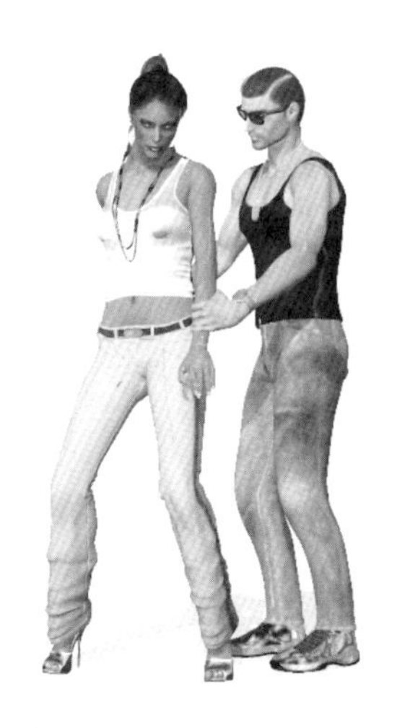

▲ 我左腳迅速向左後方移動，身體左轉，以緩解對方拉扯的力度。

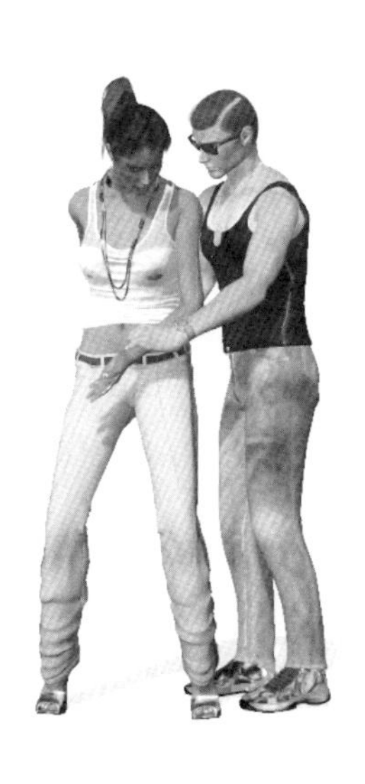

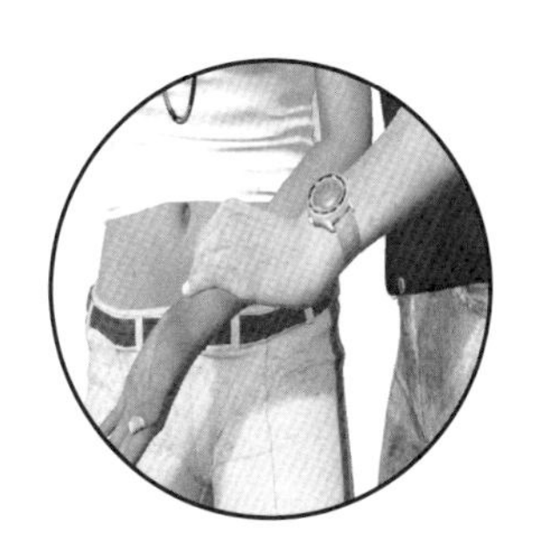

◀ 繼而，左手手掌外旋，令掌心向上，左臂屈肘向身體內側擺動，以小臂橈骨部位為力點擠壓對方左手虎口的脆弱部位，迫使其放鬆對我左臂的控制。

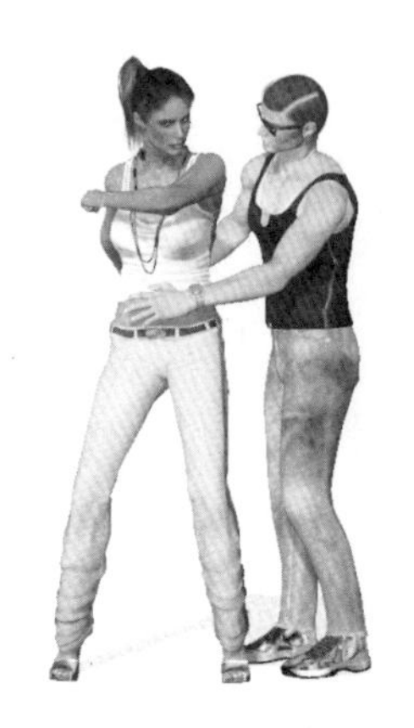

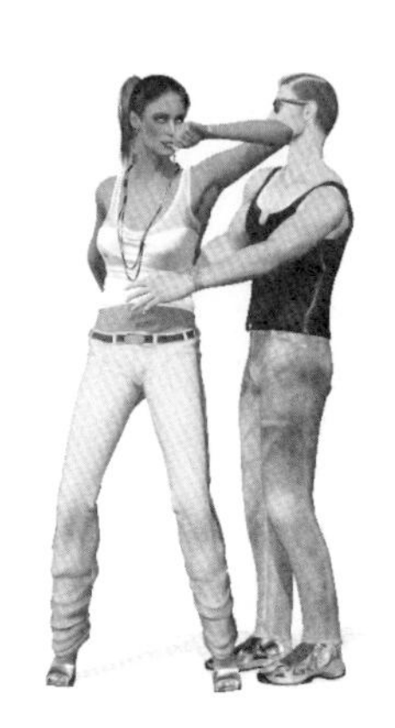

▲ 在左臂掙脫束縛後，順勢揚起手臂，然後身體猛然向左後方擰轉，左臂屈肘，以肘尖為力點朝左後方橫掃對方頭部，連續擊打，直至對方徹底放鬆對我的拉扯。

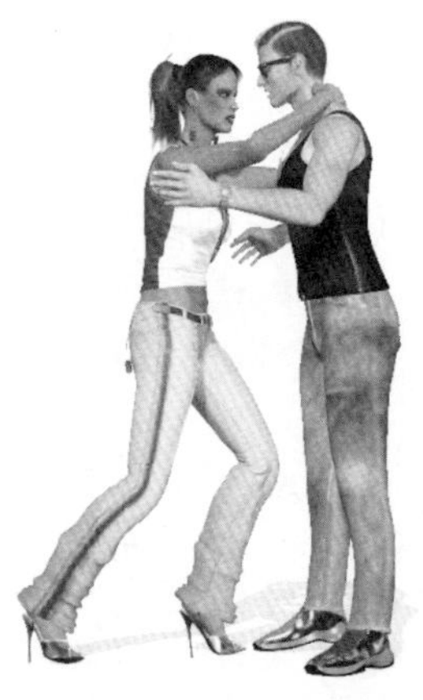

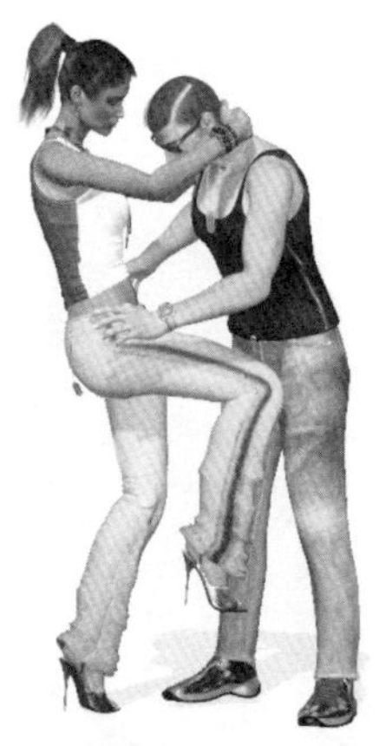

▲ 進一步，可以雙手攀扣住對方的後脖頸，用力向懷中拉扯，然後右腿屈膝提起，以膝蓋為力點衝頂其襠部生殖器。

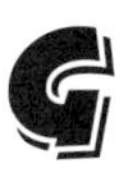

被用力拖拽手臂時的擺脫與反擊方法

暴徒用雙手抓扯並拖拽女性一條手臂的目的，大多是為了將其拖拽到一個更加危險的環境中，比如空曠的房間、黑暗的小巷、卡車裡面等，對其實施劫持、綁架或者性侵。由於對方雙手合力作用於女性單臂之上，其拖拽的力量會比較大，如果被侵襲者沒有充分的準備，很容易被對方拽倒，或者對其手臂各關節形成脫臼一類的創傷。

實用範例 *1*

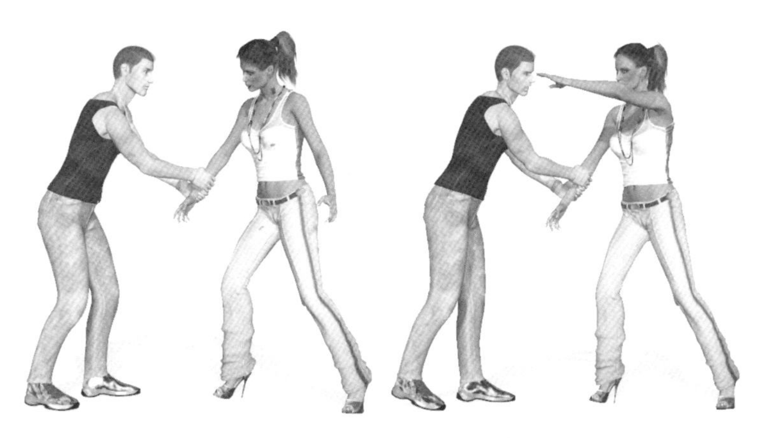

▲ 當暴徒用雙手拉扯拖拽我右側手臂時，我可以先用左手戳擊其眼睛，進行襲擾。

快速地針對暴徒的要害部位進行攻擊，是擺脫這種困境的最好方法，因為對方雙手都作用於你的一條手臂上，其無形中削減了他的防禦能力。

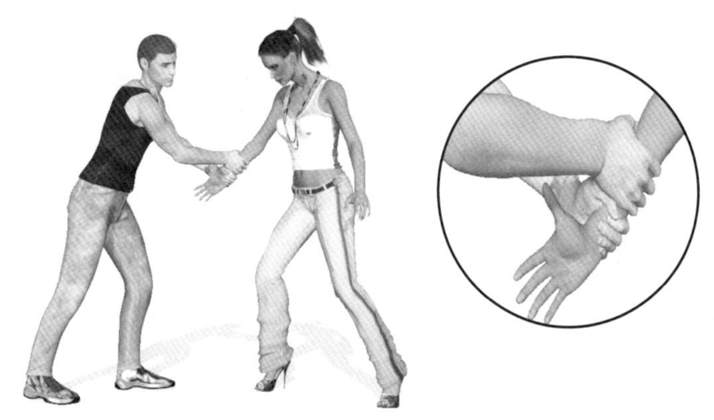

▲隨即，迅速將右手張開，虎口儘量張大。

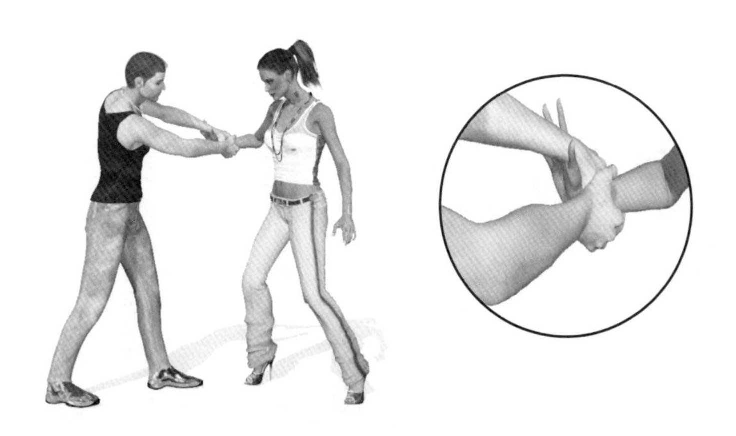

▲ 然後右臂屈肘、內旋、上抬，右掌向外翻轉、立腕，令掌心朝前，虎口向上，以虎口部位向上擔架住對方左手腕內側，令其左臂被迫向上抬起。

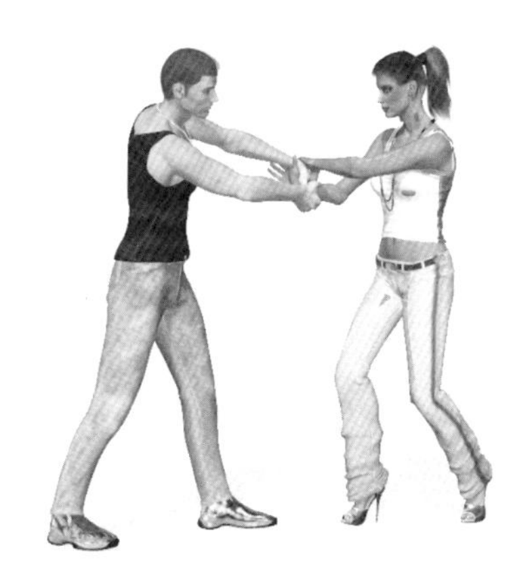

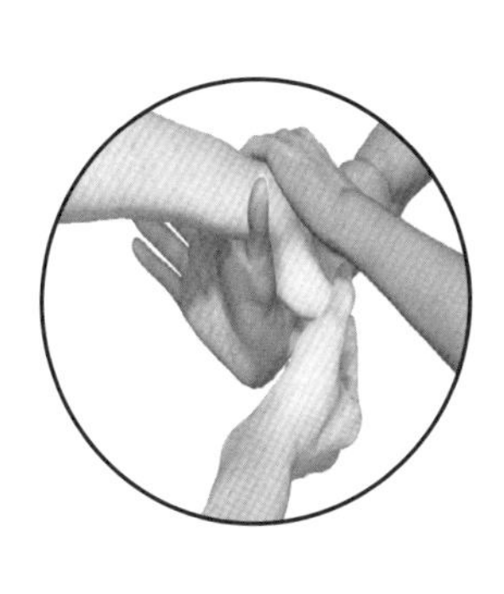

▲ 幾乎同時，左手自上而下扣抓住對方左手手背。

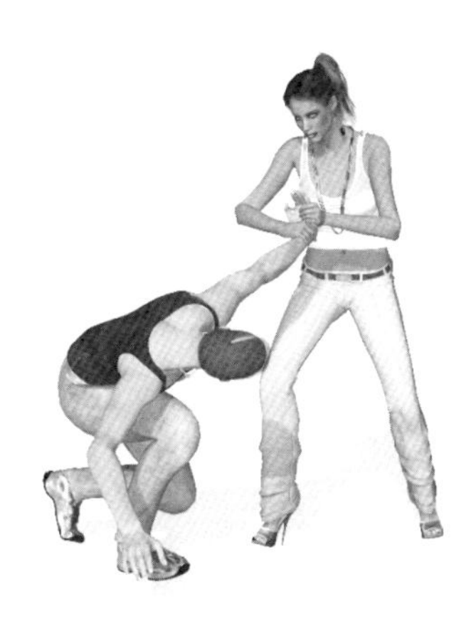

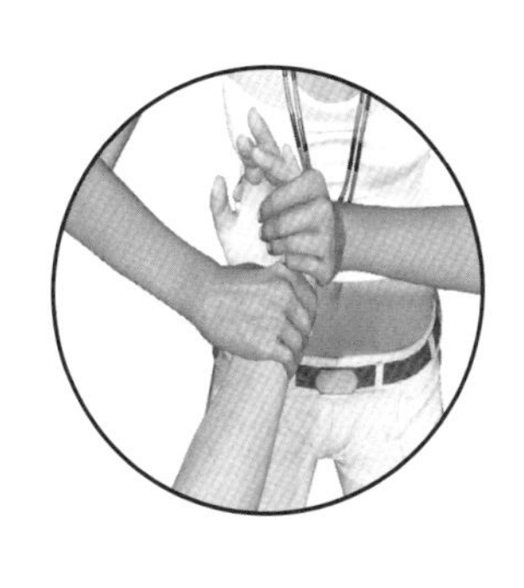

▲ 動作不停，左腳向左後方移動一步，身體左轉，在左手扣緊對方左手手背的前提下，右臂隨身體轉動而內旋，右掌向內翻轉、扣擰住對方左腕，雙手協同動作，沿逆時針方向旋擰其左臂，令其掌心翻轉朝上，導致臂肘關節超出活動範圍而產生劇痛。這一動作，同時可以迫使對方被動彎腰俯身。

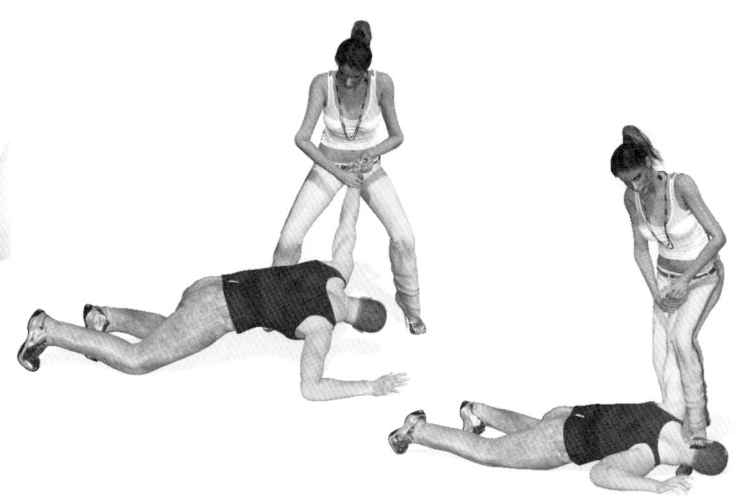

▲ 旋即，雙手牢牢控制住對方的左臂，快速向左側移動腳步，牽引拖拽對方，令其因身體重心失衡而撲倒在地。對方倒地後，可用左腳狠狠踩踏住其頭部。

實用範例 2

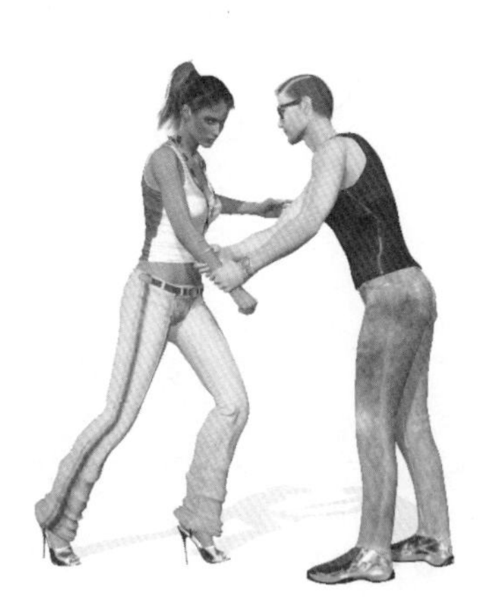

◀ 雙方發生衝突時，暴徒用雙手拉扯拖拽我的右側手臂。

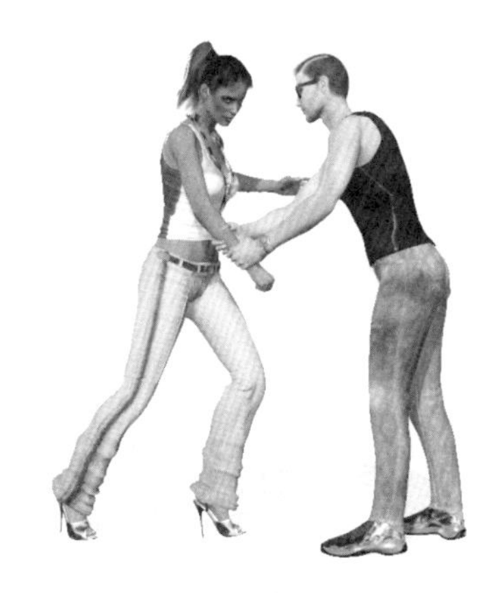
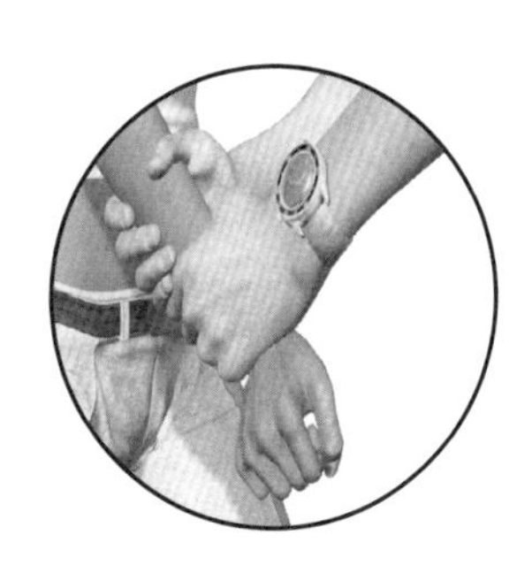

▲ 此時我右臂向外擺動，右拳立腕、外翻，使手心儘量朝下。

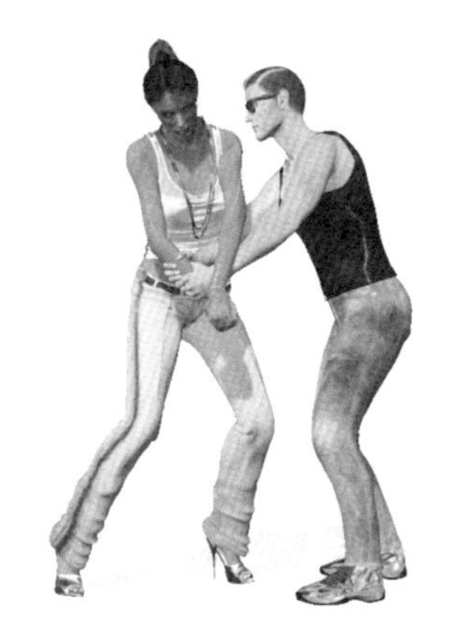

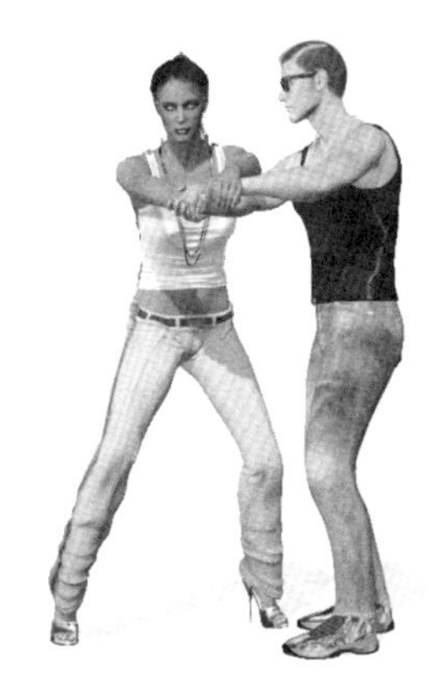
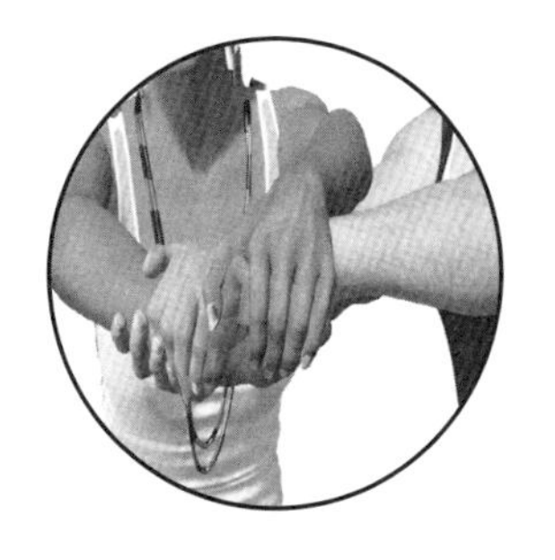

▲ 緊接著，我身體略微右轉，左臂向右側伸展，左手由對方雙臂上方掠過，向右、向下移動，由對方左臂外側扣抓住自己右拳拳面位置。

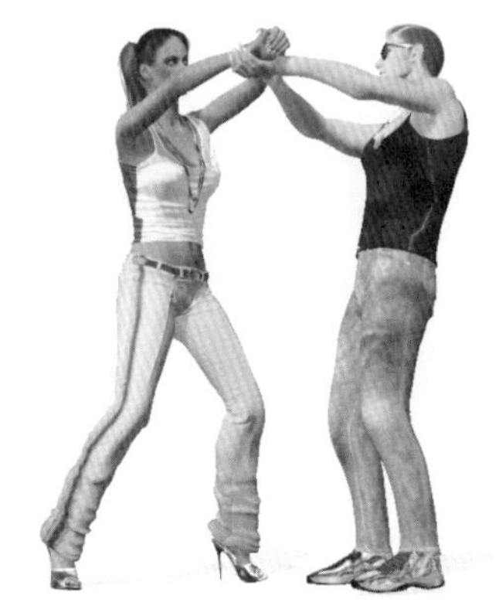
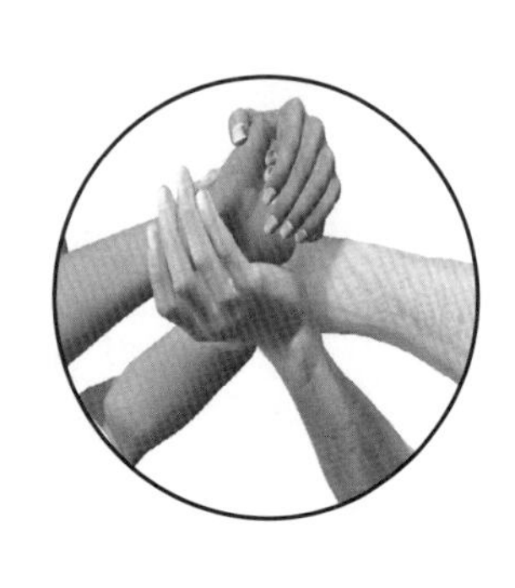

▲ 動作不停，身體左轉，左手扳住右拳，雙臂同時用力沿弧形路線自右向上大幅度移動，可以迫使對方雙手被動翻轉。

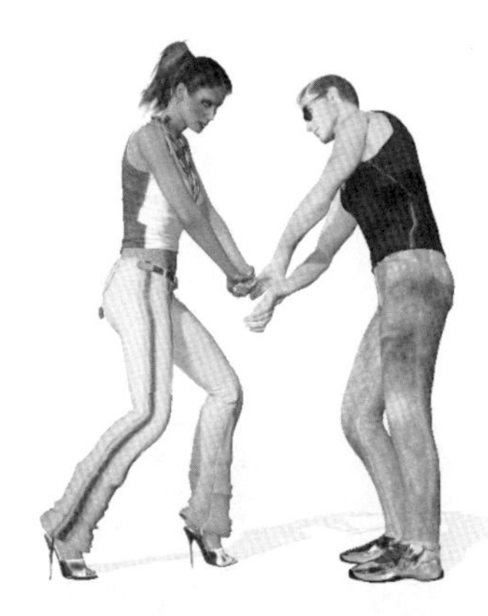

▲ 當雙手移動至面前、高於頭部的位置時，身體重心驟然下沉，雙手隨之快速垂直沉降，瞬間發力，給對方雙手形成巨大壓力，可以成功擺脫其控制。

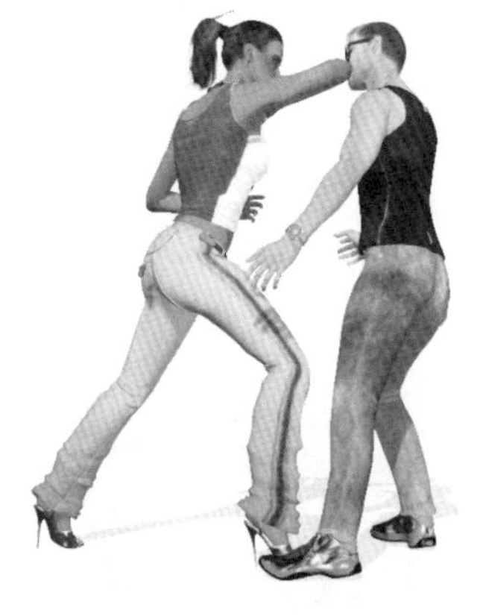

▲ 雙臂自由後，右腳向前邁進一步，左腳蹬地，推送身體重心再向前過渡，上體左轉，帶動右臂屈肘、自右向左橫擺，以肘尖為力點襲擊對方下頜。

H 被翻擰手臂時的擺脫與反擊方法

暴徒控制、翻擰你手臂的目的是對你實施擒拿，最終達到降服你的目的。手臂上的腕、肘關節一旦被反向施加壓力，活動範圍超過了其生理極限，就會產生難以忍受的劇痛，後果不堪設想。這就要求我們在面對這種局面時，做到及時反應，果斷行動，及早擺脫控制，變被動為主動。

擺脫控制時儘量順勢而為，絕不能與對方翻擰手臂的力量抗衡，單從力量角度而言，你終究是弱者，要學會以巧破敵。

實用範例 1

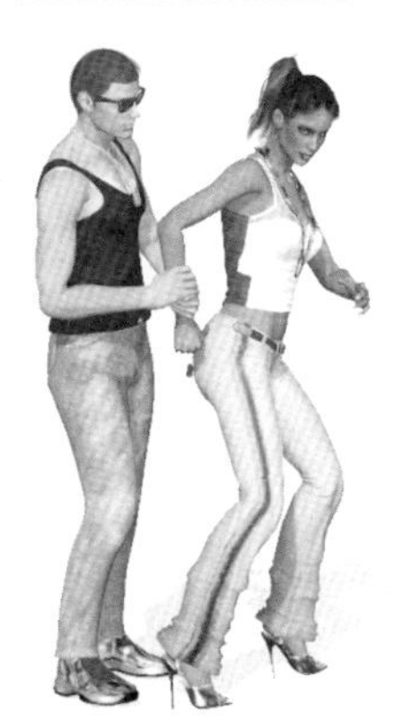
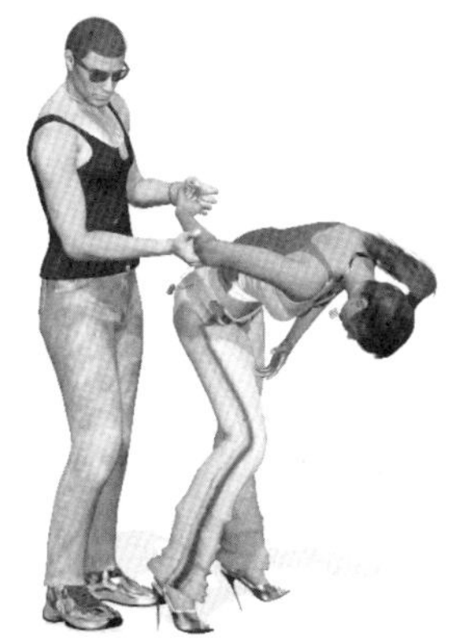

▲ 暴徒由我的身後用雙手抓扯住我的右小臂後，隨即用力向上翻擰我的右臂肘，令我疼痛難忍，被迫向前俯身。

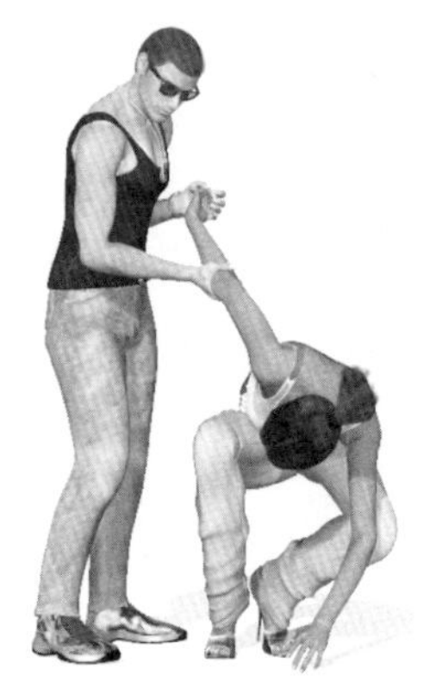

▲ 此時我可以降低身體重心，雙腿屈膝下蹲，同時身體向右轉動，以緩解對方對我右臂翻擰所產生的力量。

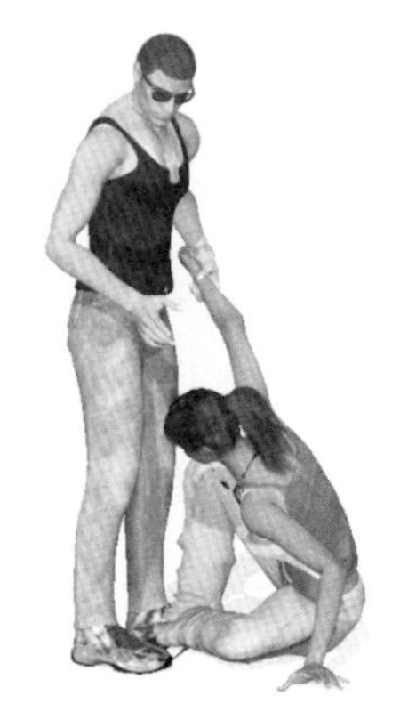

▲ 身體繼續向右翻轉，以左臂扶撐地面，左側臀部席地而坐，主動倒地形成地面側躺姿勢。

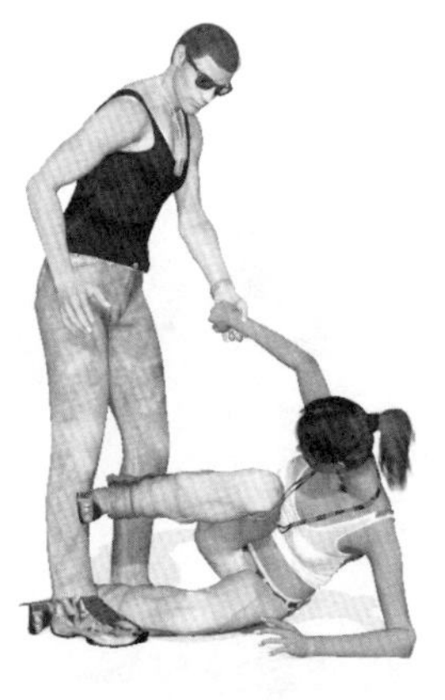

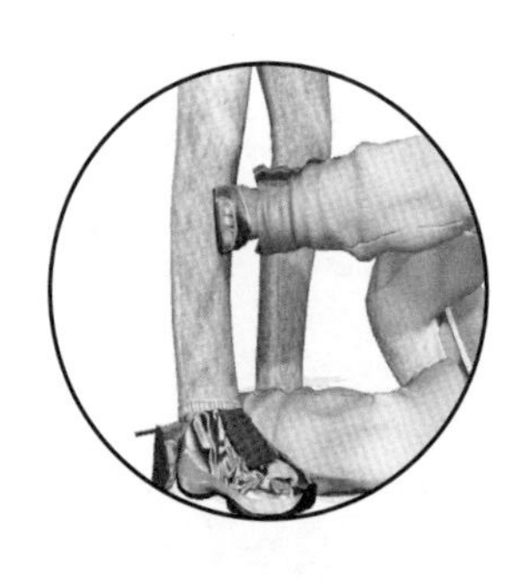

▲ 左腳順勢伸至對方右腳後方，牢牢勾住其右腳腳後跟位置，同時將右腳蹬踏在對方右腿脛骨接近膝蓋位置。

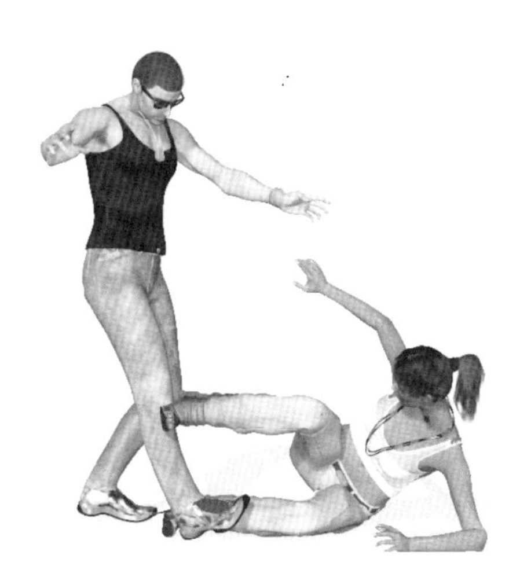

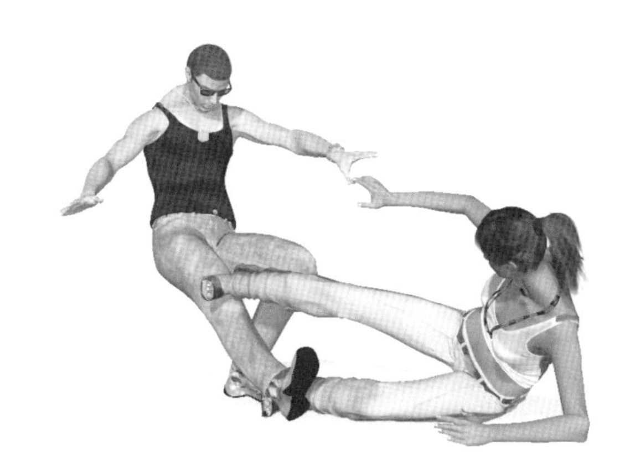

▲ 旋即，在左腳固定住對方右腳腳後跟的基礎上，右腳用力向前蹬踹其右腿，雙腿交錯發力，破壞其身體平衡的同時，可以針對其膝關節及脛骨造成創傷。

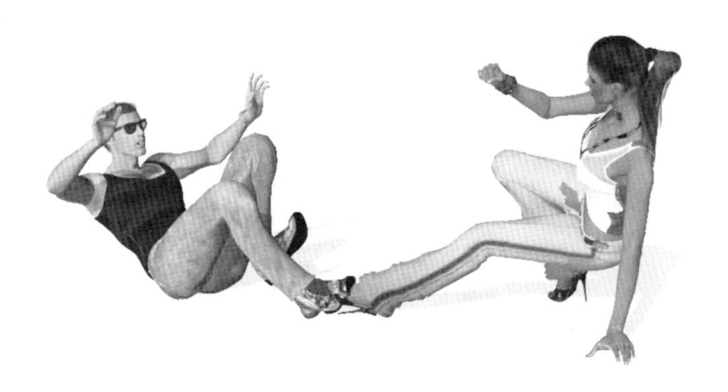

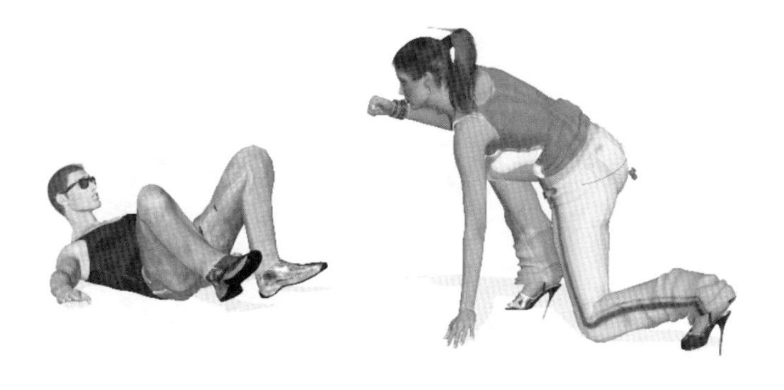

▲ 在破壞對方身體平衡，令其向後仰摔倒地後，我迅速向後移動身體重心，起身站起來。

實用範例 2

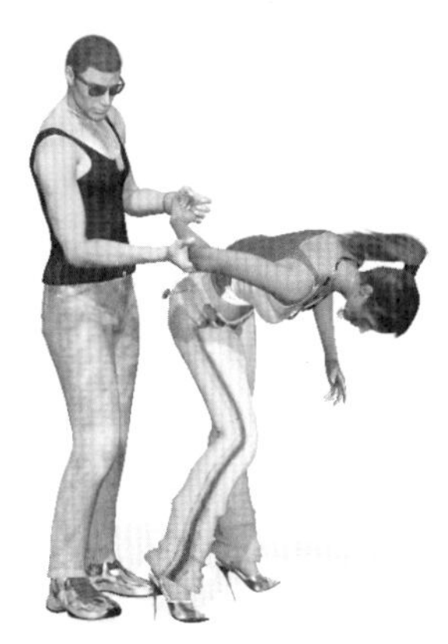

▲ 暴徒由我身後用雙手抓扯住我的右小臂，並用力向上翻擰我的右臂肘，令我疼痛難忍，被迫向前俯身。

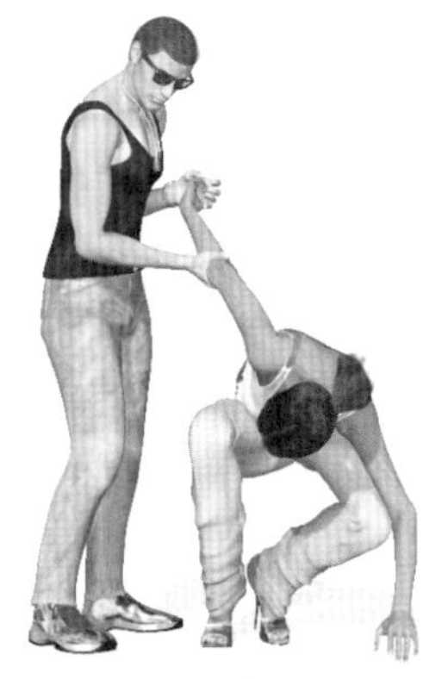

▲ 我迅速降低身體重心，雙腿屈膝下蹲，同時身體向右轉動，以緩解對方對我右臂翻擰所產生的力量。

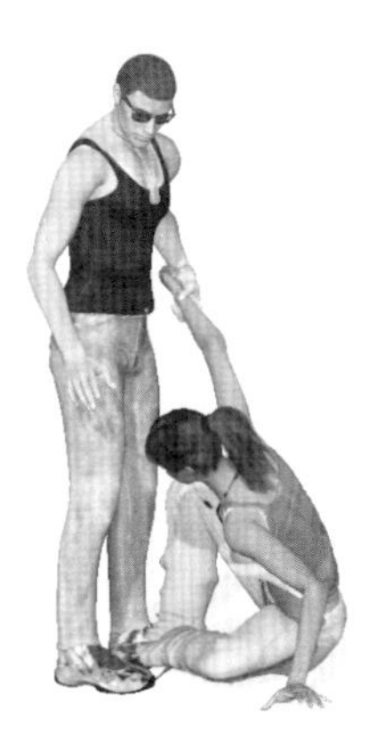

▲ 動作不停，身體繼續向右翻轉，用左手扶撐地面，左側臀部席地而坐。

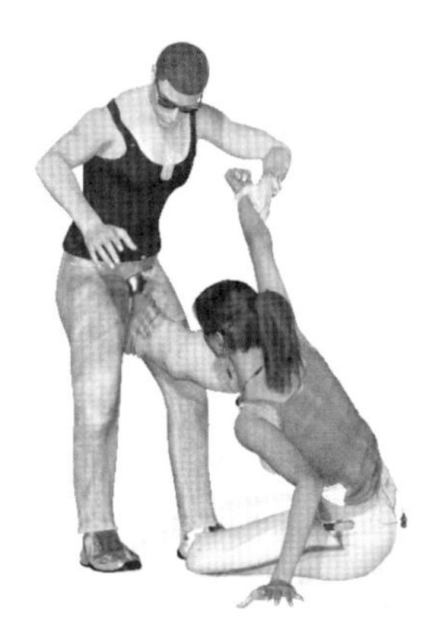

▲ 臀部著地後，迅速抬起右腳，以腳後跟為力點向上踢擊對方襠部。

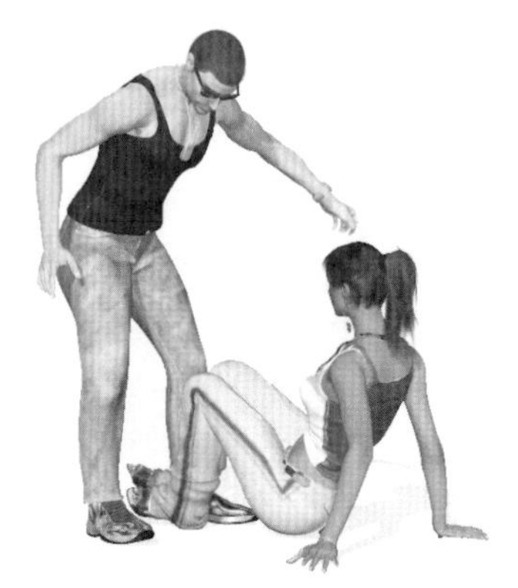

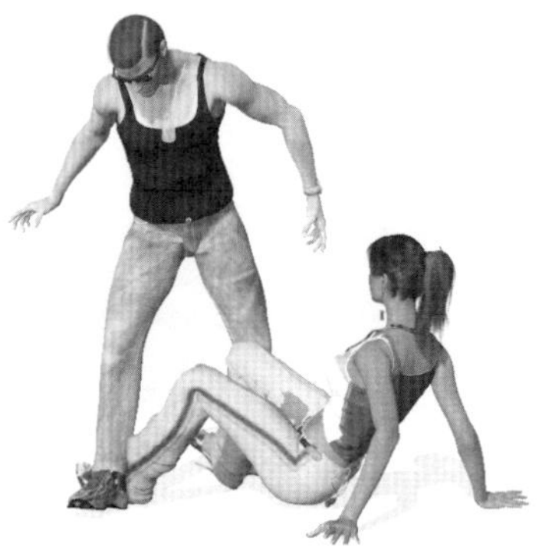

▲ 踢襠動作結束後，右腳下落，與左腳一併伸至對方兩腳之間，身體略右轉，雙臀著地坐穩，雙臂向後伸展，雙手扶撐地面。

▲ 繼而，雙腿突然向兩側分開，以兩腳腳踝部位為力點分別向兩側勾踢對方雙腳腳踝位置，迫使其雙腿向兩側過度分開，使其瞬間重心失衡，站立不穩而跌倒。

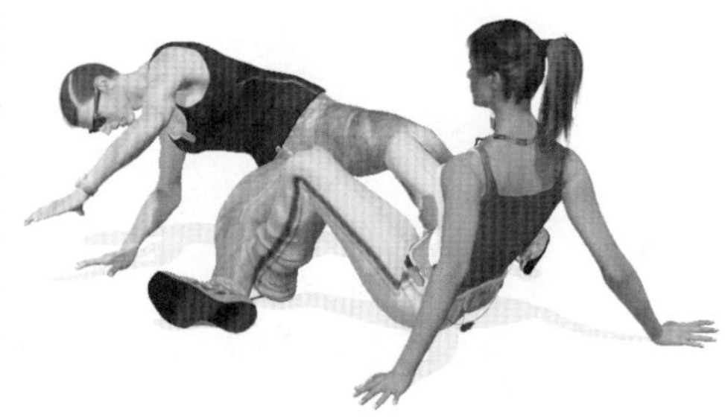

遭遇正面摟抱時的擺脫與反擊方法

暴徒將你攔腰抱住或者連同手臂一起將你環抱住，通常是不會給你身體造成直接的傷害，但是你的行動會受到極大的限制。對手將你抱起來的目的大多是為了限制你的自由，或者將你挾持到別處，甚至將你摺倒，將你拖入到地面戰鬥階段。

此刻無論是進攻還是防守，你都是被置於極其被動的狀態下了。你會陷入無休無止的糾纏之中，因此必須迅速採取措施逃脫。

本節給女性朋友介紹幾種遭遇正面強行摟抱時行之有效的擺脫與反擊方法。

實用範例 1

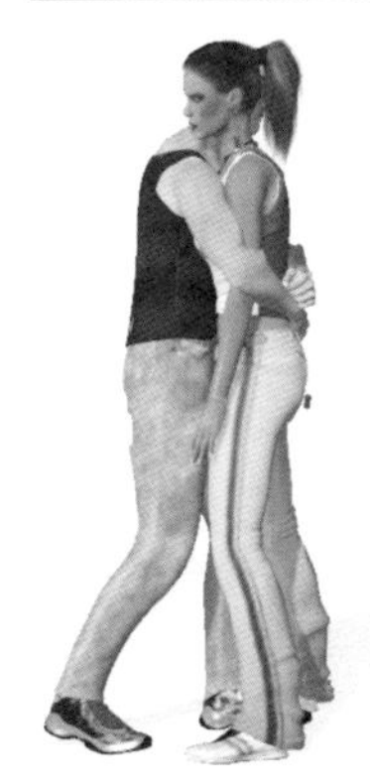

▲ 暴徒由正面突然伸出雙手，將我的身體連同雙臂一併環抱住。

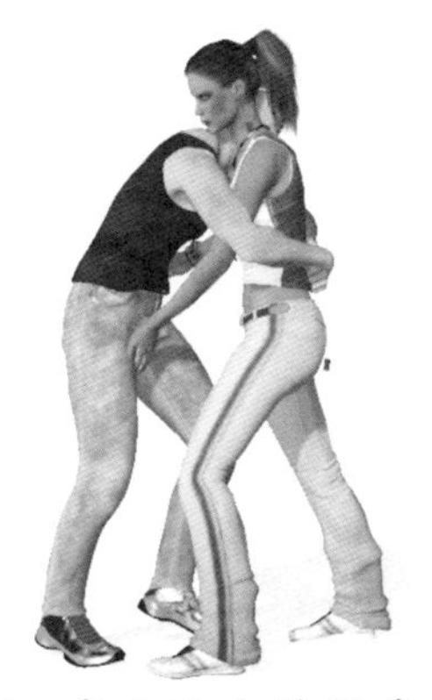

▲ 我右腳向後撤步，拉開與對方的距離，同時用左手向前下方撩襲對方襠部。

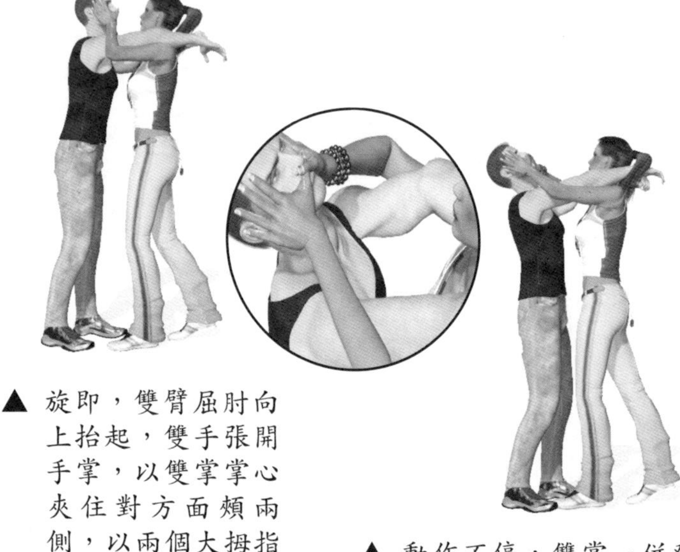

▲ 旋即，雙臂屈肘向上抬起，雙手張開手掌，以雙掌掌心夾住對方面頰兩側，以兩個大拇指卡住其鼻子根部。

▲ 動作不停，雙掌一併發力向前翻擰，以大拇指為力點推送對方鼻子根部，迫使其向後仰頭。

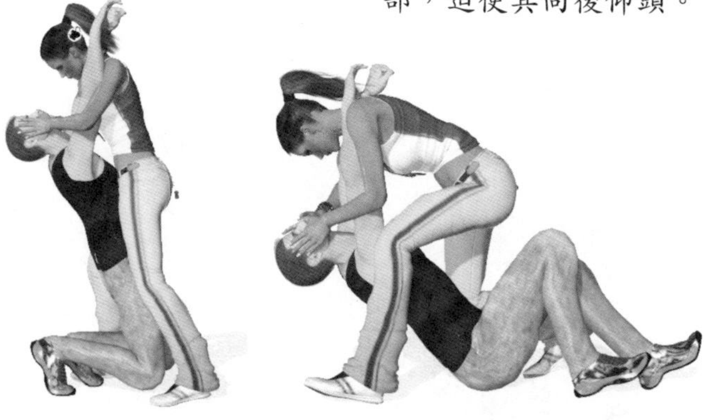

▲ 緊接著，在雙手實施動作的同時，右腳快速向前上步，跨至對方身後，左腳隨之跟進向前移動，可以在轉瞬間將對方仰面推倒而跌坐在地。

實用範例 2

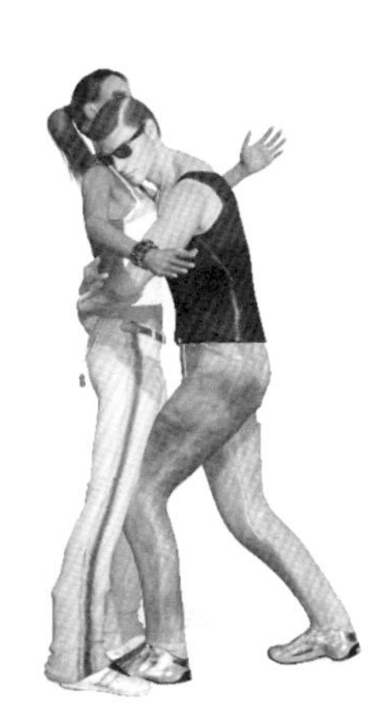

◀ 暴徒由正面對我發動襲擊，突然雙手自我兩側腋下穿過，攔腰將我抱住，並用頭抵頂住我的右側肩頭，欲將我摺倒。

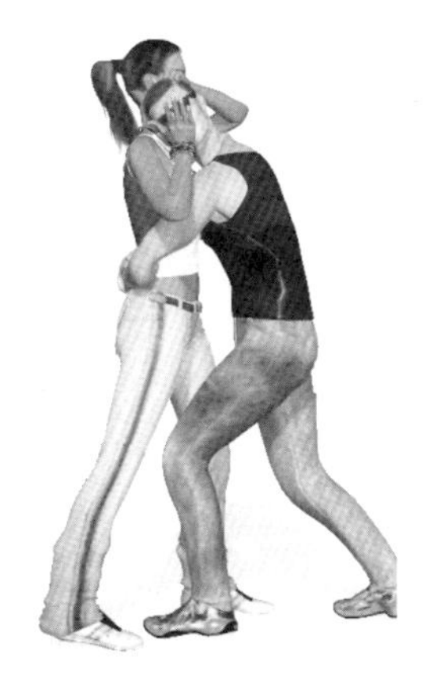

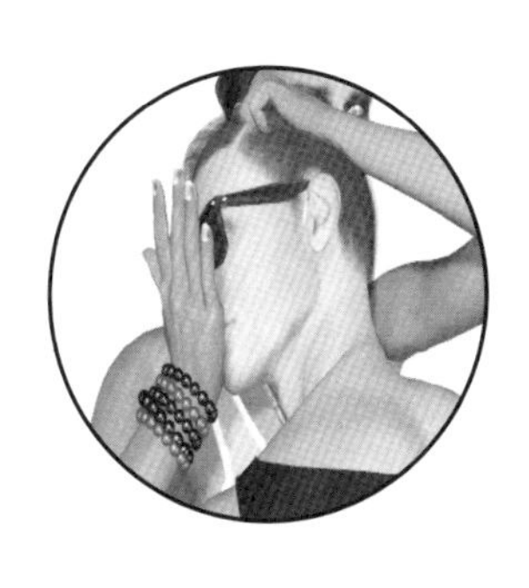

▲ 由於我雙臂是自由的，所以迅速用左手抓住對方頭髮，同時伸出右手，以掌根為力點自下而上托住其鼻子根部。

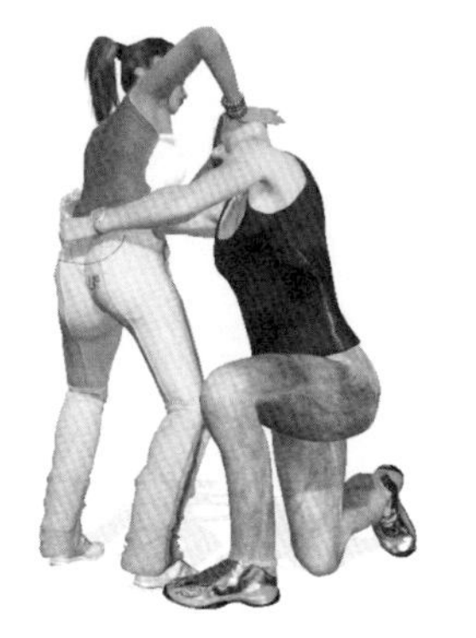

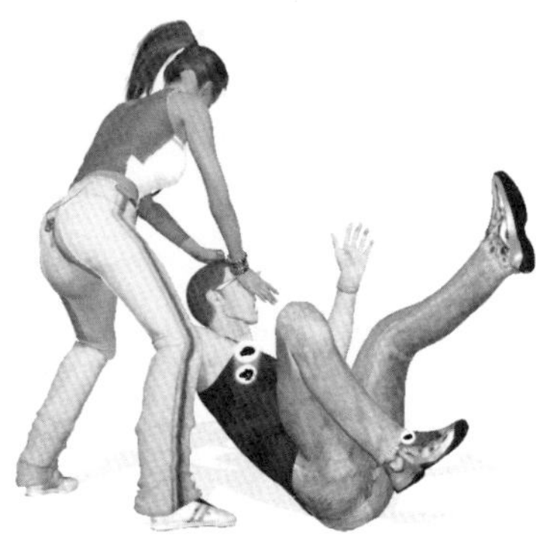

▲ 旋即，我左腳向後退步，身體猛然向左擰轉，同時左手抓緊對方頭髮用力向左後方拉扯，右手順勢推送其鼻根，雙手一併發力，沿逆時針方向旋擰，瞬間可擰折對方脖頸，並將其摺倒在地，從而達到脫解目的。

▲ 對方被掀翻在地後，我可以乘勝追擊，飛起右腳連續踢擊對方左側腰肋。

7 遭遇背後摟抱時的擺脫與反擊方法

背後實施的摟抱，其實比正面實施的摟抱運用的概率更多一些，暴徒往往是在偷襲的時候運用，不易被我方察覺，所以其危害性就更大一些。

同時，暴徒於你後背對你實施摟抱相較於正面攻擊更便於將你的雙腳提離地面，也更容易破壞你的身體重心，你面臨被摔倒的可能性更大。

另外，由於人體生理構造的限制，被摟抱一方的視線無法全面真切地洞悉背後攻擊者的狀態和舉動，而且四肢向身後發動攻擊動作也非易事，特別是在手臂被束縛的情況下，所以，擺脫控制的難度也相應地提高了。

實用範例 1

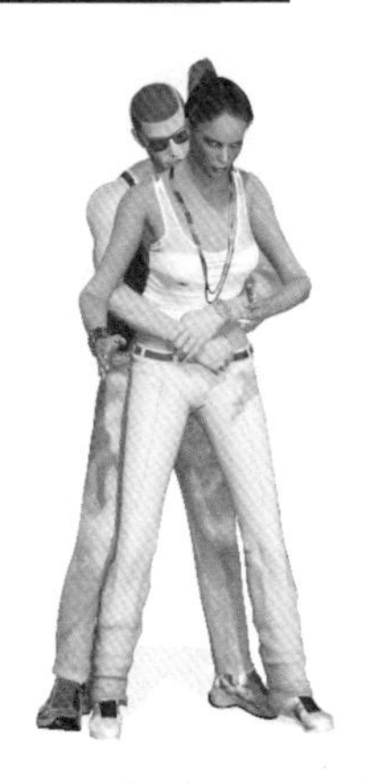

▲ 暴徒由我身後突然攔腰將我鎖抱住，雙臂收緊欲將我提起扭摔在地。

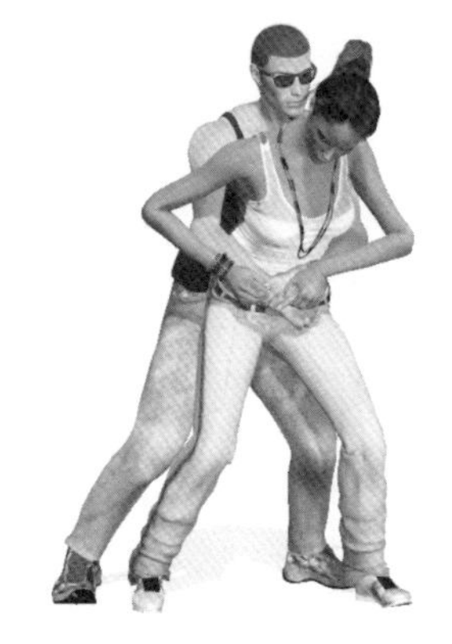

▲ 我迅速屈膝下蹲，降低身體重心，上體略前俯，加大對方提抱我的難度。

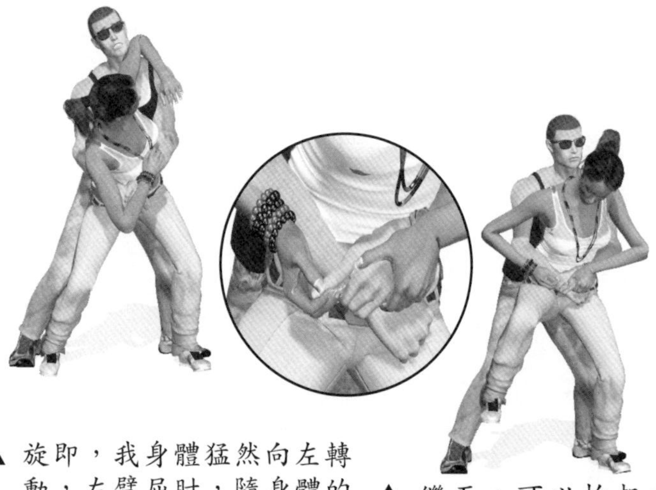

▲ 旋即，我身體猛然向左轉動，左臂屈肘，隨身體的擺轉以肘尖為力點向左後上方掃擊對方頭部左側。

▲ 繼而，可以抬起右腳猛踩對方右腳腳背。

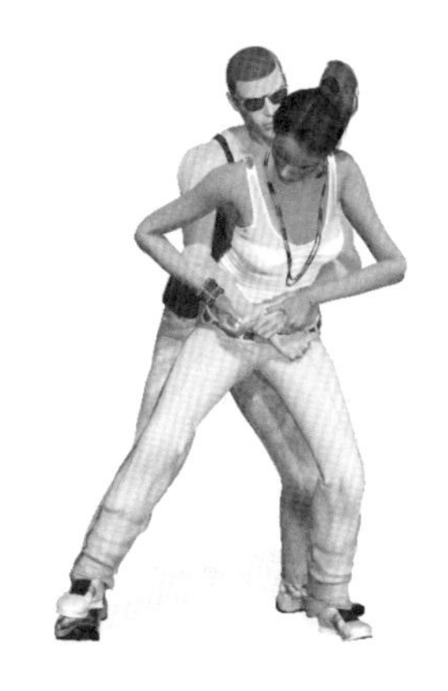
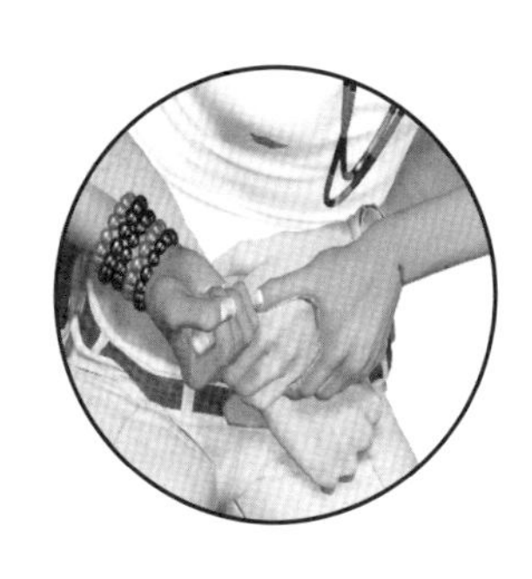

▲ 如果對方仍不放鬆對我的控制，我可以用左手抓牢對方左手，同時右手撬動對方左手食指。

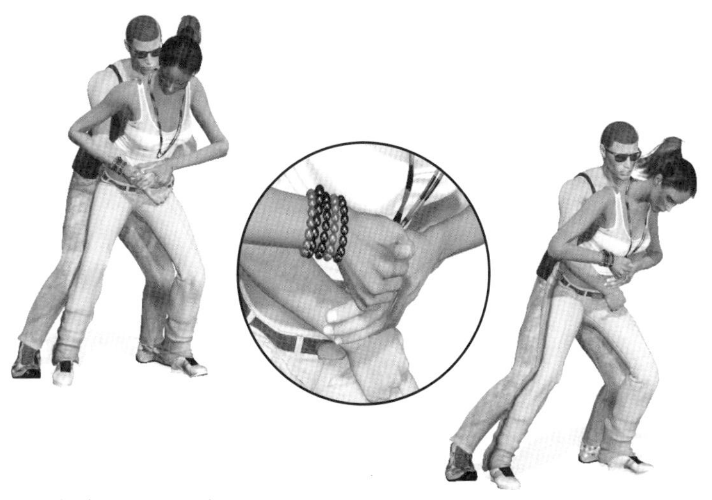

▲ 當對方左手食指略有鬆動時，右手立即牢牢將其攥住。然後，身體猛然向左轉動，右手攥緊對方左手食指順勢猛撅，可令其產生劇痛而放鬆對我的控制。

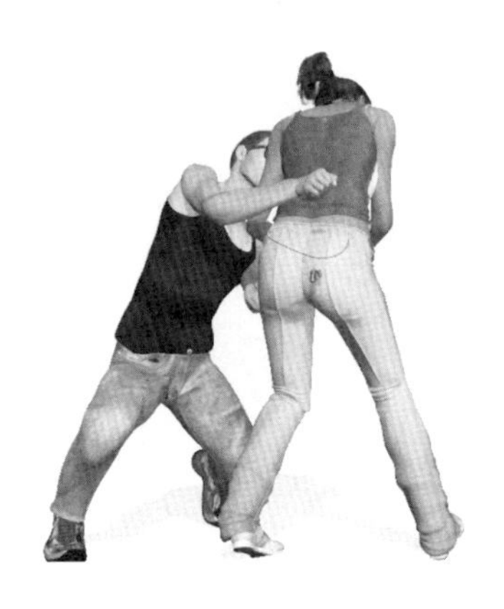

◀ 掙脫對方鎖抱後，右腳向右前方上步。

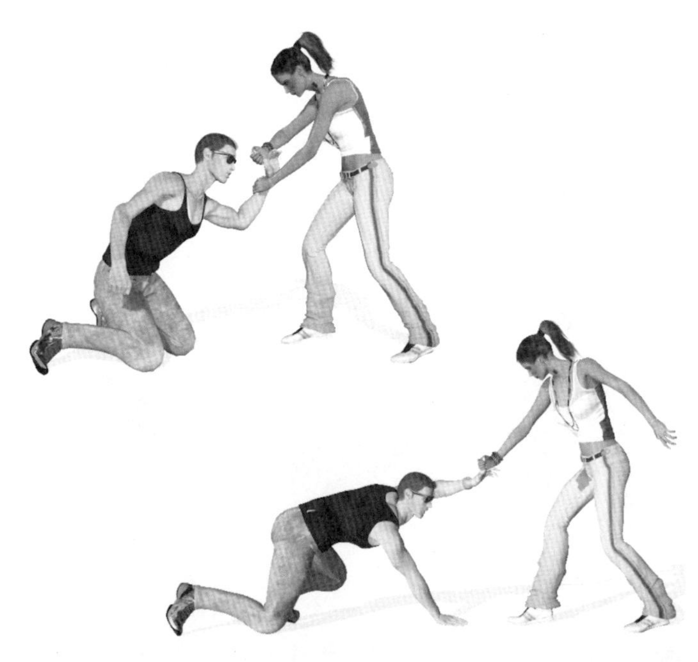

▲ 身體繼續左轉，左腳向後退步，面向對方，拉開距離。利用身體轉動而產生的力量，瞬間發力完全可以將其左手食指折斷。

實用範例 2

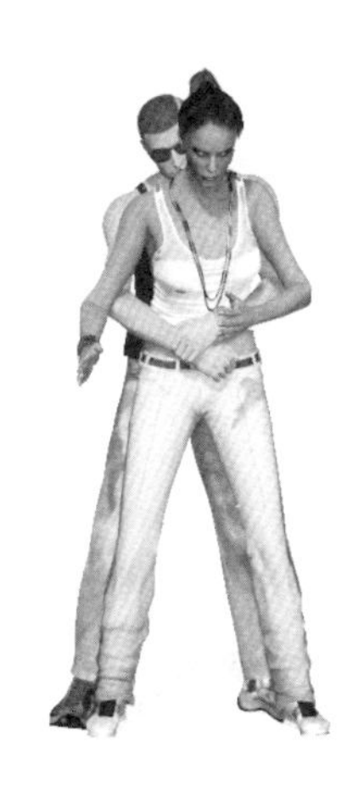

◀ 暴徒由我身後突然攔腰將我鎖抱住，雙臂收緊欲將我提起扭摔在地。

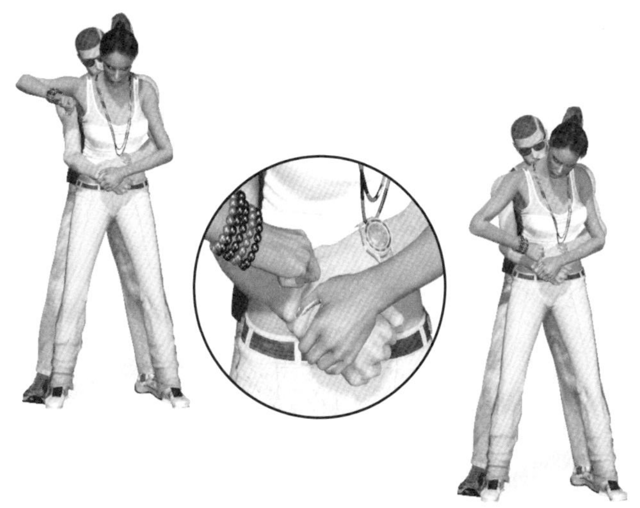

▲ 在這種情況下，我可以用左手扣抓住對方左手手指部位，然後揮舞右臂，以右手中指指節突起為力點連續敲鑿其左手手背，令其產生劇痛而放鬆對我的摟抱。

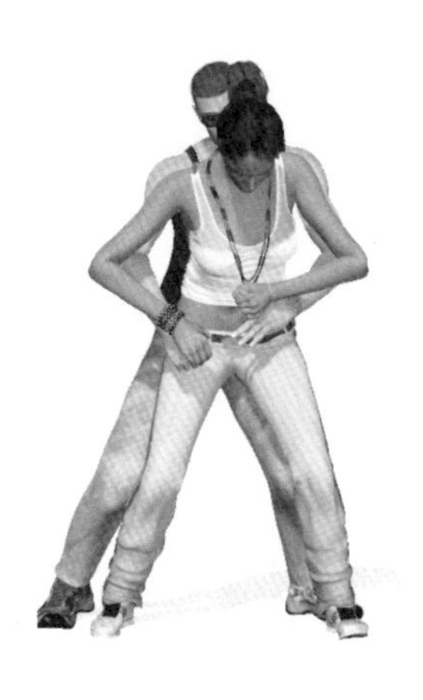

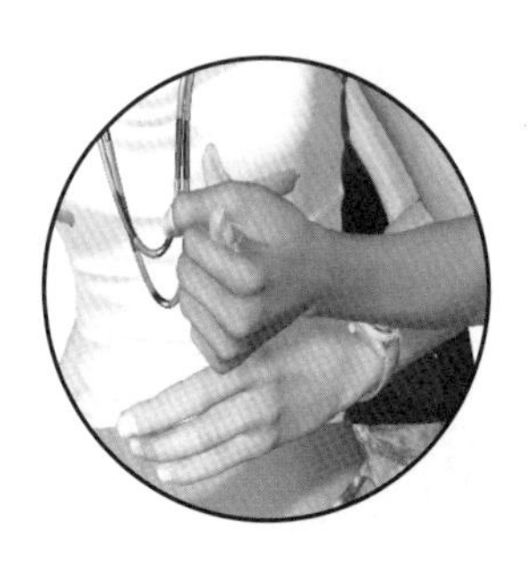

◀ 旋即，在對方雙手稍有放鬆的一刻，我左手立即抓住其左手食指，並將其牢牢攥緊。

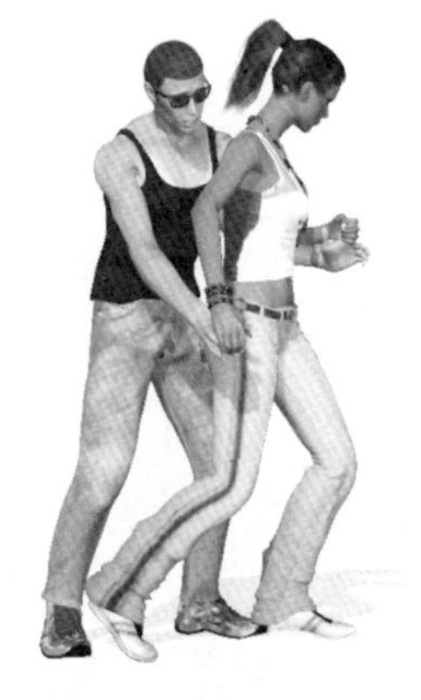

▲ 然後，身體猛然左轉，將對方左手由我腰腹前拉扯開。

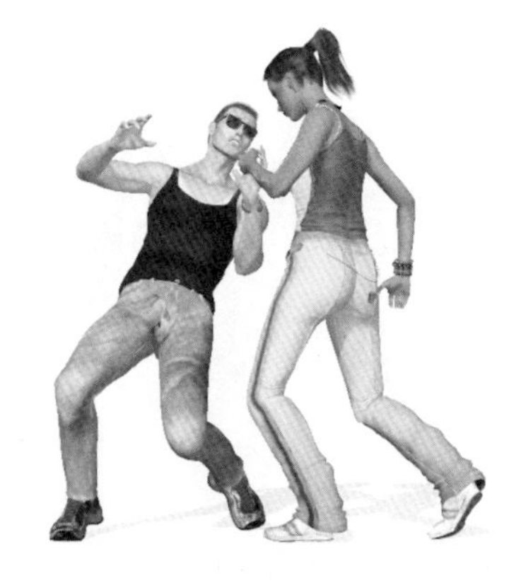

▲ 動作不停，快速移動腳步，身體繼續左後轉，直至面向對方。

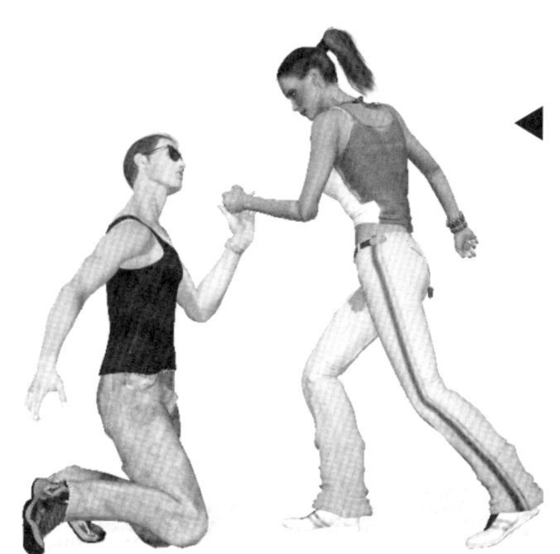

◀ 身體轉動過程中，左手始終攥緊對方左手食指，用力向下牽引，可瞬間將其擰斷，並令其向前摔倒、屈膝跪伏於我面前。

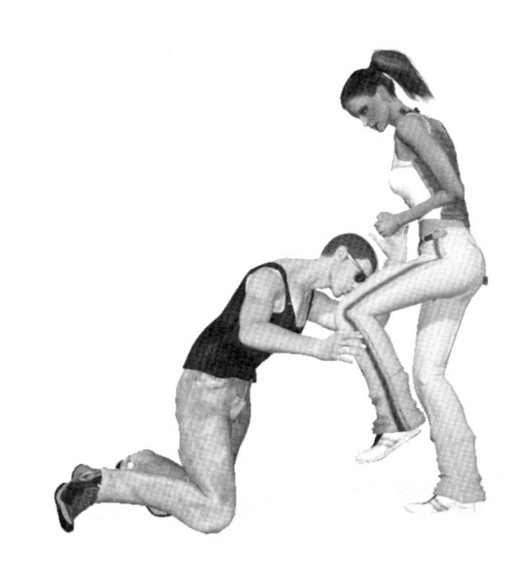

▲ 進一步，可以在對方上體前俯的一剎那，抬起左腿，屈膝向前攻擊其面部。

遭遇背後捂嘴時的擺脫與反擊方法

遭遇背後捂嘴控制，是一件非常可怕的事情。一般情況，女性遭遇襲擊時，都會不由自主地發出尖叫聲，或者大聲呼救，無形中會震懾敵膽。一旦嘴巴被對方捂住，女性內心會產生巨大的恐懼感，會感到無助和恐慌，往往會令其喪失理智，方寸大亂，毫無策略地拼命掙扎，結果根本無濟於事。

以色列女子防身技術指導我們，在面臨這種局面時，首先要學會保持鎮定，然後再從容地擺脫控制，實施反擊。

實用範例

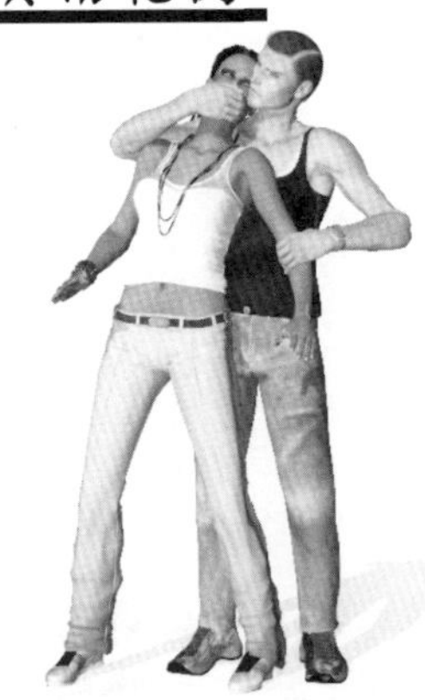

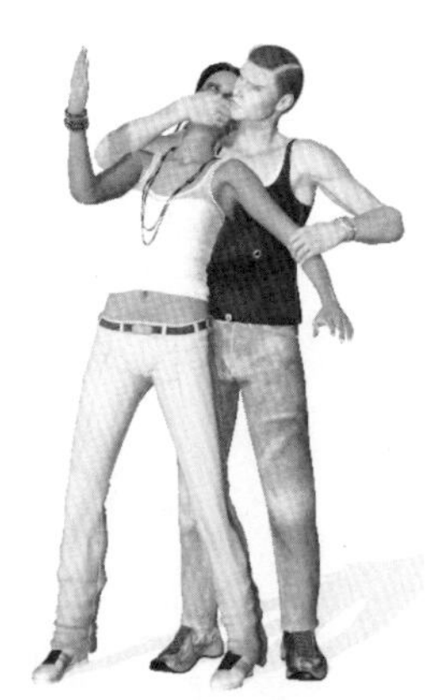

▲ 暴徒趁我不備，由我身後發動襲擊，突然靠近，用左手抓住我的左臂，同時伸出右手自後向前捂住我的嘴巴。

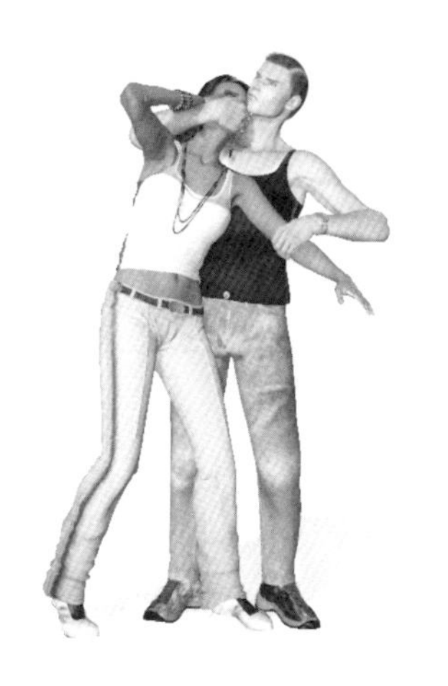

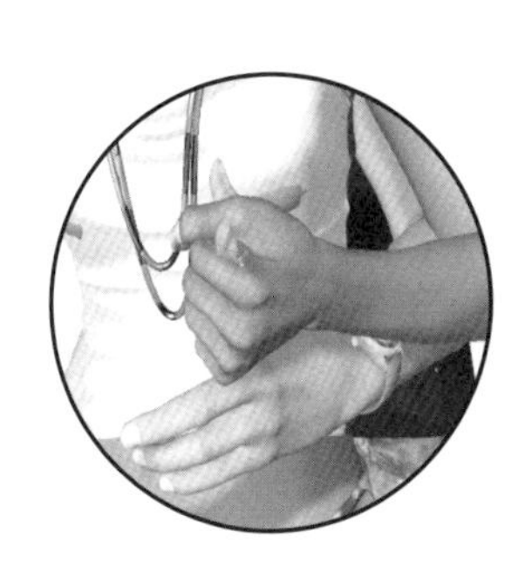

▲ 在危急關頭，我迅速做出反應，身體左轉，同時屈肘抬起右臂，用右手使勁扳住對方右手腕部，儘量將其拉開。

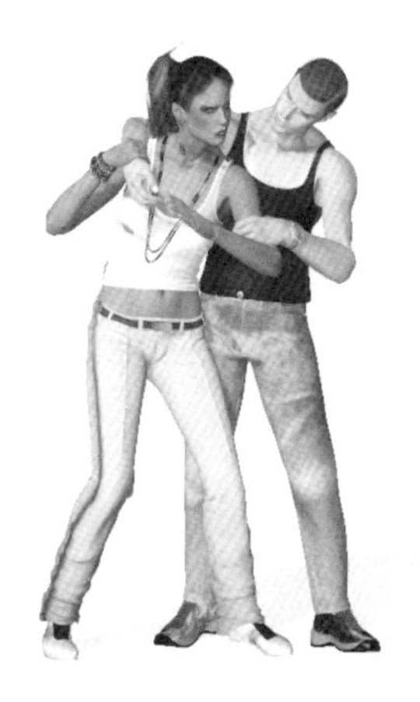

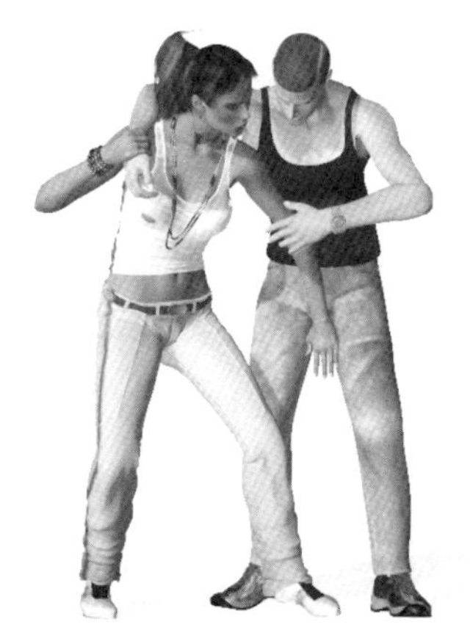

▲ 在對方右手被拉開的一剎那，身體重心向右移動，自上而下揮舞左臂，以左掌猛拍對方襠部。

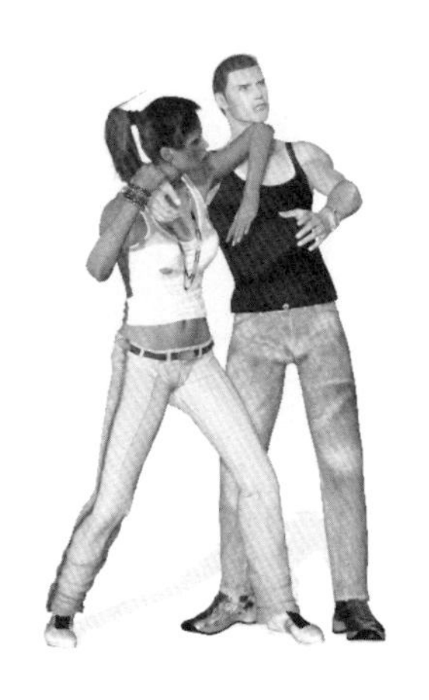

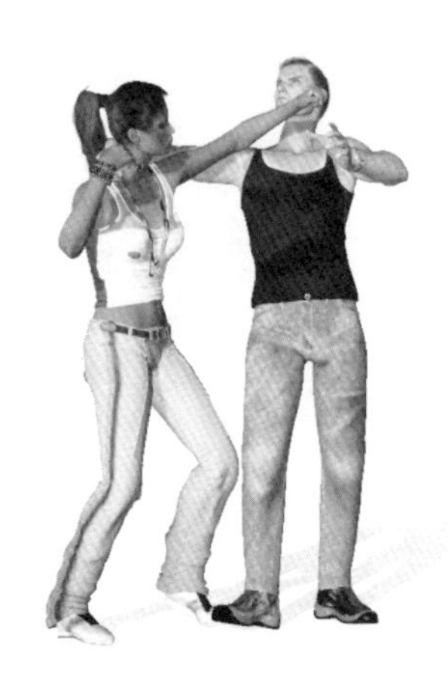

▲ 動作不停，身體驟然向左擰轉，帶動左臂屈肘自下而上挑打，以肘尖為力點襲擊對方下頜。或者直接掄動左臂，以左拳拳輪為力點捶擊對方面門。

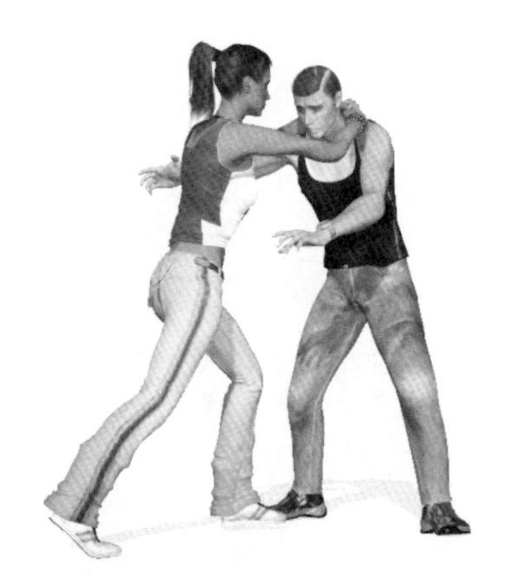

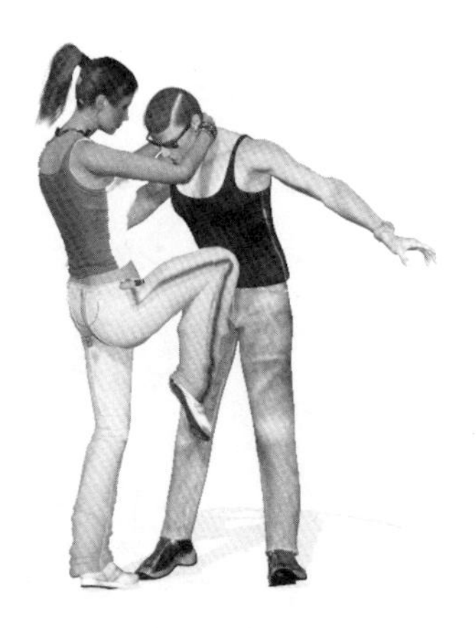

▲ 進一步，可以在成功擺脫對方控制的基礎上，用雙手攀攬住對方的脖頸，然後以右腿膝蓋連續衝頂對方襠腹部，予以重創。

4 遭遇抓扯衣領時的擺脫與反擊方法

抓扯衣領的行為一般都是在對方情緒比較激動的情況下發生的，對方可能在抓扯你衣領的同時對你進行推搡。

抓扯衣領這種舉動，與雙手正面卡掐脖頸有些類似，表面看起來衝突比較激烈，但實際上比較本書前面介紹的那些糾纏控制形式來說，其傷害程度並不高，對你的威脅程度沒有那麼強烈，擺脫和反抗起來也比較容易。我們可以借鑒擺脫卡掐脖頸的一些理念和手段，靈活變通地運用。

實用範例 1

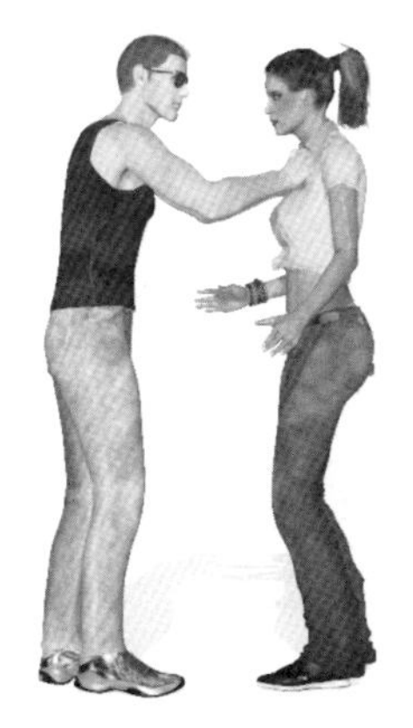

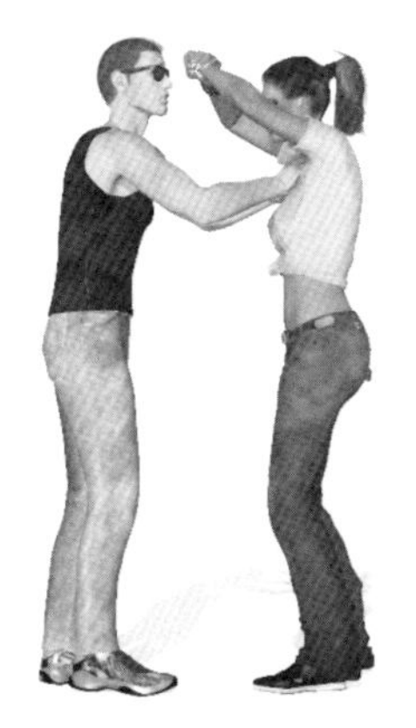

▲ 暴徒突然用雙手捋抓我的衣領，並用力推搡。我迅速雙臂屈肘向上抬起，雙手抬至對方雙臂上方與頭同高時，用右手抓住自己左手腕部。

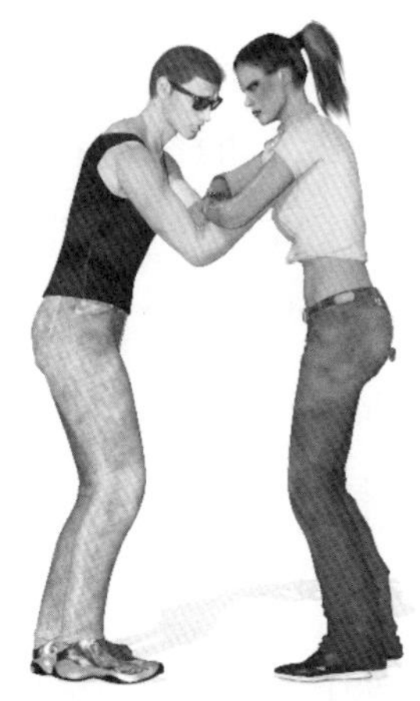

▲ 旋即，身體重心驟然下沉，雙臂隨之快速下落，以雙小臂為力點向下磕砸對方雙小臂位置，迫使其雙臂彎曲，令其猝不及防。

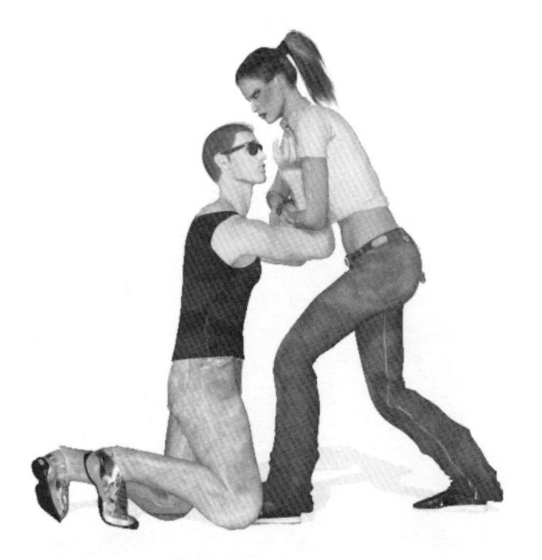

▲ 動作不停，在雙小臂向下砸壓的一剎那，右腳向後撤步，雙臂繼續用力向下、向懷中攬帶對方雙臂，瞬間動作可將對方拖倒而雙膝跪地。

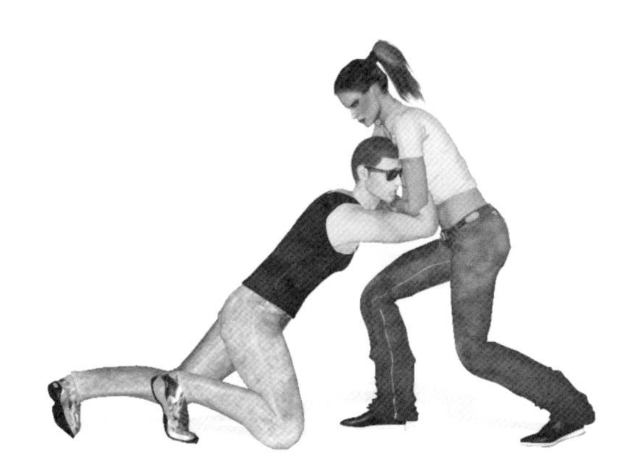

▲ 對方雙膝著地瞬間，我左腳快速向後移動，繼續拖拽對方雙臂，令其隨我的動作而重心失衡、向前撲摔。

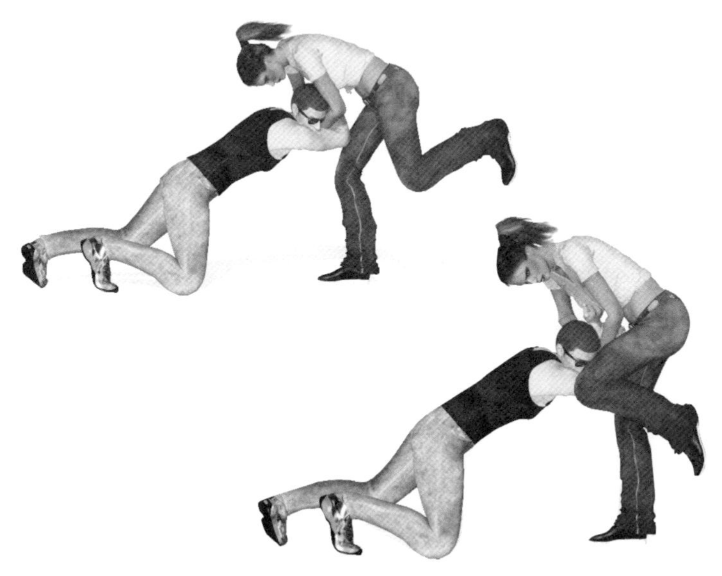

▲ 在對方身體前撲的一剎那，我迅速將左腿抬起，以膝蓋為力點迎面沖頂對方面門，予以強力攻擊。

實用範例 2

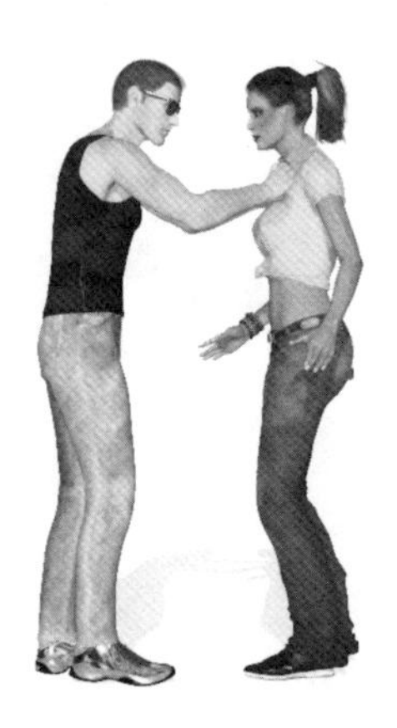

▲ 發生正面衝突時，暴徒用雙手捋抓我的衣領，對我實施挑釁。

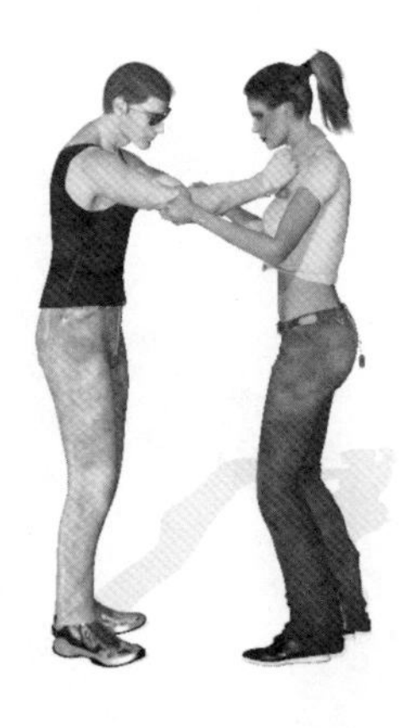

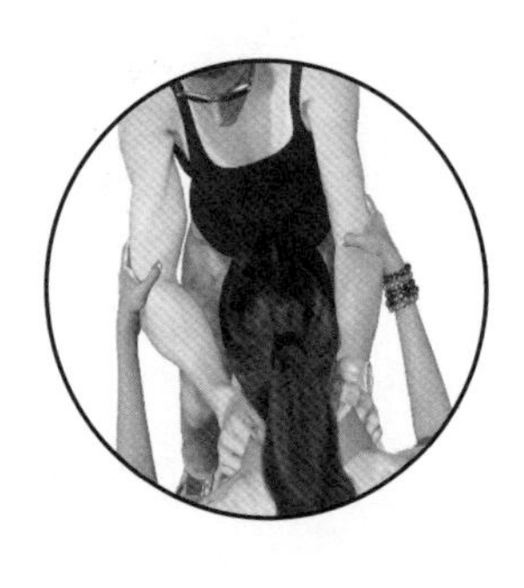

▲ 我迅速屈肘抬起雙臂，用雙手抓住對方雙臂肘關節，兩個大拇指按住其雙臂肘窩位置。

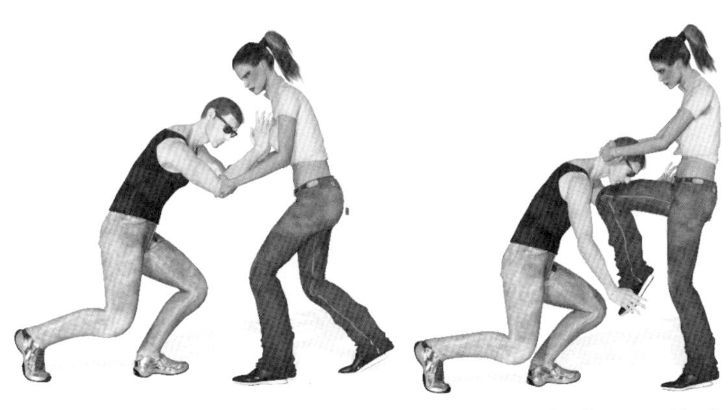

▲ 動作不停，右腳突然向後退步，雙手以大拇指為力點用力向下摳壓對方雙臂肘窩。

▲ 旋即，在對方因雙臂疼痛而被迫俯身的瞬間，我雙手迅速捕獲其頭顱，並向下按壓，同時右腳蹬地，右腿提起，屈膝向前衝出，以膝蓋為力點攻擊對方面門。

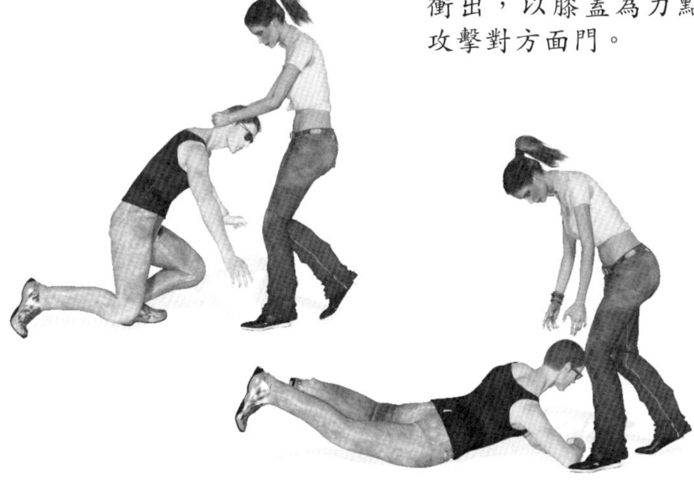

▲ 進一步，可以雙腳快速向後移動，雙手拖拽對方頭顱，將其拖倒在地。

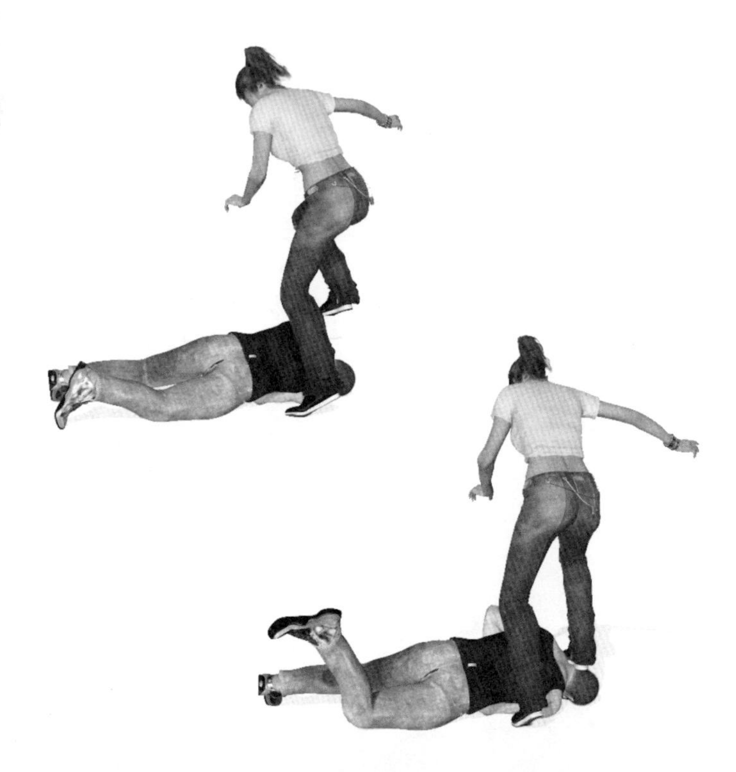

▲ 對方倒地後，我迅速抬起右腳狠狠踩踏對方頭頸。

第 4 章

防禦性騷擾與強暴犯罪

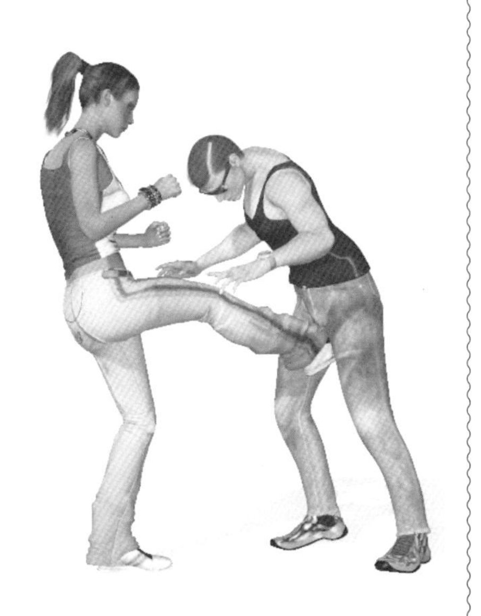

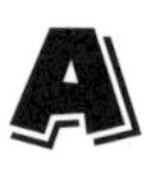

遭遇抱腰強吻時的擺脫與反擊方法

性騷擾問題已成為當今社會令女性朋友感到焦頭爛額的問題。

性騷擾的危害是極其嚴重的，也是多方面、多層次的。

性騷擾不同於強姦和暴力傷害，表面上看傷害程度不是很強，騷擾者多以性為目的，用手腳及身體的觸碰、摩擦來達到自己的性滿足，但是，這種行為對女性內心造成的傷害卻是無比巨大的。

據統計在受到騷擾的女性中，96%的女性會遭受情緒上的痛苦，典型的反應有恐懼、焦慮、壓抑、羞辱、噁心。其中遭遇強行親吻，更是令人感到憤怒和噁心的事情。

根據台灣衛福部統計，性騷擾樣態，其排序是：

①趁機親吻、擁抱或觸摸胸、臀或其他身體隱私部位。

②羞辱、貶抑、敵意或騷擾的言詞或態度。

③展示或傳閱色情圖片（檔）或騷擾文字。

④毛手毛腳、掀裙子。

⑤跟蹤、尾隨、不受歡迎追求。

👌 實用範例 1

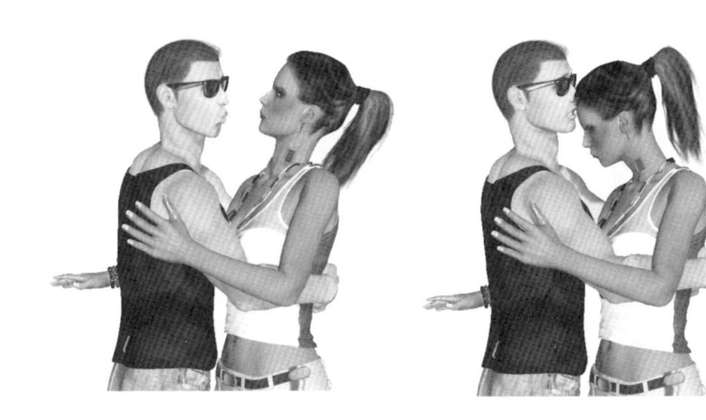

▲ 騷擾者突然攔腰將我保住，並將臉湊過來，意欲對我強吻。我可以猝然向前俯身低頭，以前額狠狠衝撞對方面頰，迎頭痛擊，可瞬間令其鼻口躥血。

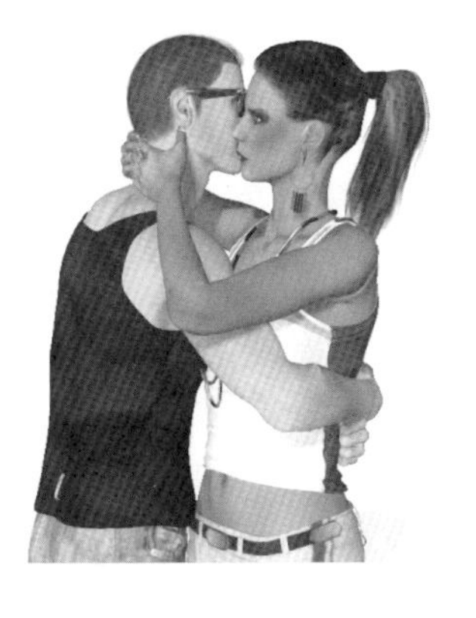

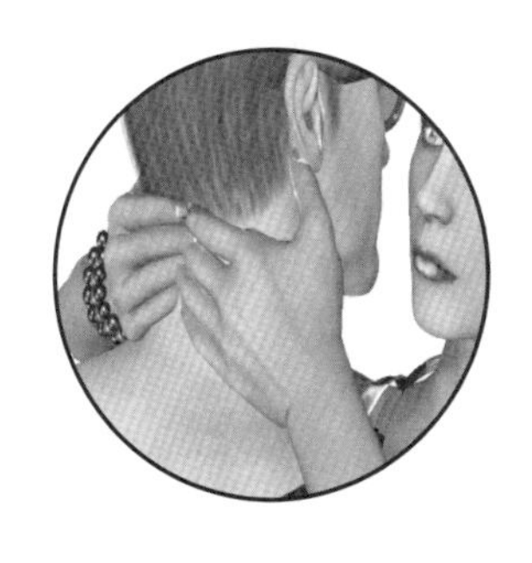

▲ 也可以在對方嘴巴接近時，抬起雙臂，屈肘用雙手合抱對方脖頸，分別以雙手四指扣住其後脖頸，以兩個大拇指抵按住其耳後下頜根部與臉頰銜接的凹陷處。

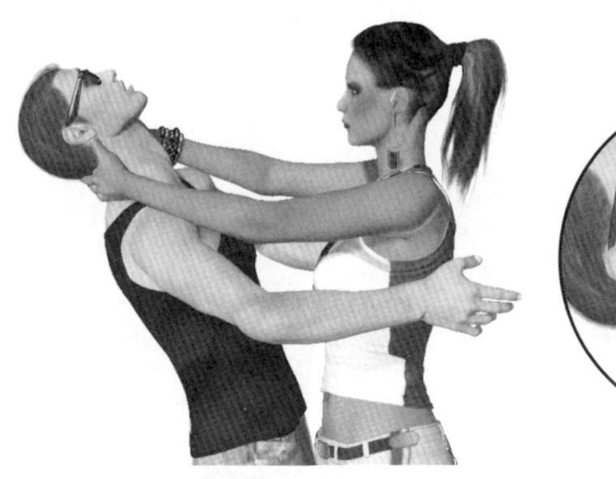

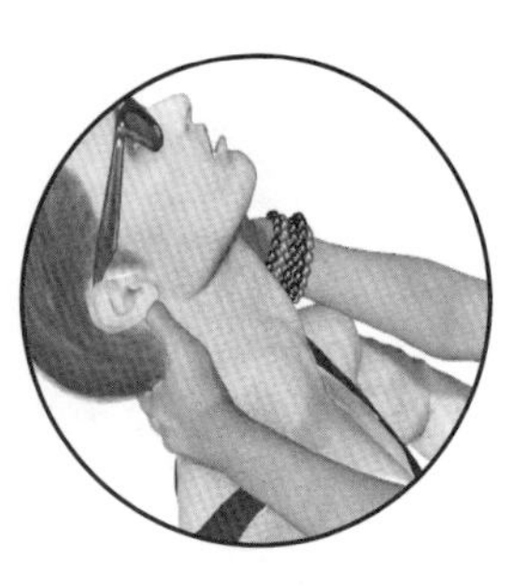

▲ 旋即，雙小臂同時向前翻轉，雙手以大拇指為力點用力旋擰對方耳根後方，令其產生劇痛而放棄對我的騷擾。

實用範例 2

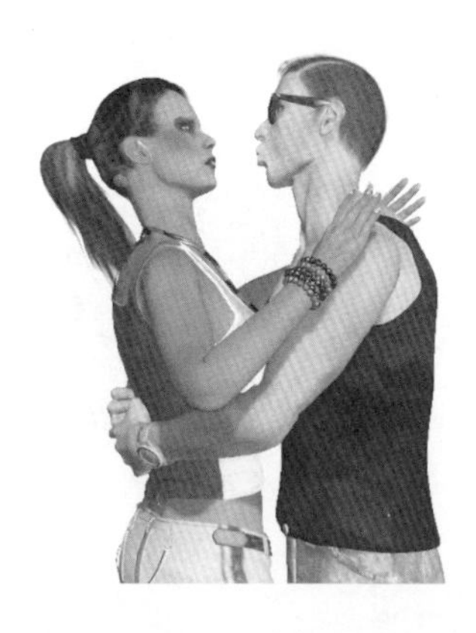

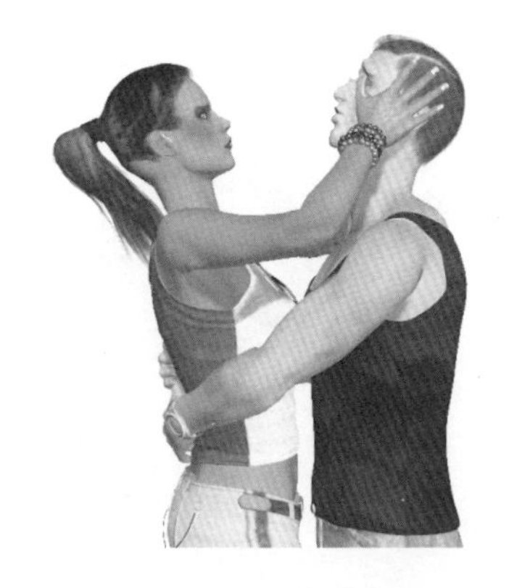

▲ 當騷擾者突然攔腰將我抱住，並將臉湊過來意欲對我強吻時，我迅速抬起雙臂，用雙手手掌夾住對方臉頰，兩個大拇指摳住其雙眼部位。

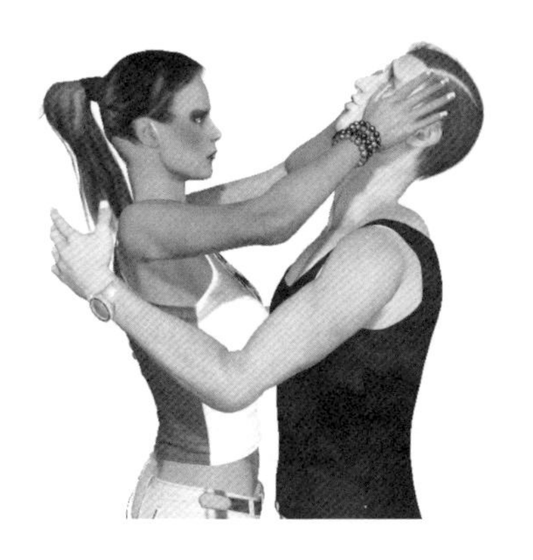

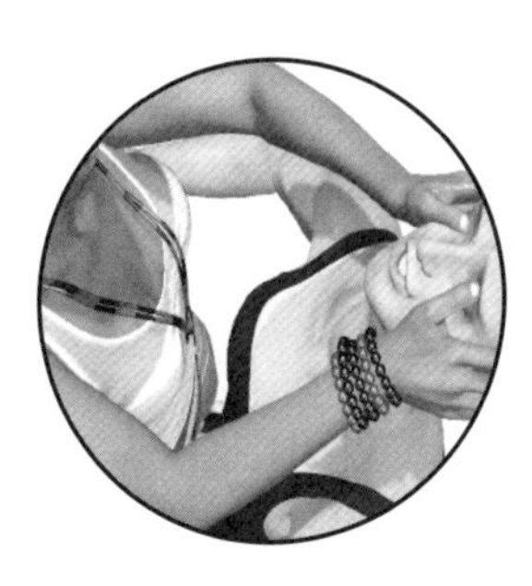

▲ 旋即，雙臂一併用力向前伸展，雙掌夾緊對方臉頰向前下方旋擰，雙手大拇指使勁向前下方摳按其雙眼，令其因眼睛劇痛而放棄對我的侵犯。

B 遭遇正面襲胸時的擺脫與反擊方法

性騷擾者一般都「自我感覺良好」，認為受害者為了維護名聲不會叫喊和反抗，甚至認為女性不拒絕騷擾，就喜歡這一套，一兩次得手後就更加肆無忌憚。

受害者的退卻和沉默助長了他們的色膽，使之愈發有恃無恐。對於這些無恥的性騷擾者，女性應該奮起反抗，用行動來捍衛自己的尊嚴。

同時，女性也要自重自愛，注意自身的言談舉止、衣著打扮，減少可能誘發性騷擾的不良因素，避免成為色狼侵犯的目標。

實用範例 1

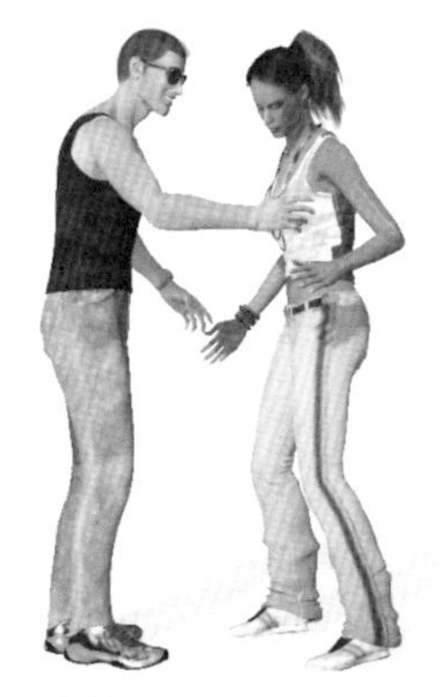

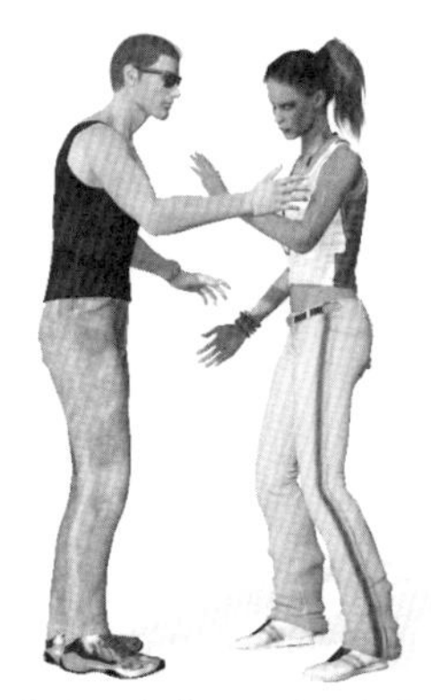

▲ 騷擾者伸出右手欲抓摸我的左側胸部。我迅速將身體向左轉動，同時屈肘抬起左臂，以左手掌刃為力點自內向外撥擋對方右腕內側，以化解危機。

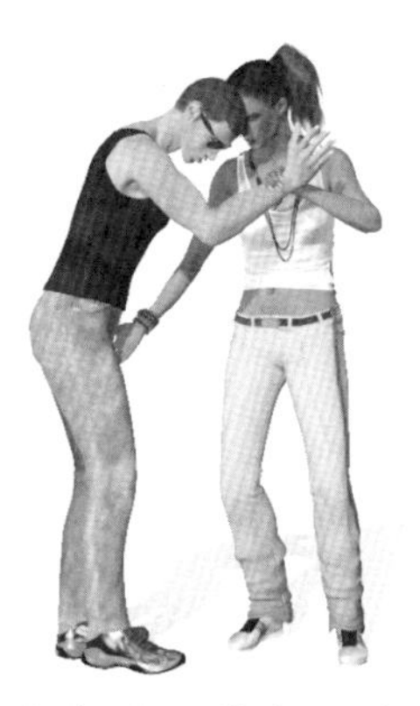

▲ 隨著身體的轉動，左手順勢翻腕刁抓住對方右手腕。同時，利用身體轉動的動勢，帶動右臂向右前方揮擺，以右手撩擊對方襠部。

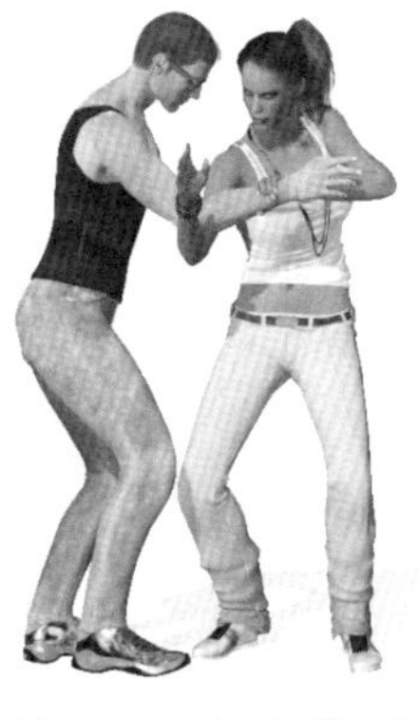

▲ 隨即，我右臂屈肘，由對方右臂下方向上抬起，以肘窩部位夾住對方右臂肘關節外側。

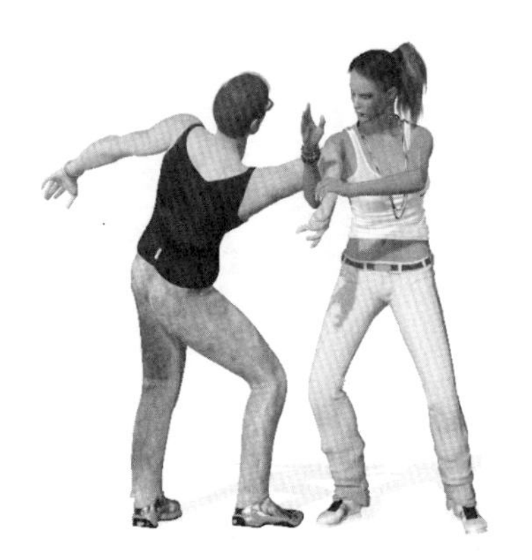

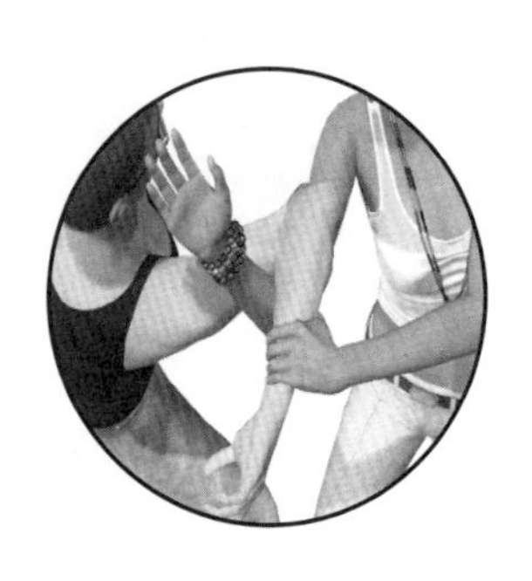

▲ 動作不停，右臂屈肘用力向上提拉對方肘關節部位，左手攥緊對方右手腕使勁向前下方翻擰扣壓，雙臂同時動作，針對其右臂肩、肘關節形成壓力，令其身體被迫左轉、上體後仰。

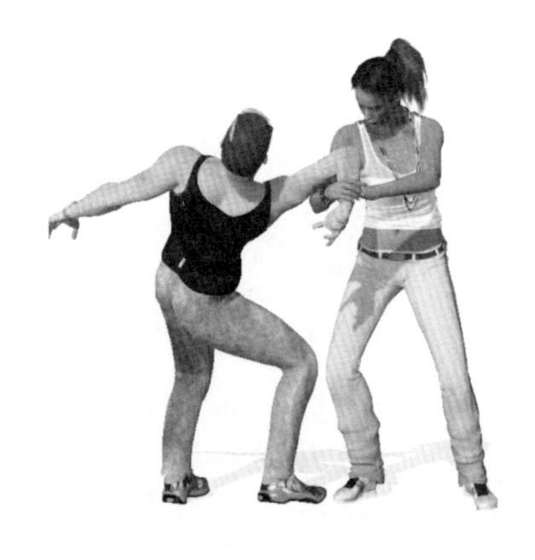

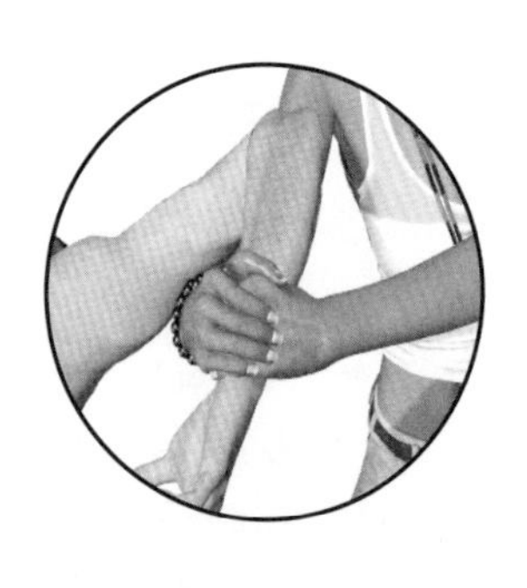

▲ 緊接著，右小臂內旋，用右手扣按住自己左手手背，對其右臂形成臂鎖控制。

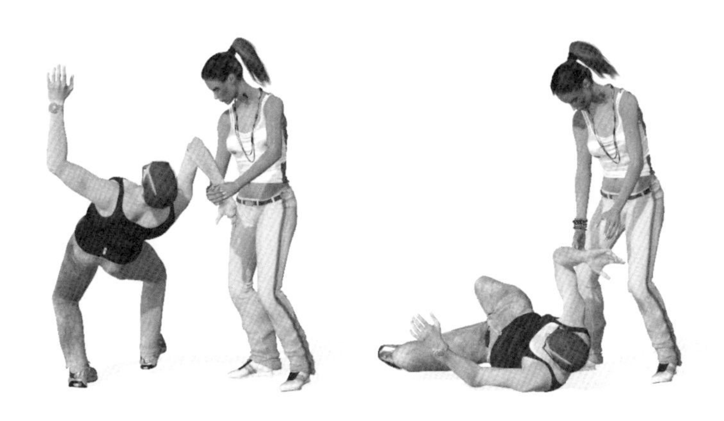

▲ 旋即，上體略右轉、前俯，雙手同時向下扣壓，可導致對方因疼痛難忍而被動向後摔倒。

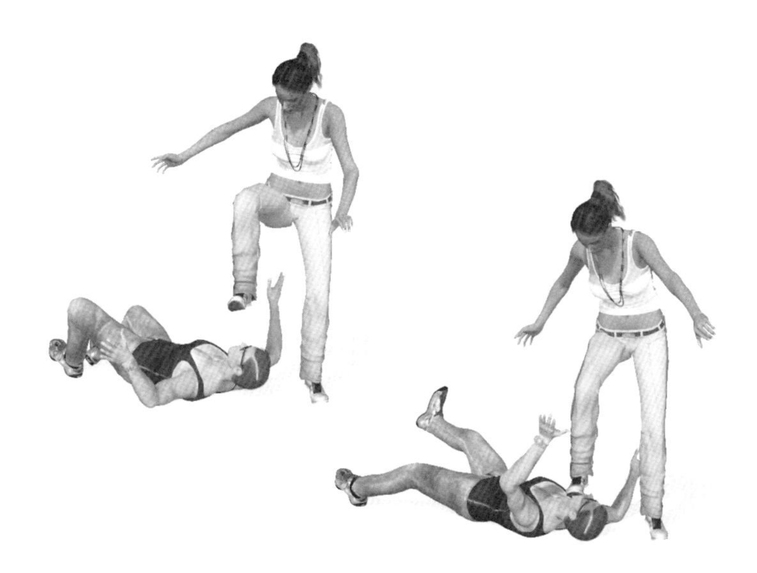

▲ 騷擾者倒地後，我可以立即抬起右腳，狠狠踩踏其頭頸，予以進一步的重創。

實用範例 2

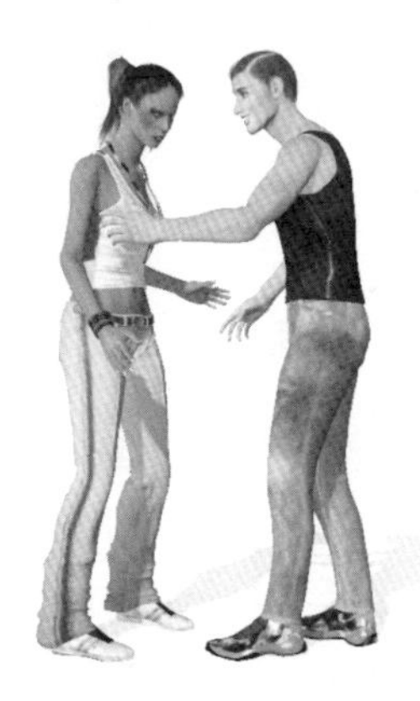

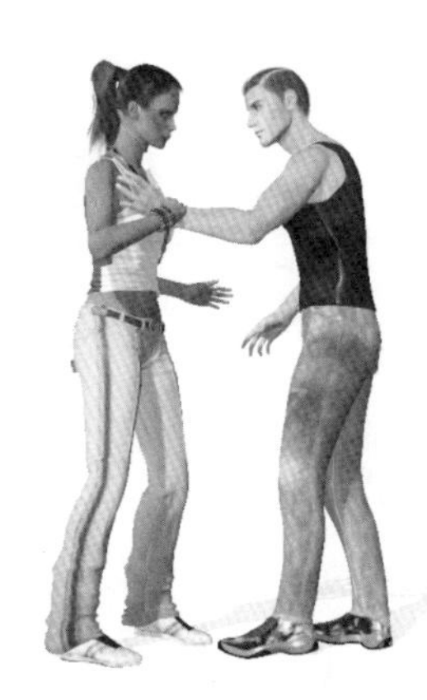

▲ 騷擾者伸出左手欲抓摸我的左側胸部，我迅速屈肘用右手扣抓住對方左手腕。

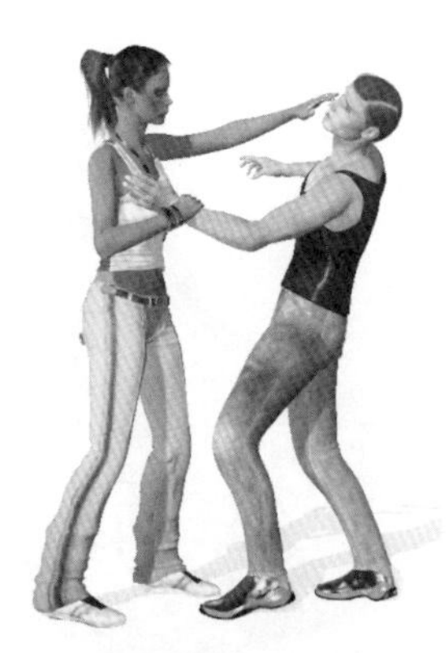

▲ 旋即，揮舞左臂，左手前衝，以指尖為力點猛戳對方雙眼。

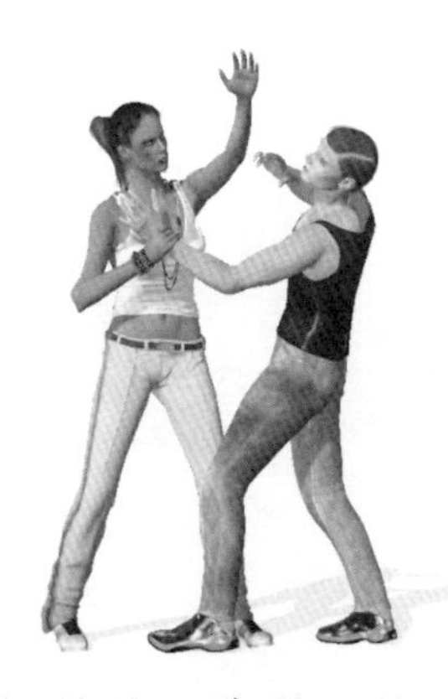

▲ 然後，身體右轉，左臂向右側揮舞。

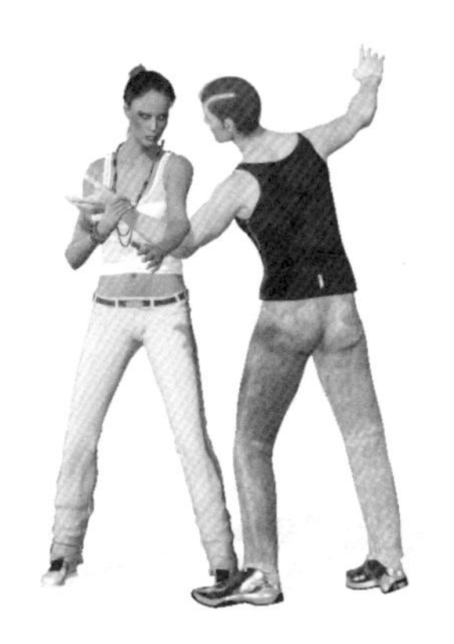

▲ 身體繼續右轉，左臂向右側揮擺，置於對方左臂肘上方。

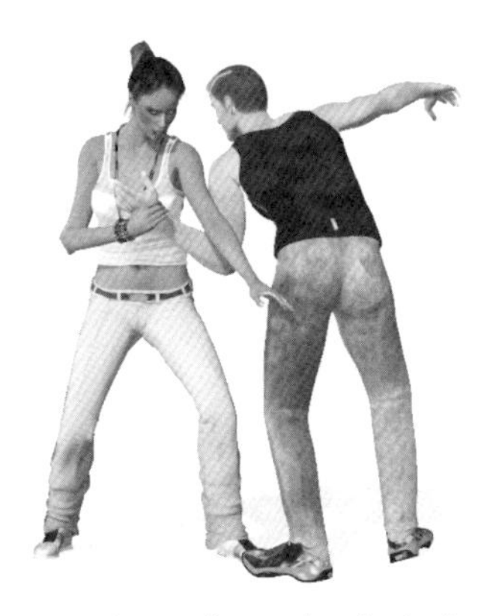

▲ 動作不停，身體再向左轉，帶動左臂向左下方揮擺，別住其左臂肘窩位置。

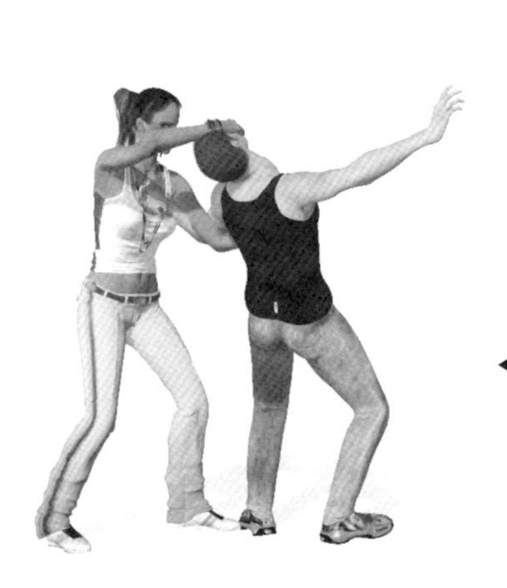

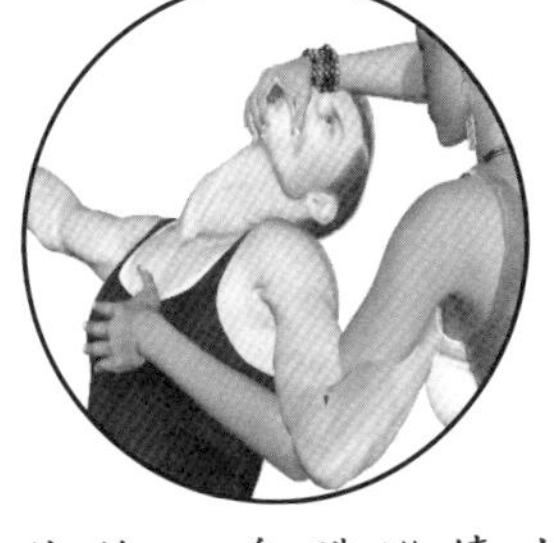

◀ 然後，身體繼續左轉，左臂屈肘，左手扣住對方胸部，用整條左臂纏住對方左臂肘，迫使其向後仰身。同時右手放開對方左手手腕，順勢扳拉住其下頜部位。

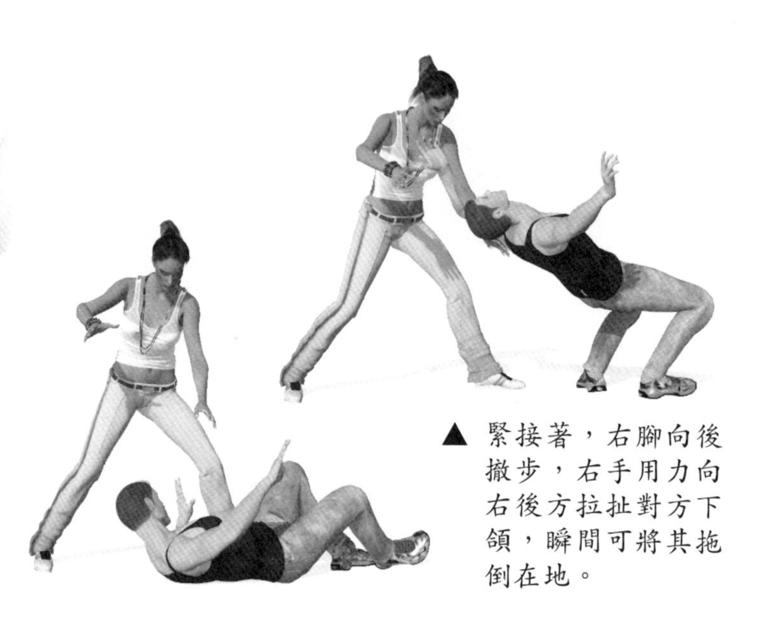

▲ 緊接著，右腳向後撤步，右手用力向右後方拉扯對方下頷，瞬間可將其拖倒在地。

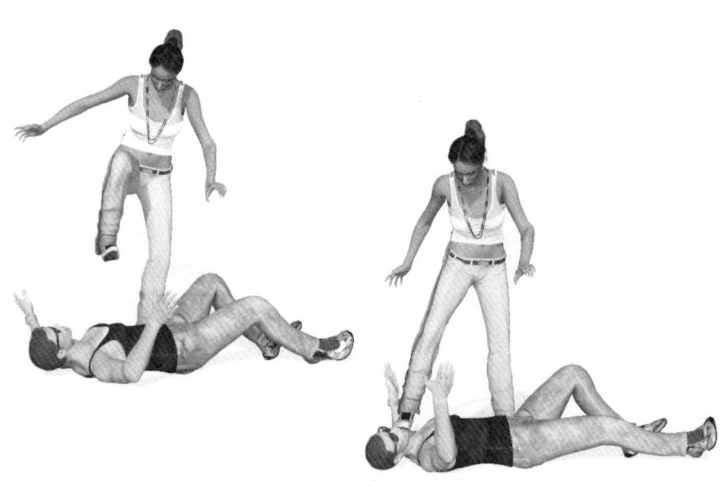

▲ 騷擾者倒地後，我可以立即抬起右腳，狠狠踩踏其頭頸，予以進一步的重創。

實用範例 3

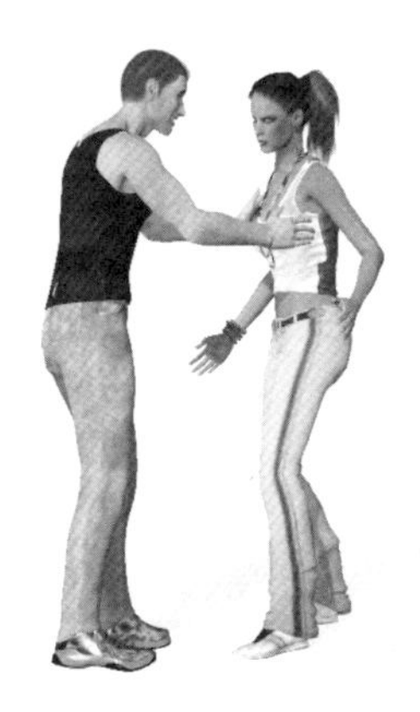

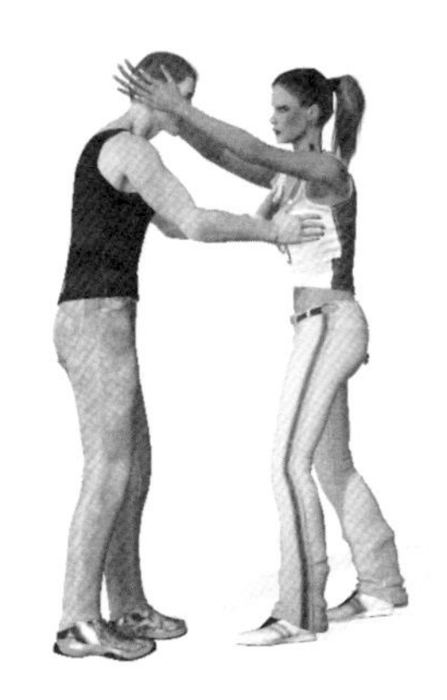

▲ 騷擾者用雙手欲撲抓我的胸部，對我實施騷擾。我可以張開雙手，揮動雙臂，以掌心為力點自外向內摜擊對方雙耳。

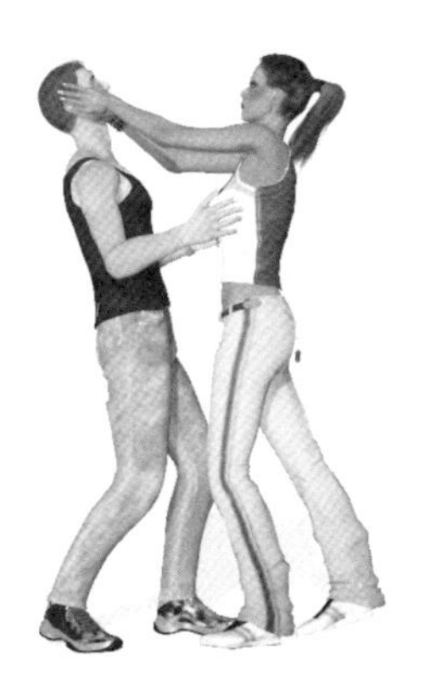

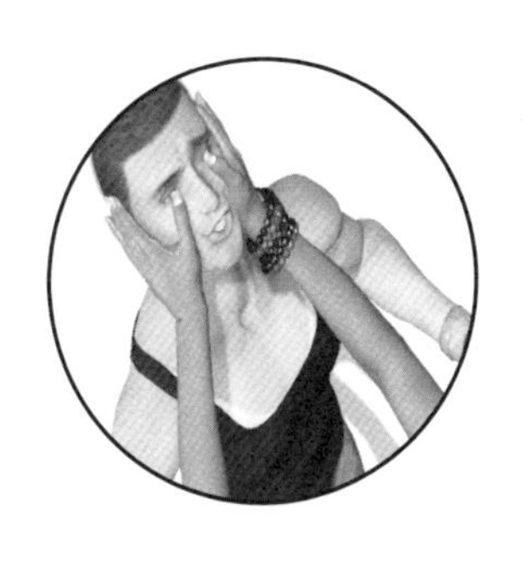

▲ 旋即，在雙手夾住對方面頰的基礎上，兩個大拇指按壓住其雙眼部位，使勁向前下方摳按。

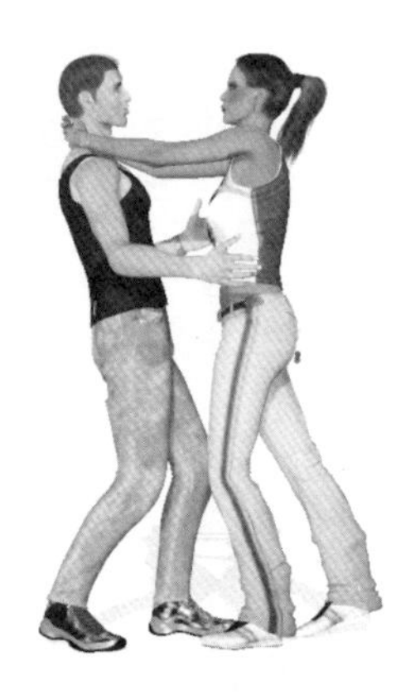
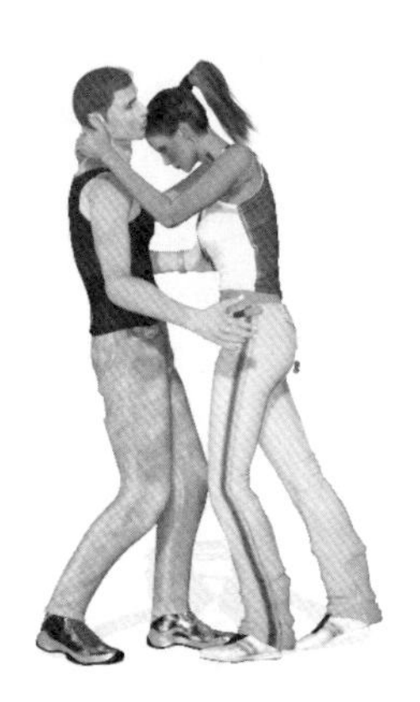

▲ 動作不停，雙手攀扣住對方脖頸，身體重心猛然向前過渡，以前額為力點狠狠衝撞對方面門。

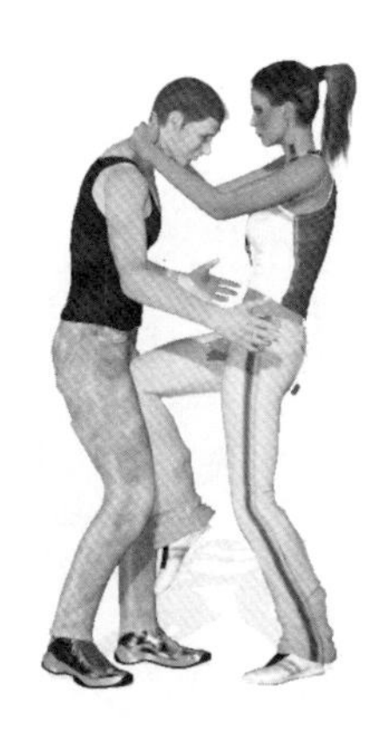
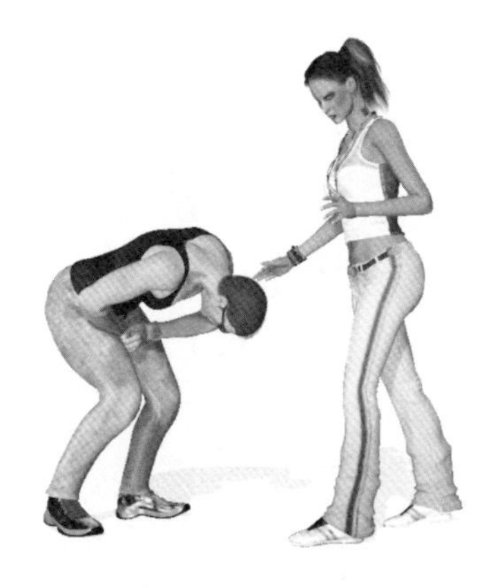

▲ 進一步，還可以在雙手控制住對方脖頸的前提下，抬起右腿，以膝蓋為力點衝頂對方襠部。

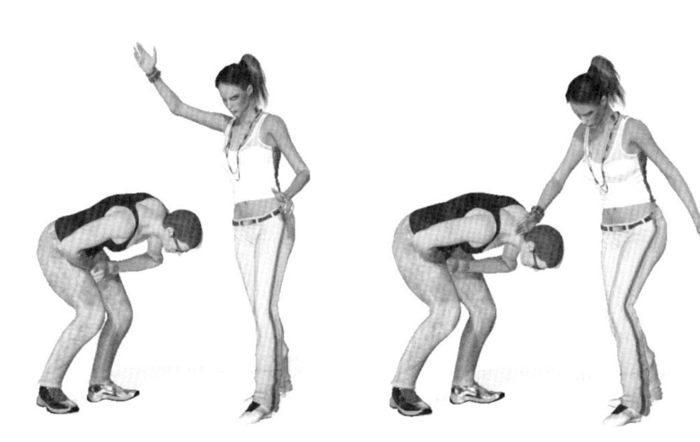

▲ 在對方襠部遭襲，因疼痛而俯身彎腰時，我可以順勢以右掌劈砍其後脖頸，予以致命一擊。

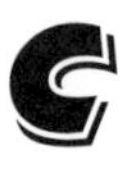

遭遇背後襲胸時的擺脫與反擊方法

作為女性，無論是遭遇正面襲胸，還是背後襲胸，對騷擾者都要大聲說「不」，面對他伸過來的「鹹豬手」，應該當機立斷，以牙還牙，用肢體反擊絕對是捍衛和保護自己避免被侵犯的有效手段。你的強烈反應，會引起周邊人群的注意，令色狼不敢得寸進尺。

有資料表明，女性在遭遇性騷擾時，真正因為反抗而導致的進一步報復的比例非常小。相反，那些保持退縮與沉默的女士反而因絲毫不反抗而使自己陷入更加危險的境地。

實用範例 1

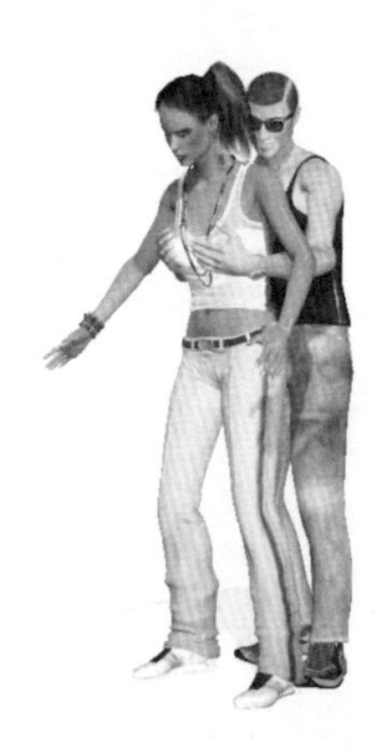

◀ 陌生人由我身後靠近，突然用雙手抓抱住我的胸部，對我進行惡意騷擾。

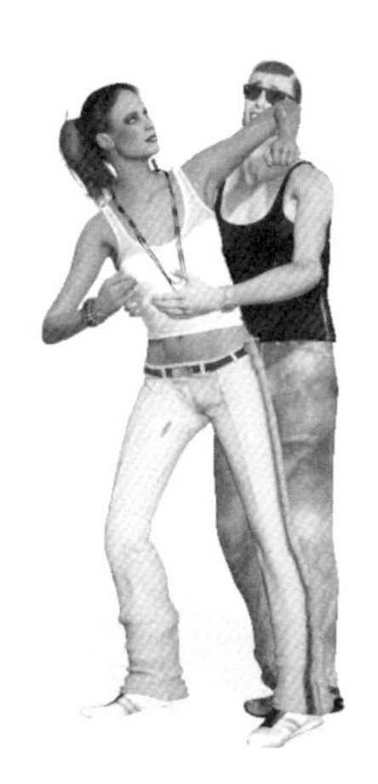

▲ 我迅速向左轉動身軀，左臂屈肘，以肘尖為力點掃擊對方頭部左側。

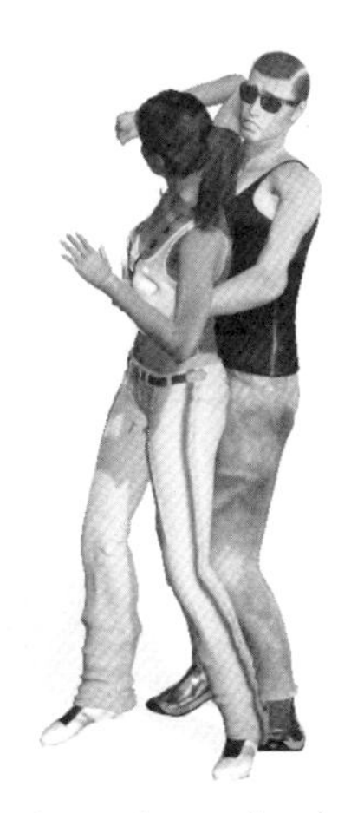

▲ 動作不停，身體再向右側轉動，以右肘掃襲對方頭部左側。

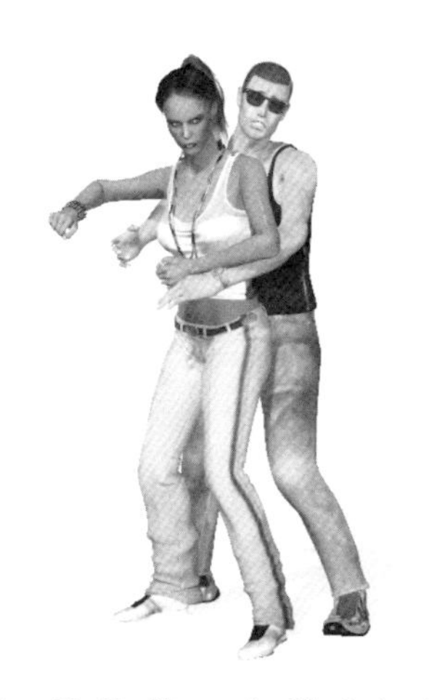

▲ 緊接著，在對方忙於躲避我的肘擊時，我左手順勢攥住對方左手食指。

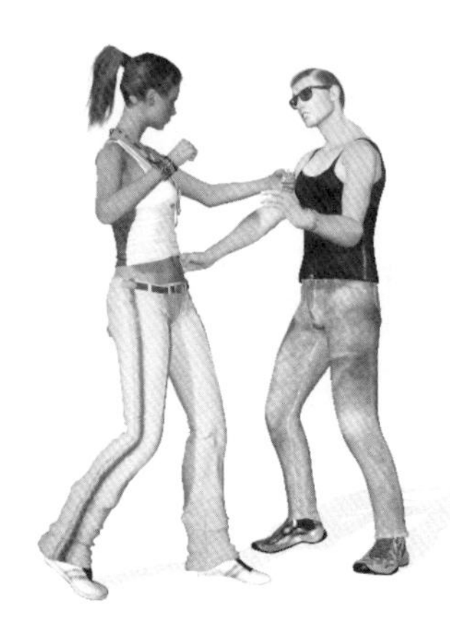

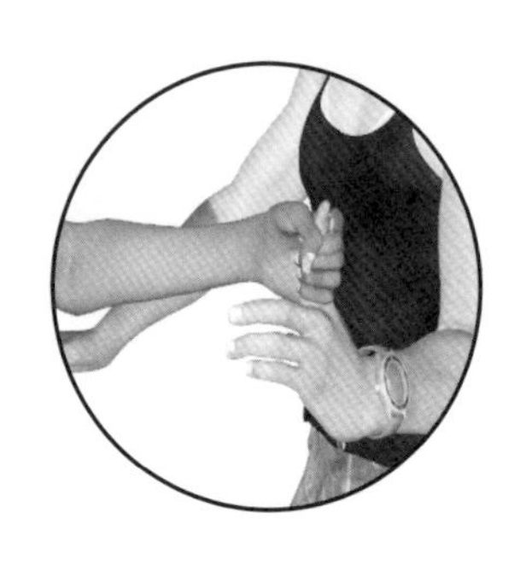

▲ 旋即，我身體猛然左轉，左手攥緊對方左手食指順勢猛撅，可令其產生劇痛。

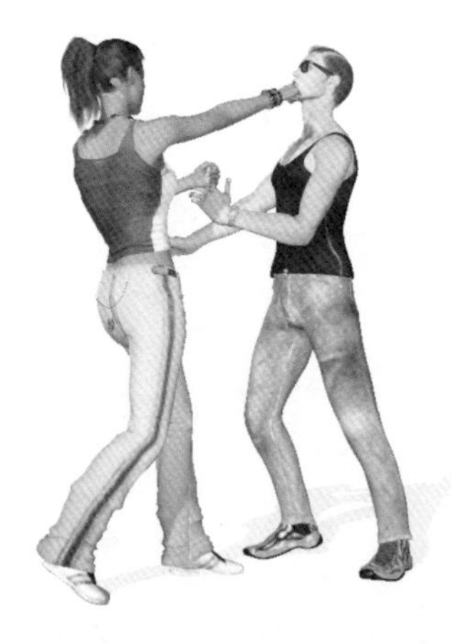

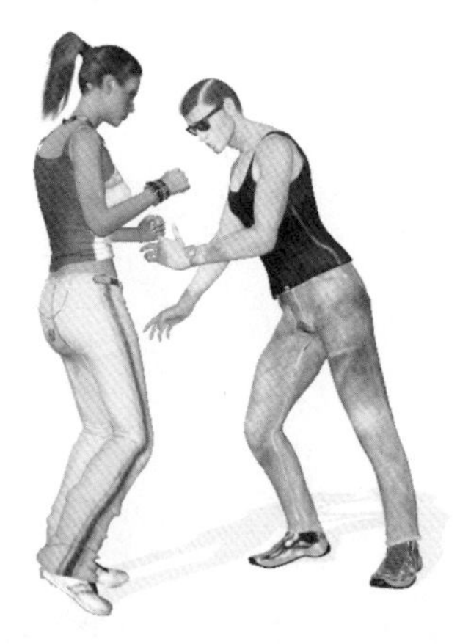

▲ 動作不停，快速揮舞右拳連續擊打對方面部，予以重創。

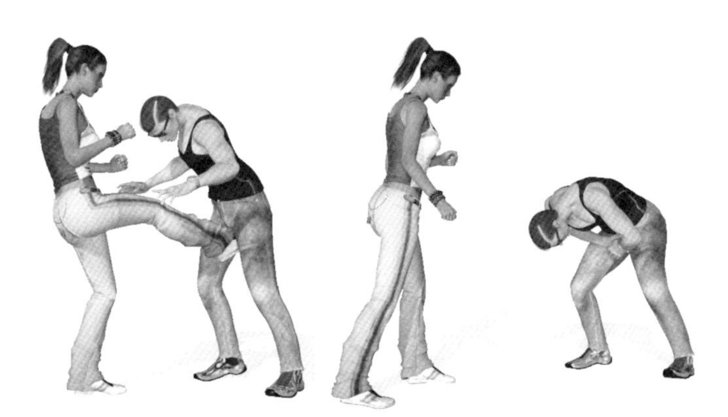

▲ 進一步，還可以飛起右腳連續狠狠踢擊騷擾者襠部要害。

實用範例 2

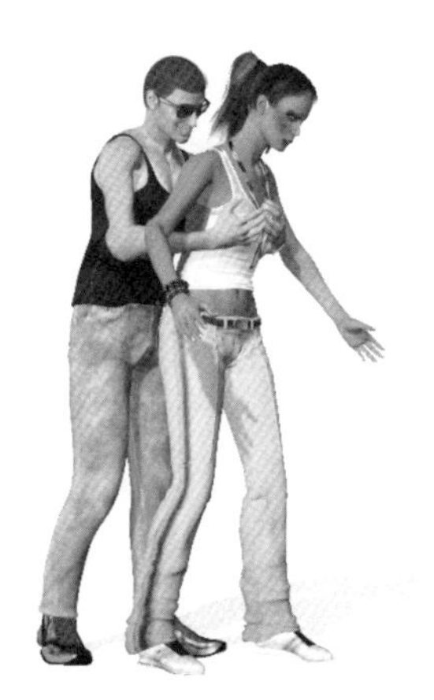

◀ 陌生人由我身後靠近，突然用雙手抓抱住我的胸部，對我進行惡意騷擾。

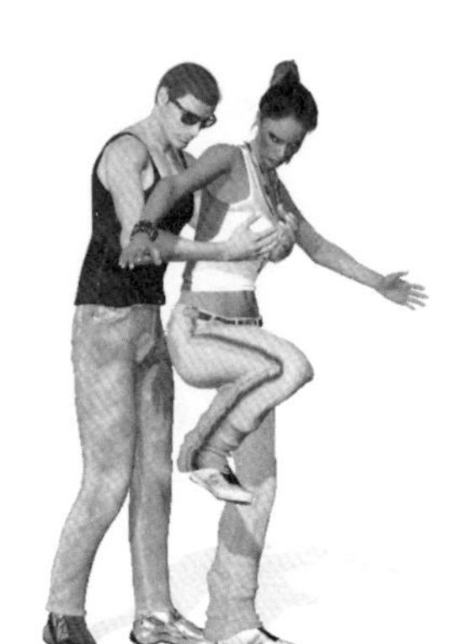
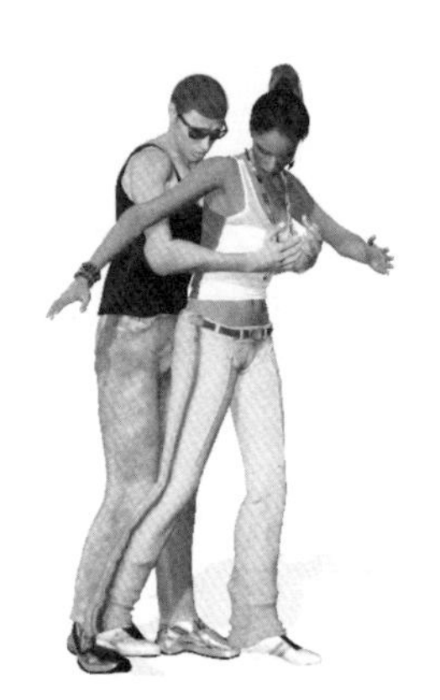

▲ 我略向前俯身，右腿屈膝向上提起，右腳腳尖上勾。然後驟然垂直下落，以腳後跟為力點狠狠踩跺對方右腳腳背。

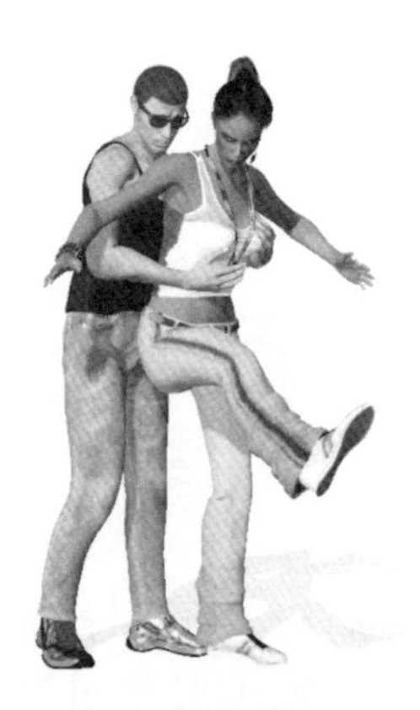
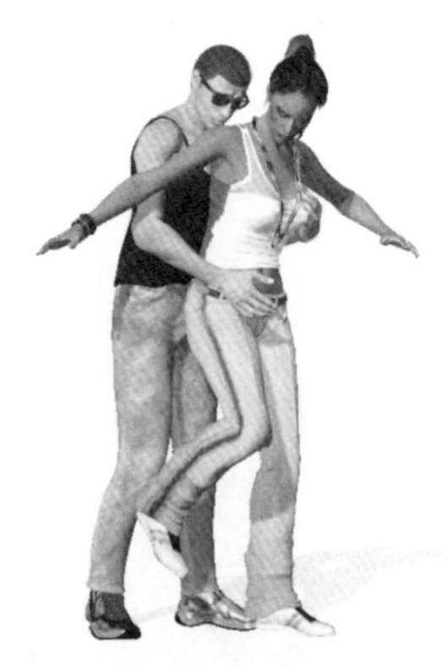

▲ 緊接著，身體略後仰，右腿再次抬起，並向前擺盪，腳尖勾起，擺盪至一定高度時，突然停止，然後猛然屈膝向回擺盪，以腳後跟為力點磕砸對方右腿脛骨部位。

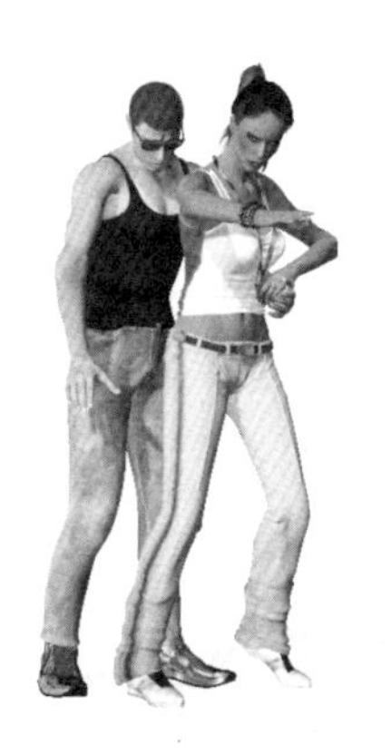
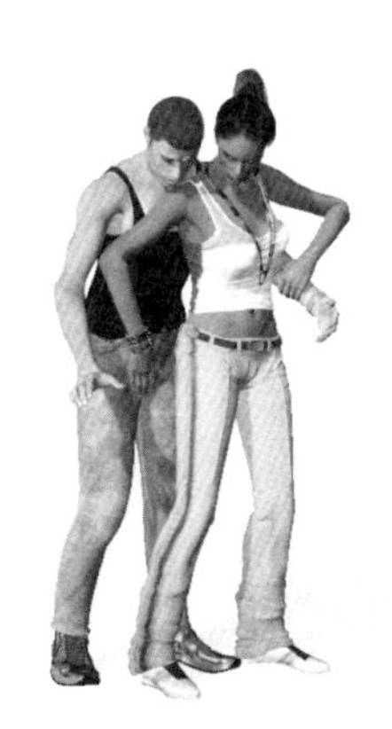

▲ 右腳結束攻擊動作後，自然落地，雙腳站穩。繼而，身體重心向左移動，左腳向左側移動半步，使自己的腰胯由對方腰腹前方挪至其腰髖左側，令其襠腹部露出空檔，然後以右手手掌拍擊其襠部。

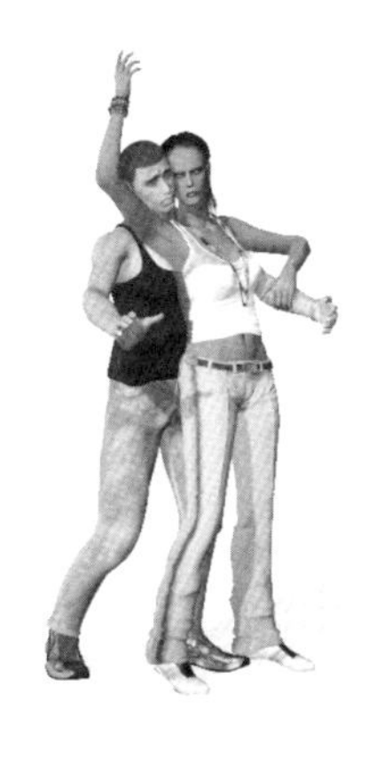
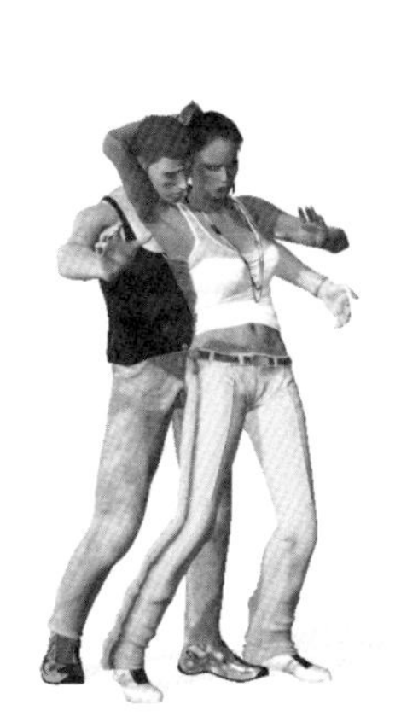
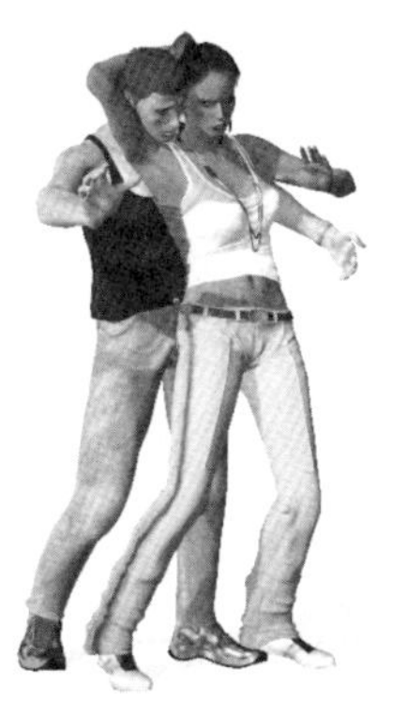

▲ 對方襠部遭襲，會本能地向後縮臀，而導致上體前俯。我迅速上體後仰，順勢將右臂向上、向後揚起，屈肘勾摟住對方的後脖頸。然後上體前俯，右臂用力勾緊，令對方的下頜恰好擔卡在我的右側肩頭之上，我頭部右側抵緊對方頭部左側，將其整個頭頸固定住。

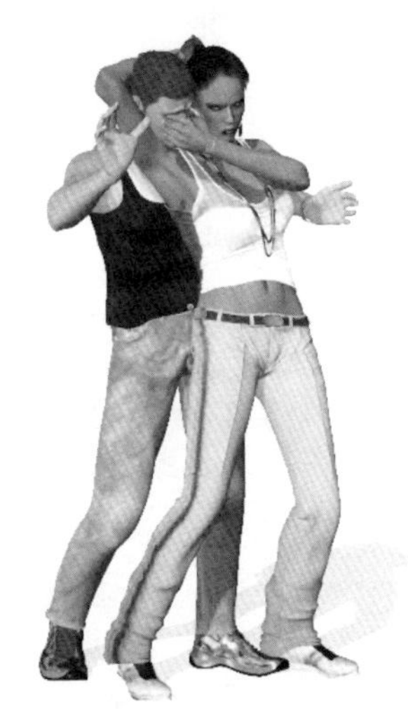

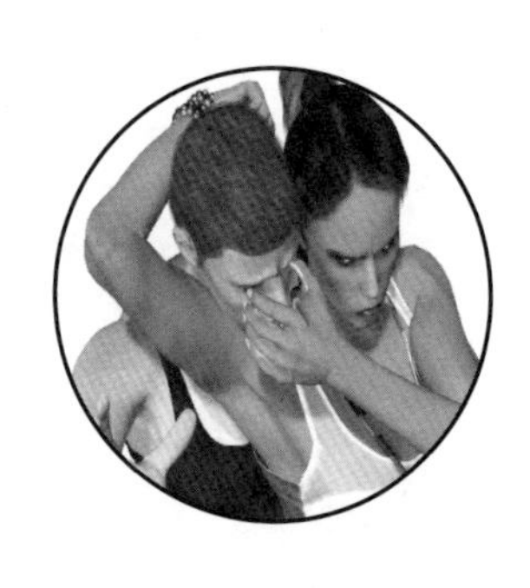

▲ 動作不停，左臂迅速屈肘抬起，用左手向後摳戳對方雙眼，可令其徹底屈服。

D 遭遇側面摟肩騷擾時的擺脫與反擊方法

女性對付性騷擾者是維護自身權益和人格尊嚴的特殊戰鬥，這不僅需要勇氣，而且需要智慧。

因此，當性騷擾不幸降臨到自己頭上的時候，應該從現實情況出發，調動自己的全部智慧，審時度勢，判斷情況，思索對策，因人、因地、因時地採取不同措施或方法加以恰當處置，戰勝色狼，使自己免受傷害。

如果你感覺側面摟肩的行為超越了可以接受的親密界線，就要堅決地表明自己的態度，平靜、清楚地警告對方，並迅速抽身躲開。

實用範例 1

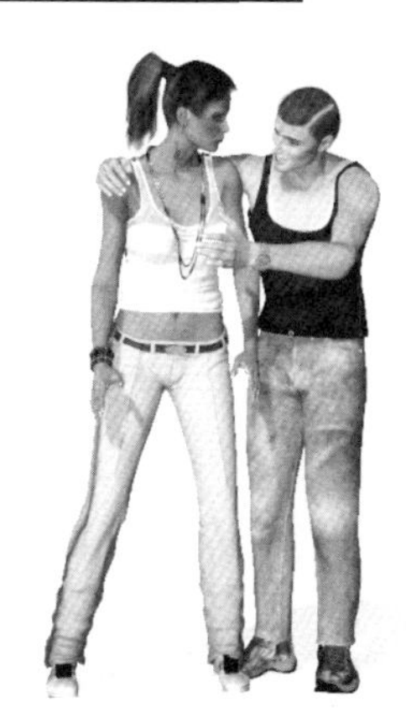

▲ 騷擾者由我身體左側靠近，用右手摟住我的右側肩膀，同時伸出左手欲掐捏我的左側胸部。

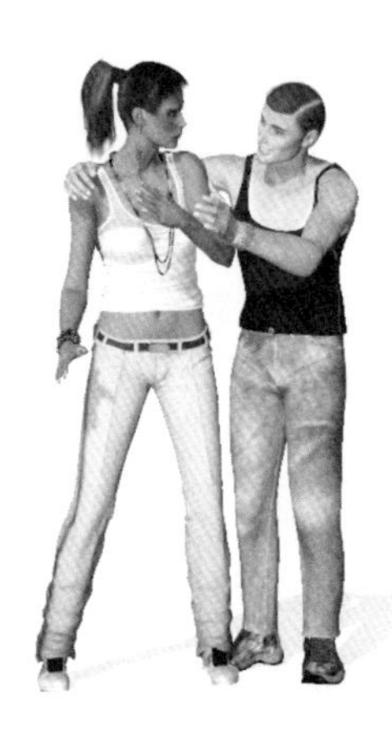

▲ 我迅速抬起左臂，抵擋開對方左手的騷擾。

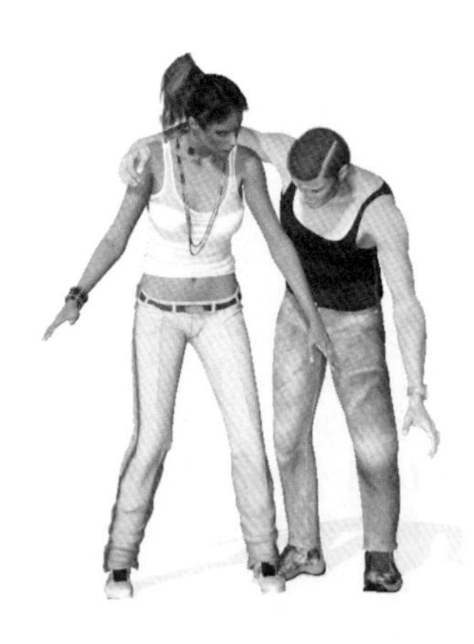

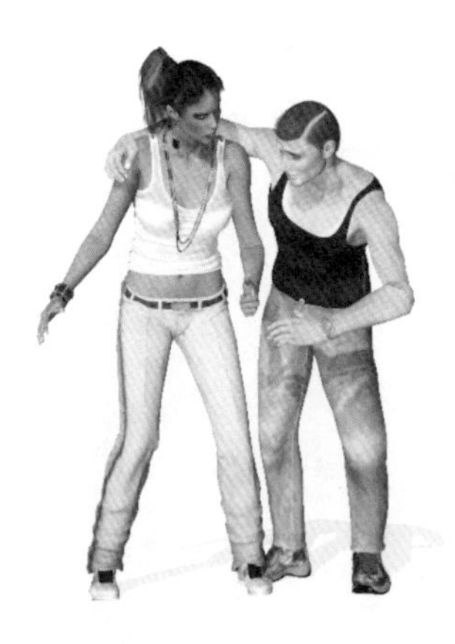

▲ 緊接著，左臂快速向左下方擺動，以掌刃為力點，襲擊對方襠部，令其產生劇痛而被迫俯身。

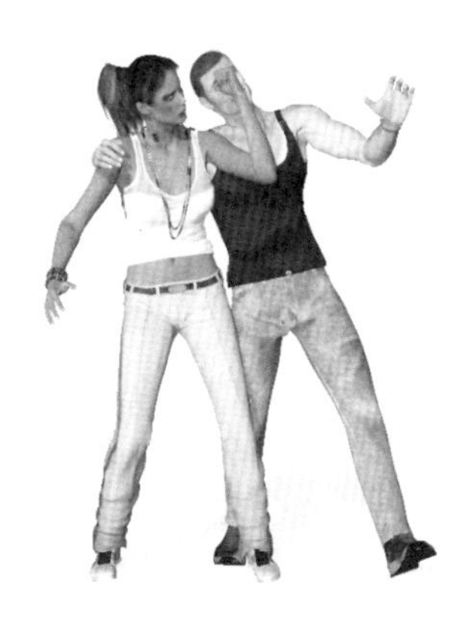
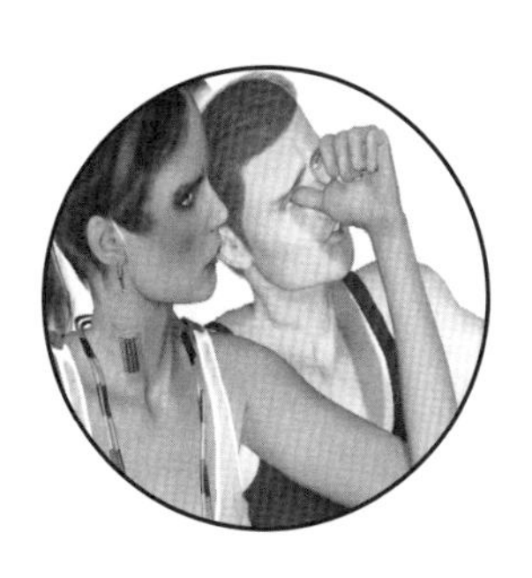

▲ 繼而，左臂再快速屈肘向上揚起，以左手大拇指狠狠戳擊對方眼睛。

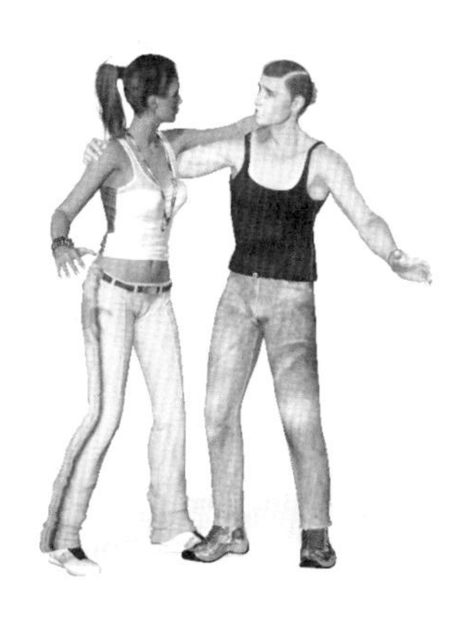
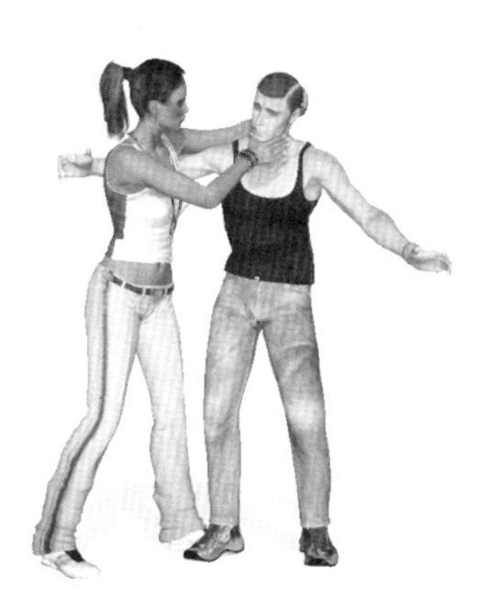

▲ 動作不停，身體猛然左轉，左手順勢伸至對方腦後，牢牢抓住其頭髮，右手則乘機卡掐住對方咽喉。

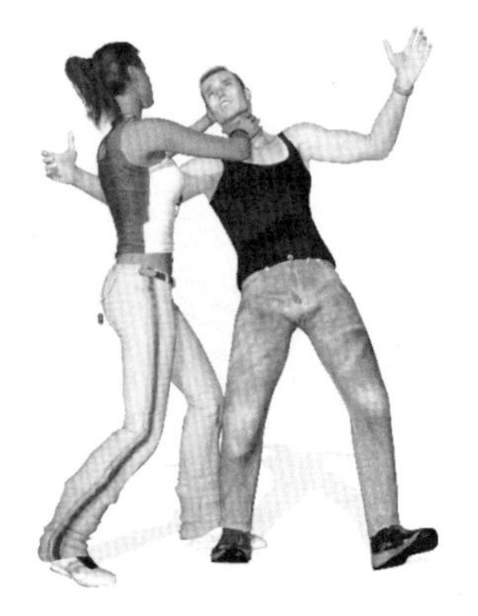
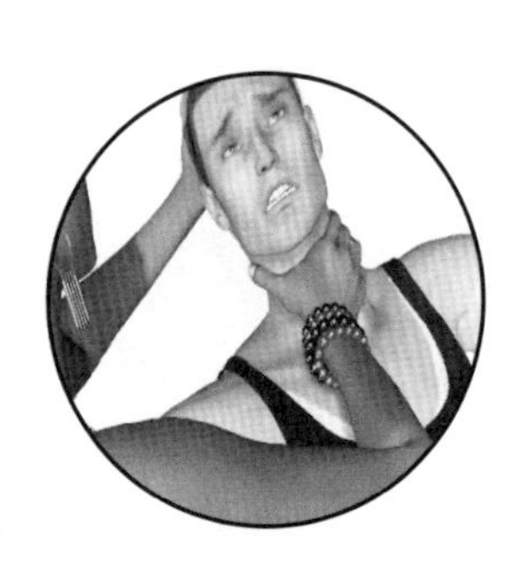

▲ 身體左轉不停，左手用力向左下方拉扯對方頭髮，右手配合使勁向前下方推抵，雙手協同發力，瞬間可將對方摺倒在地。

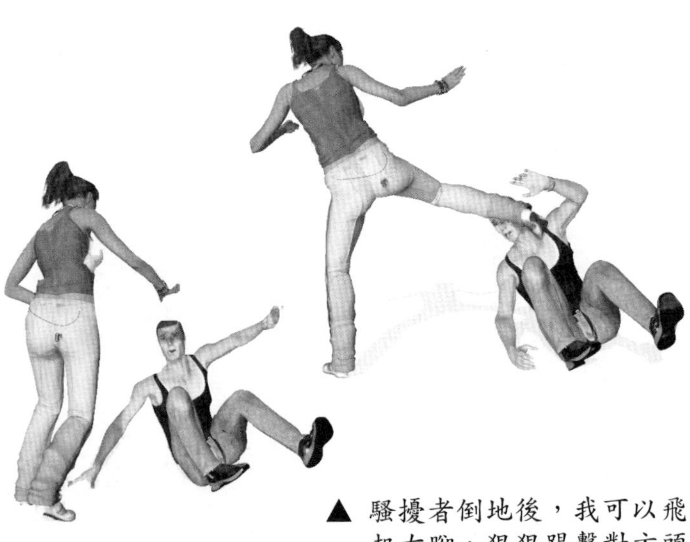

▲ 騷擾者倒地後，我可以飛起右腳，狠狠踢擊對方頭部，予以重創。

實用範例 2

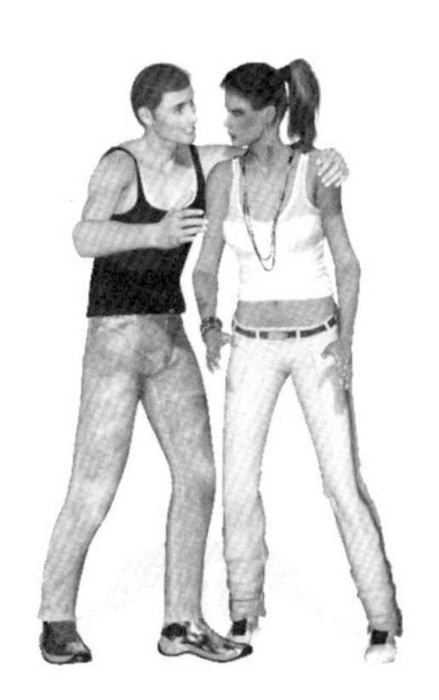

▲ 騷擾者由我身體右側靠近，用左手摟住我的左側肩膀，同時伸出右手，準備針對我的胸部進行騷擾。

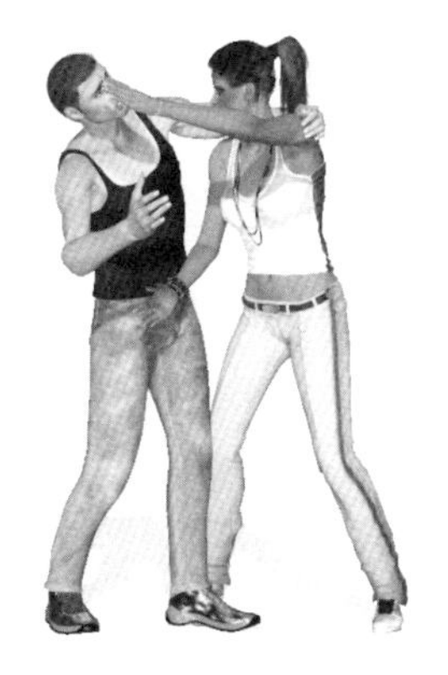

▲ 在對方右手伸過來的一剎那，我先發制人，猛然抬起左手，以指尖為力點戳擊對方雙眼。

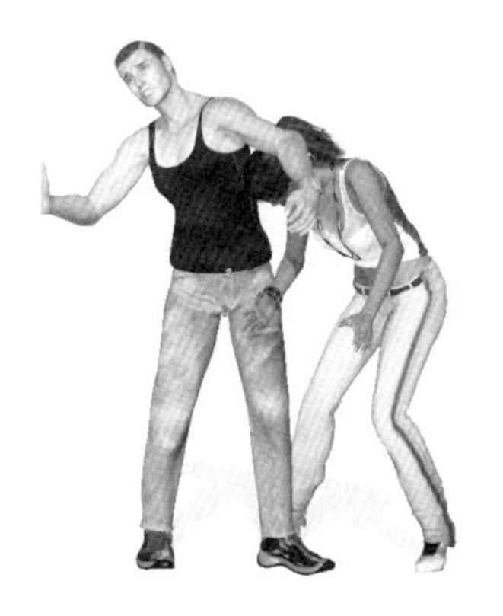

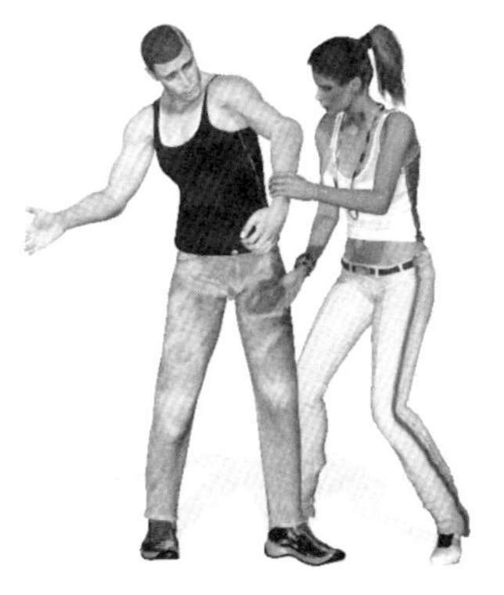

▲ 在對方仰頭躲避的瞬間，我身體重心驟然下沉，俯身將頭頸由對方左臂下方撤出，並順勢用左手刁抓住對方左手腕部。

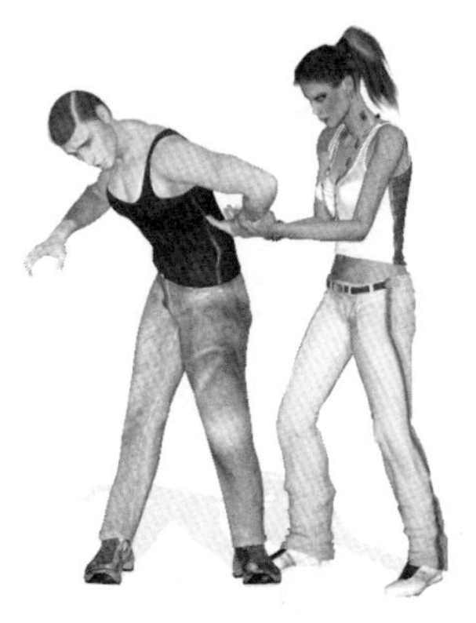

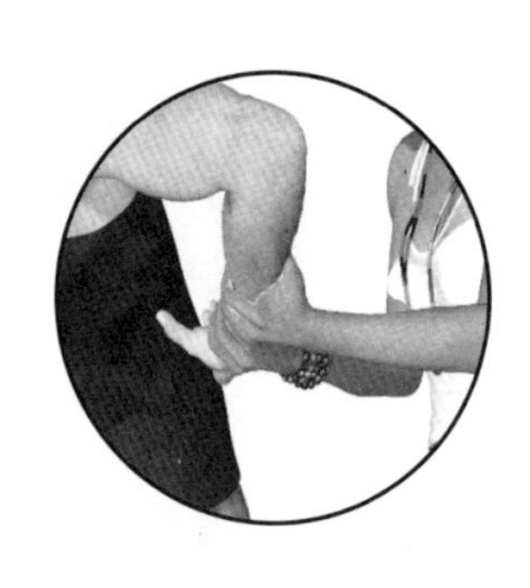

▲ 在頭頸順利解脫之後，身體重心上提，雙手抓握住對方左小臂，用力向上托提，將其左臂翻擰至其背後，可以對其肩肘關節形成一定的損傷。

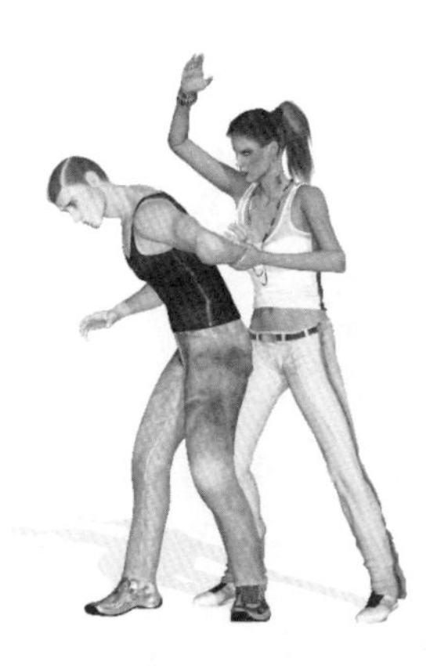

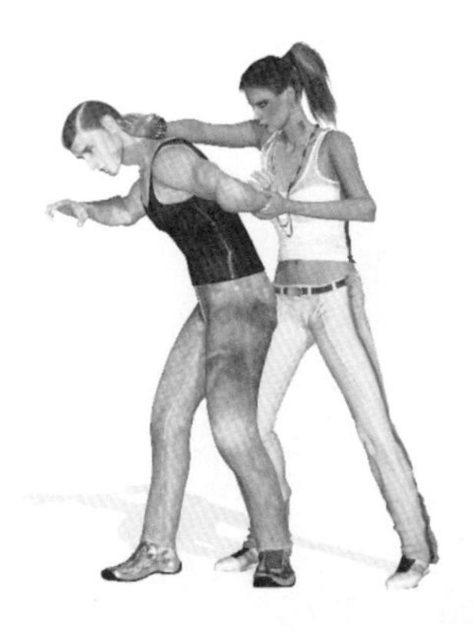

▲ 旋即，可以在用左手牢牢攥緊對方左手腕部的前提下，右手放鬆對其手臂的控制，揮舞右臂，以右手掌刃為力點自上而下劈砍對方後脖頸或頸側動脈。

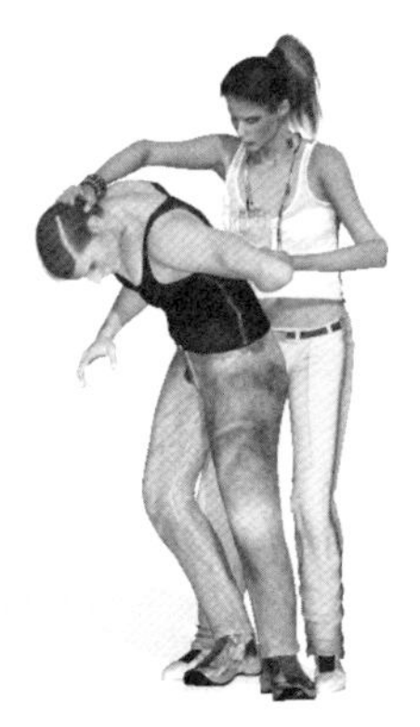

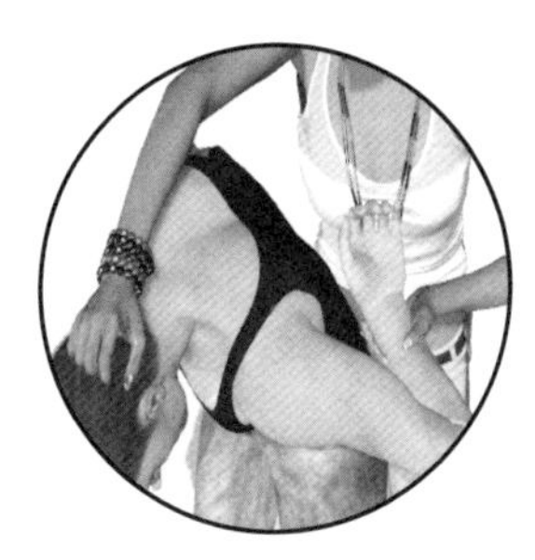

◀ 緊接著，在擊打動作結束時，右手順勢抓住對方的頭髮，左手用力向上提拉對方左臂。

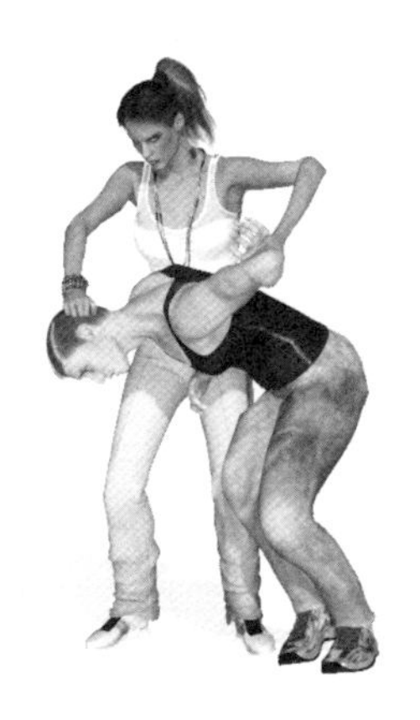

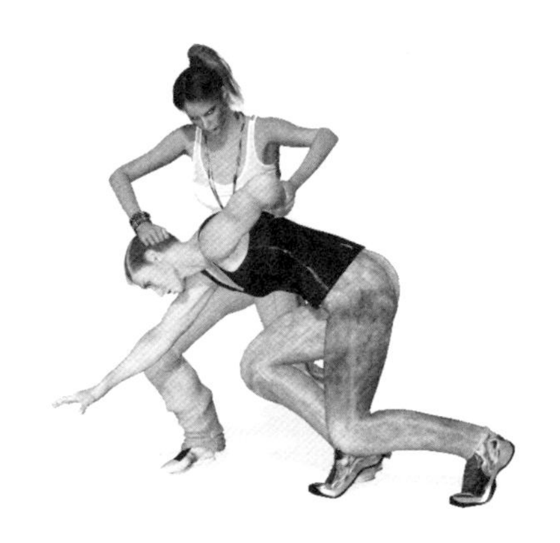

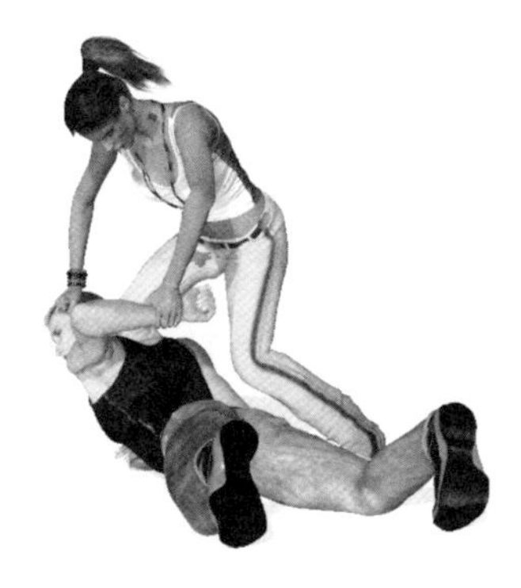

▲ 在雙手控制住對方頭髮和左臂的基礎上，配合腳步快速地向右側移動，可以拖拽其身體隨著我一併向右側傾倒，令其身體重心瞬間顛覆，而被迫撲倒在地。

E 臀部被掐捏時的擺脫與反擊方法

很多性騷擾事件是發生在大眾聚集的公共場所，比如在商場、車站、地鐵裡臀部被人掐捏。越是人潮擁擠的地方，越容易遭到侵犯。

當出現這種情況時，首先保持鎮靜，千萬不要退縮或不好意思，應該高聲喝阻，引起公眾的注意，使侵犯者知難而退。如果對方仍然糾纏不休，你可以運用下面以色列女子防身術為你介紹的方法來擺脫糾纏，果斷出手予以反擊，用行動來制止色狼的肆意妄為，並給予對方懲戒。

實用範例 1

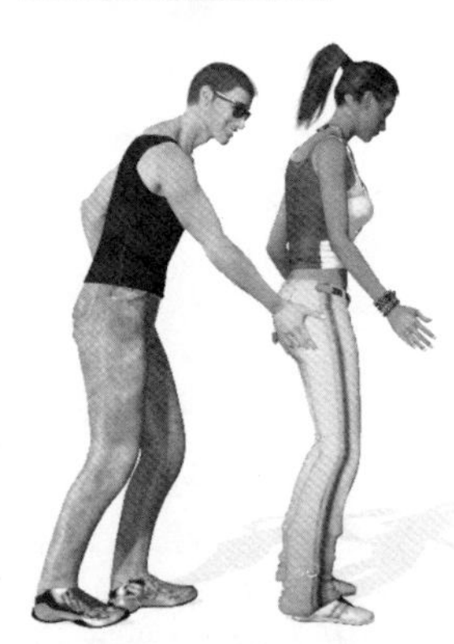

▲ 騷擾者由我身後突然伸出右手掐摸我的右側臀部，對我實施性騷擾。

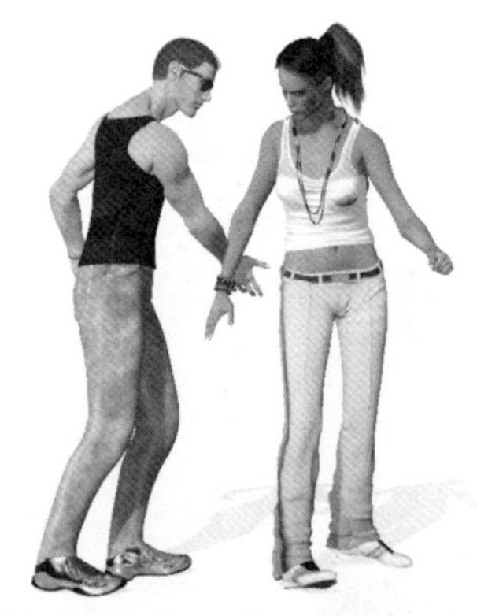

▲ 我身體猛然右轉，右臂隨身體轉動向右後方擺動，以小臂外側為力點向外掛撥對方右小臂外側，擋開其「鹹豬手」。

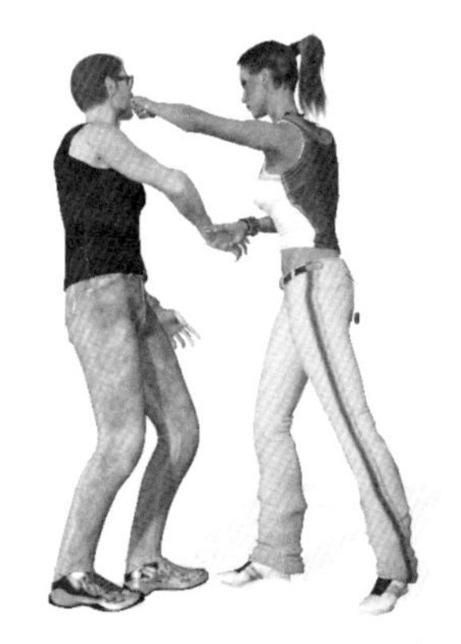

▲ 動作不停，身體繼續右轉，掄起左拳狠狠攻擊對方下頜。

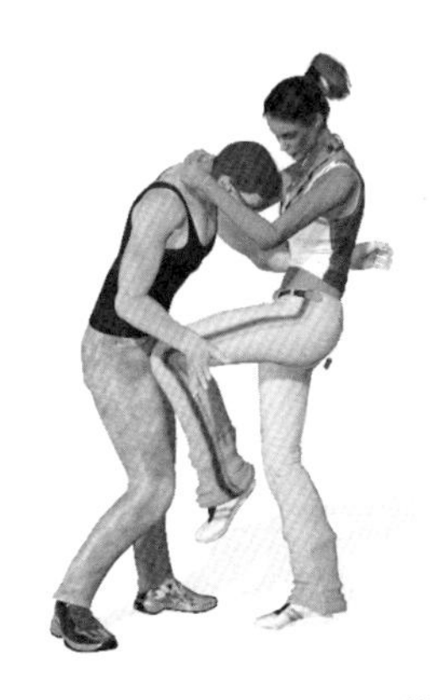

▲ 進一步，可以用雙手攀摟住對方脖頸，拉近彼此距離後，屈膝抬起左腿，以膝蓋為力點衝頂對方襠部。

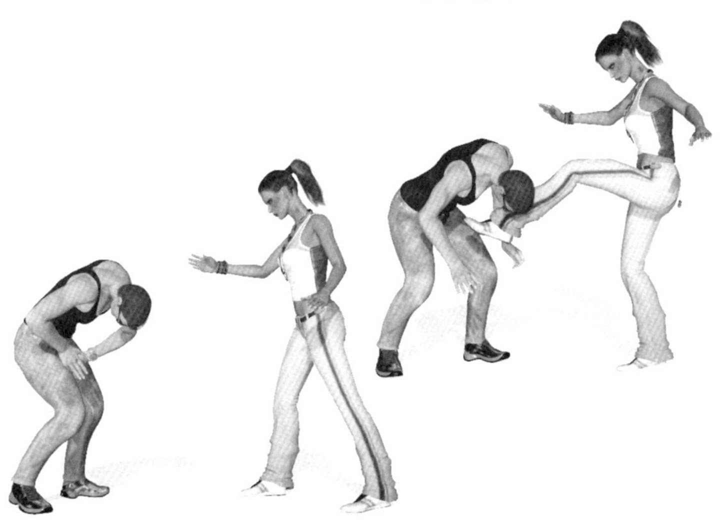

▲ 對方生殖器遭受攻擊後，會因疼痛而俯身低頭，我可乘機飛起左腳踢擊其面部。

實用範例 2

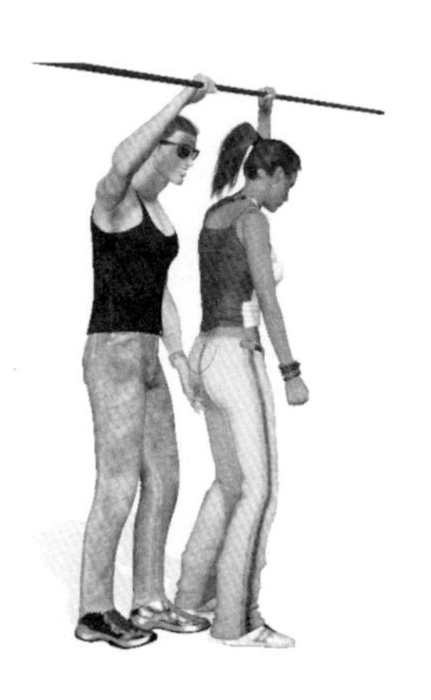

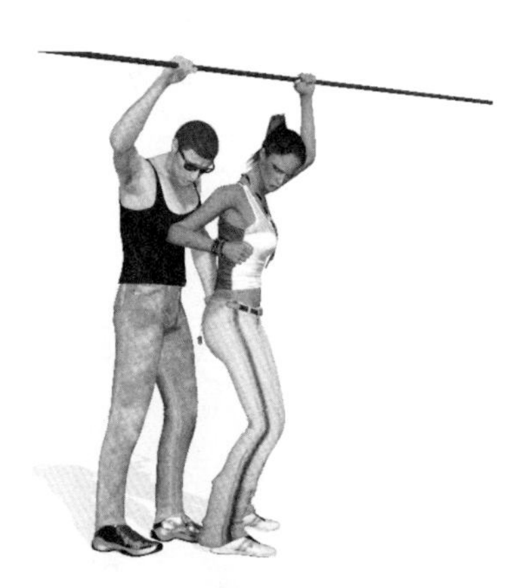

▲ 在公車或者捷運上，當騷擾者伸出「鹹豬手」騷擾我的臀部時，由於空間狹窄，實施反擊動作的幅度會受到一定限制。用肘尖搗擊對方胸腹部，不失為一種簡單有效的好辦法。

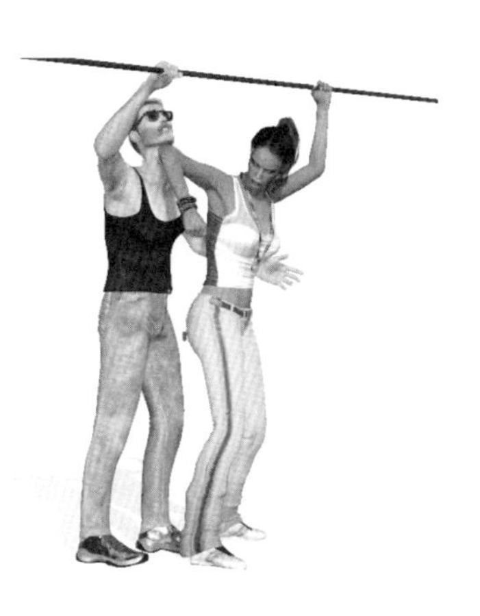

▲ 可以借車輛晃動的機會，用肘尖撩挑騷擾者的下頜，令其收斂無恥的行為。

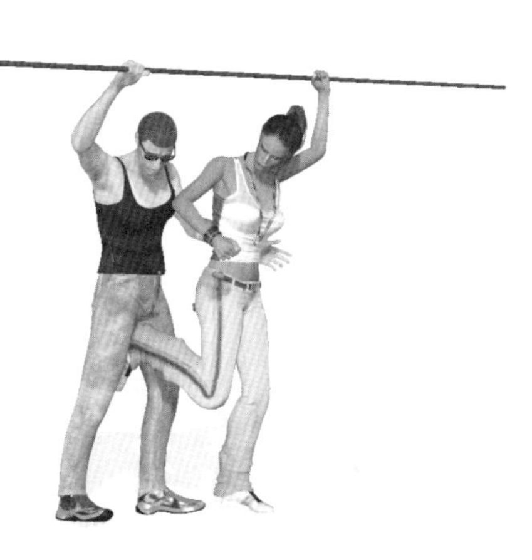

▲ 抬腿後撩踢對方襠部，也是可以一擊奏效的招數，切記該出手時就出手。

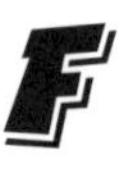

被壓倒在地遭遇強姦時的擺脫與反擊方法

強姦是典型的暴力犯罪，它不僅是惡性的身體傷害事件，而且可能毀掉女性的一生。

如何從施暴者手下逃脫，取決於你與暴徒的關係及自身性格。你可能毫不猶豫地狠踢陌生人襠部一腳，但對熟悉的人卻下不了狠手，你往往幻想用語言來擺脫困境。但記住，面對慾火攻心的色狼，保持冷靜，隨時使用身體力量進行反抗絕對是必要的。不停地抓撓其臉面、撕咬其耳朵、拽扯其頭髮，即使未必能阻止對方的行為，至少保證可以在他身上留下痕跡，以便報警時指證他。

實用範例 1

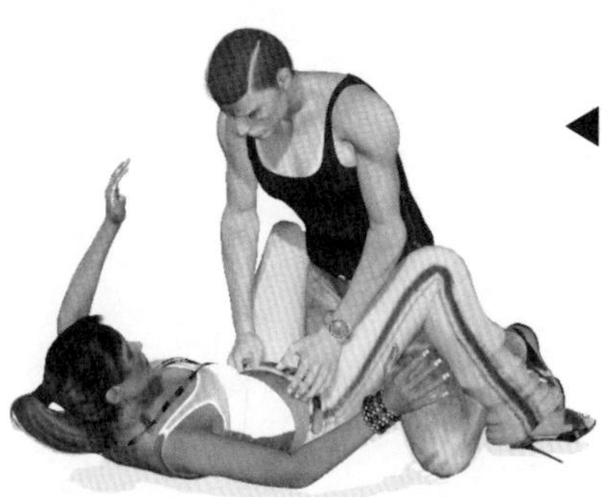

◀ 暴徒將我撲倒在地，迫不及待地撕扯我的腰帶，意欲對我施暴。

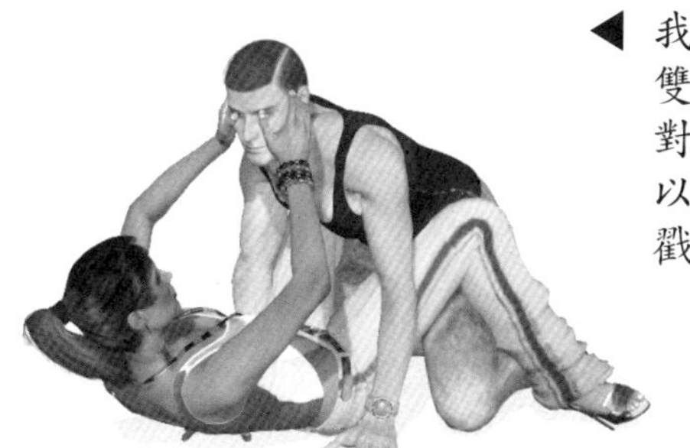

◀ 我突然向前上方伸出雙手，用手掌夾持住對方臉頰兩側，同時以雙手大拇指用力摳戳其雙眼。

▶ 動作不停，身體於地面上向右側翻轉，臀部朝身體左側轉出來，左腿屈膝向上提起，以膝蓋和小腿脛骨部位抵頂住對方腹部，迫使其無法再次向前俯身。

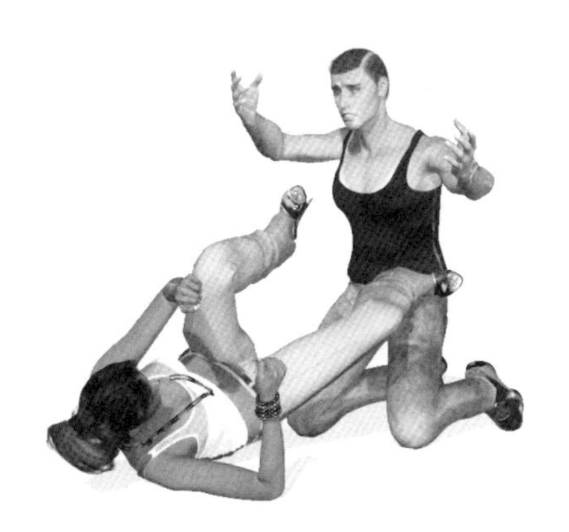

▲ 旋即，右腿屈膝回收，右腳抬起並蹬踏住對方左側腰髖位置，然後用力向前挺膝蹬踹，從而使自己的身體於地面向後滑動，左腿隨之屈膝回收。

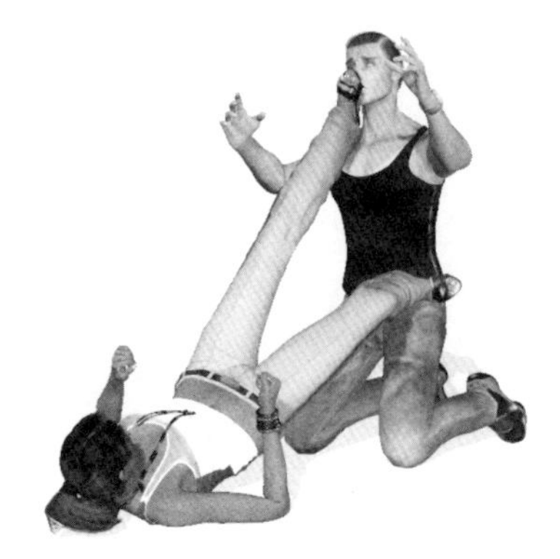

▲ 與對方拉開一定距離後，我上體後仰，腰髖儘量向上提起，左腿猛然伸展挺膝，用左腳狠狠蹬踹對方頭部。

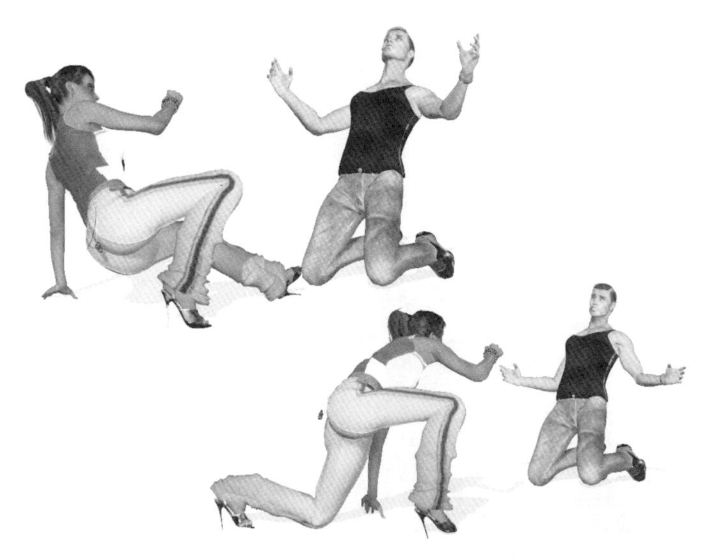

▲ 繼而，右腿屈膝，右腳落地，腰腹收緊，身體重心向上提起，上體前探略左轉，以左手手掌扶撐地面，左腿向左後方擺動，以左腳和左腿膝蓋接觸地面，右腳蹬踏地面，身體呈單腿跪地的姿態。

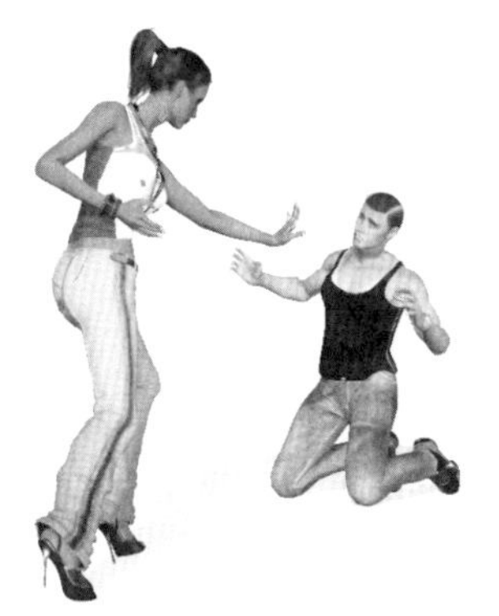

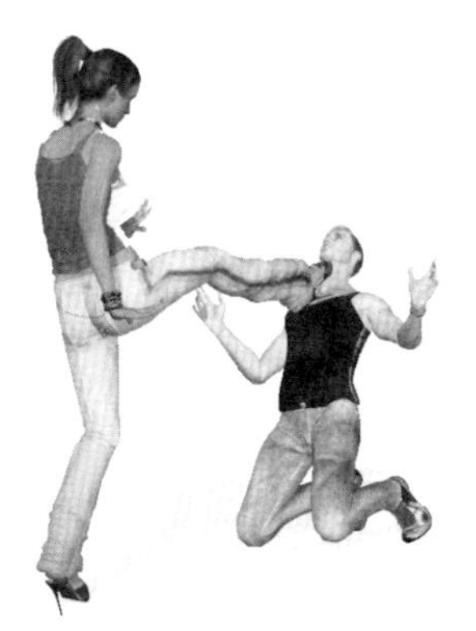

▲ 雙腳蹬地，即可站起身來。起身後，可以再度飛起右腳踢擊對方下頜。

實用範例 2

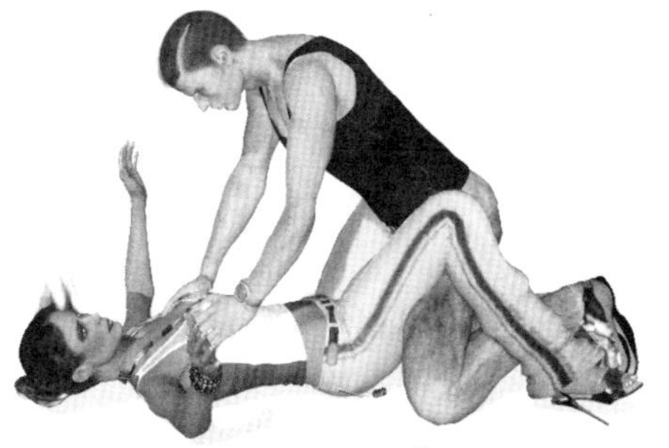

▶ 暴徒撲跪於我雙腿之間，雙手撲抓我的胸部，欲行不軌。我迅速用右手指戳其眼睛，予以迎面突襲，令其被迫向後仰身躲避。

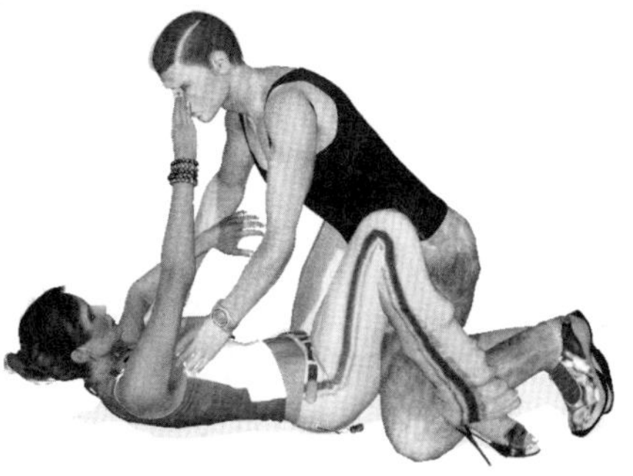

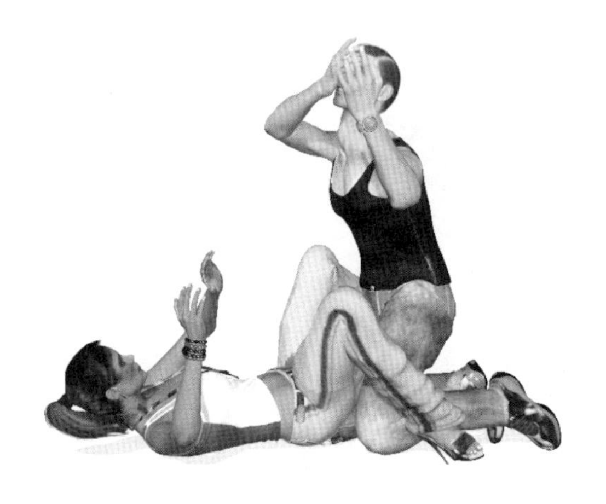

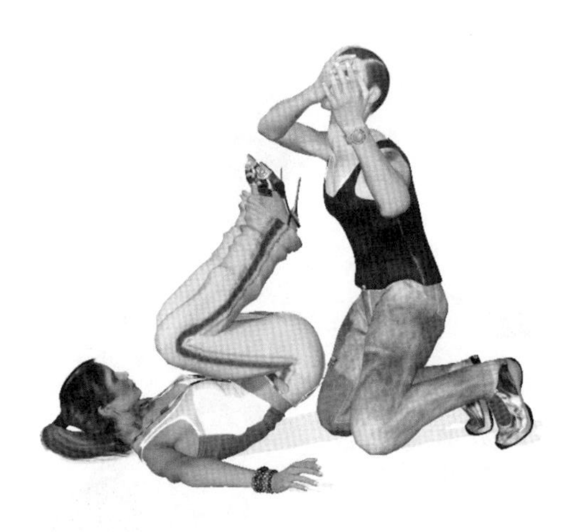

▲ 緊接著，在對方未及做出進一步反應的瞬間，我迅速收腹、提髖、抬臀，屈膝向身體上方抬起雙腳，以雙腳腳底朝向對方面部。

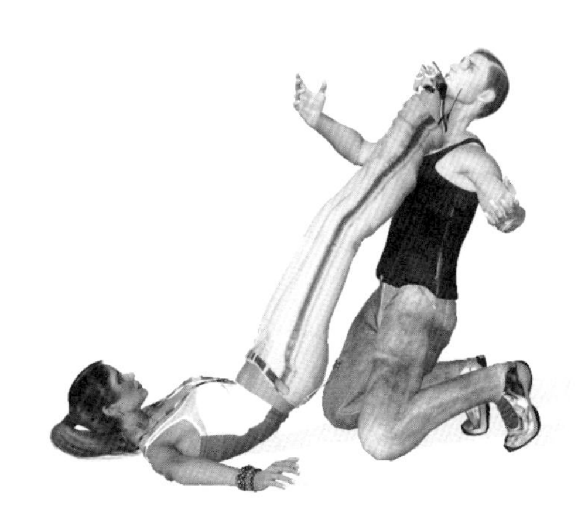

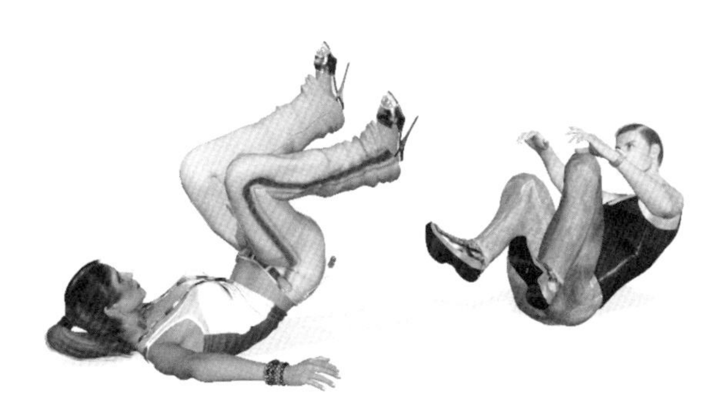

▲ 動作不停，雙腿驟然挺膝蹬出，狠狠蹬擊對方面門或者下頜，瞬間出擊，可令其仰面向後跌坐，至此，局面於我由被動頃刻間轉化為主動。

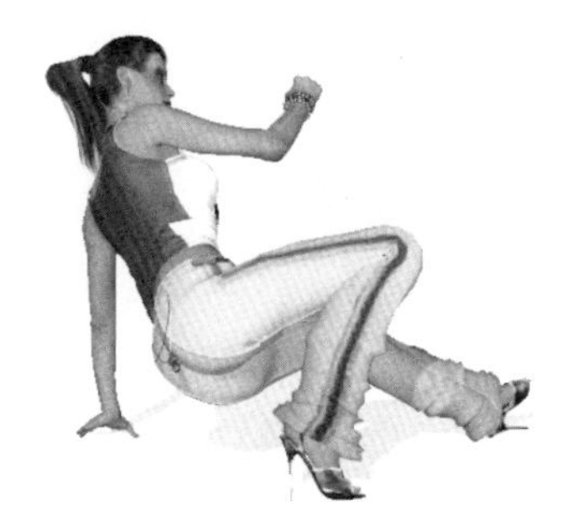
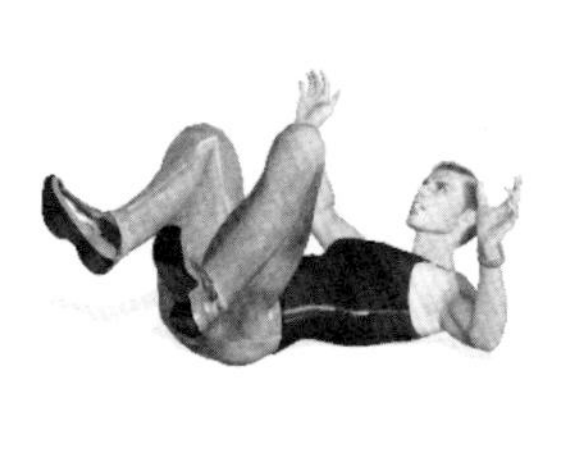

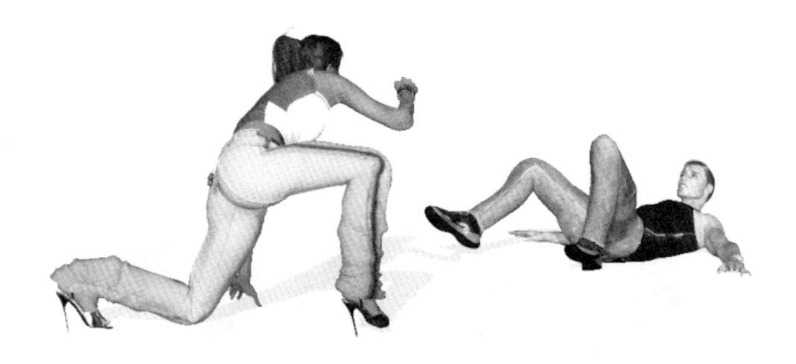

▲ 繼而，右腿屈膝，右腳落地，腰腹收緊，身體重心向上提起，上體前探略左轉，以左手手掌扶撐地面，左腿向左後方擺動，以左腳和左腿膝蓋接觸地面，右腳蹬踏地面，身體呈單腿跪地的姿態。之後可以快速起身逃跑。

第 5 章

徒手防禦各種暴力攻擊

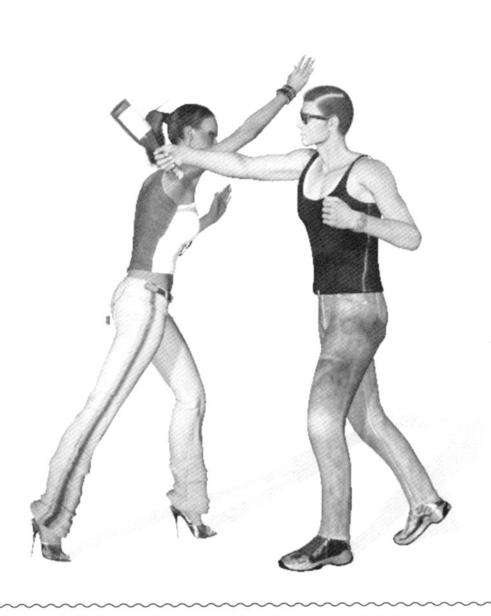

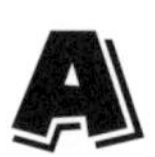

針對扇巴掌的防禦與反擊方法

扇巴掌，俗稱打耳光，就是用張開的手掌打擊目標。

不論是從正面還是背後，使用張開的手掌以掌心為力點擊打對手的耳朵，都可以對其造成不同程度的傷害。

以耳朵為攻擊目標的襲擊，可以造成耳膜破裂，嚴重者甚至可以導致腦震盪。

男人用手掌反覆抽扇女性的臉頰，不僅會給女性帶來肉體上的傷害，從某種角度上來說，還會給女性造成很大的心理震懾，使其感到恐懼和屈辱，在淫威下，喪失反抗信心。

實用範例 1

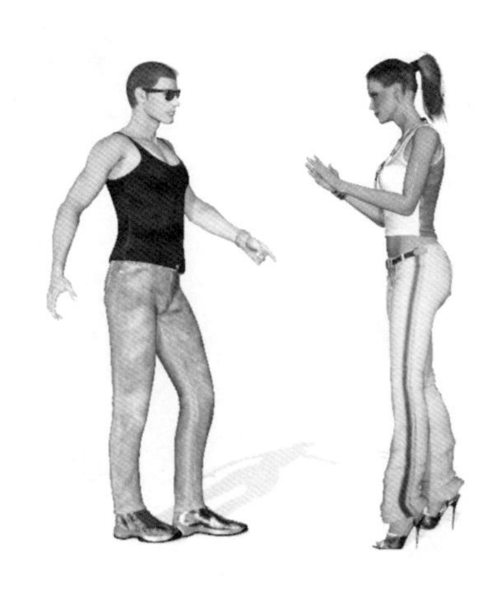

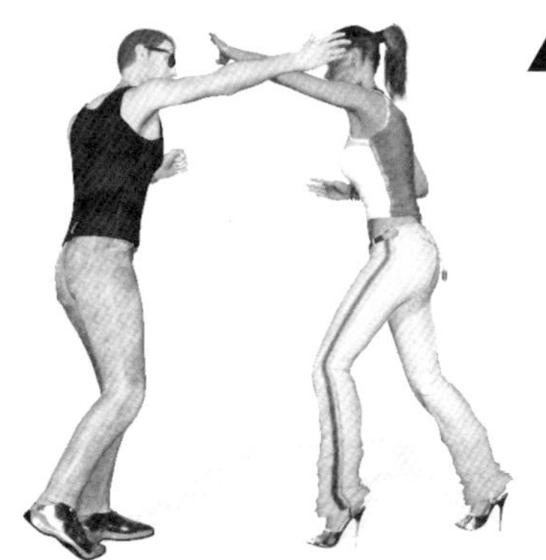

▲ 雙方發生正面衝突，對方突然掄起右手抽扇我的左側臉頰。我左腳迅速向前上步，右腳向後蹬地，推動身體重心向前過渡，同時抬起左臂，以尺骨為力點向左上方磕擋格架對方右小臂內側，以化解其攻勢。

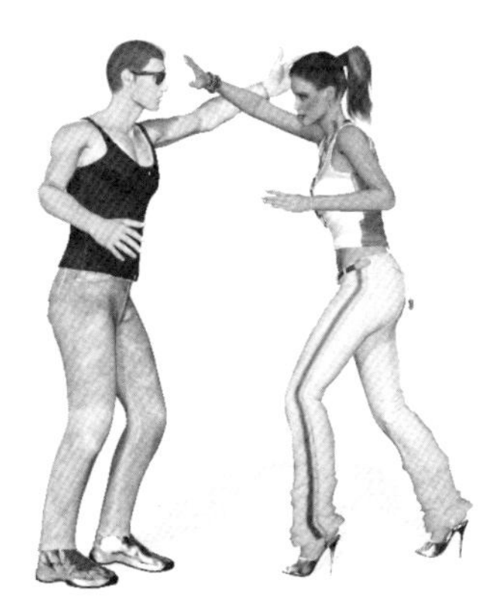

▲ 此時，對方右手進攻失敗，可能會繼續使用左手攻擊我的右臉，我可再抬起右臂向右上方抵擋其左臂。

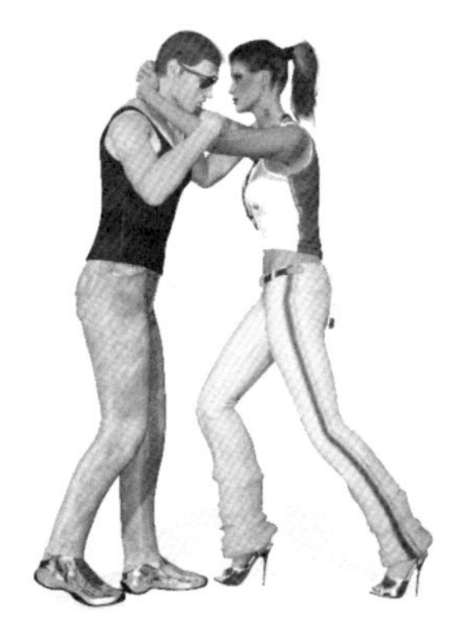

▲ 旋即，在成功防禦了對方的兩次巴掌攻擊後，雙臂順勢向前伸展，雙手伸至對方腦後，迅速攀攬住其後脖頸。

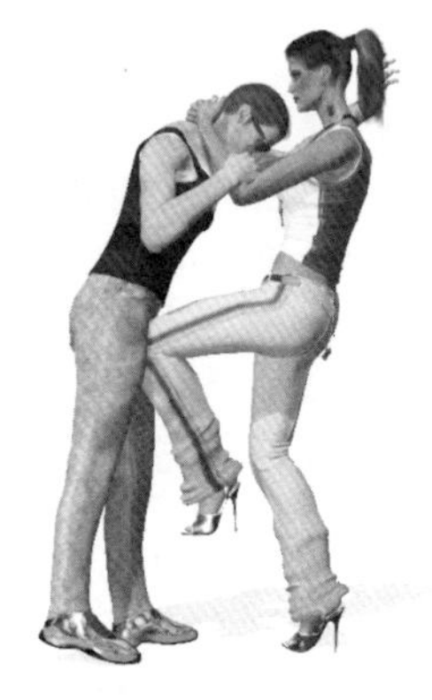
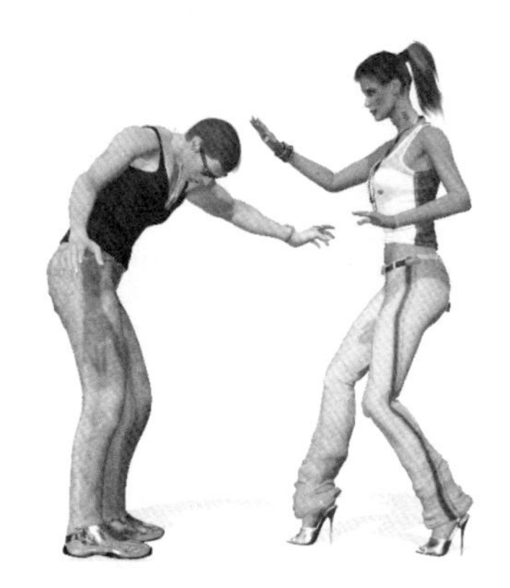

▲ 繼而，雙臂屈肘、內扣，用力回收，牢牢地夾鎖住對方的脖頸，將其頭頸拉至我的胸前，迫使其俯身低頭。然後抬起右腿，屈膝，以膝蓋為力點朝前上方狠狠頂撞其襠腹部。

實用範例 2

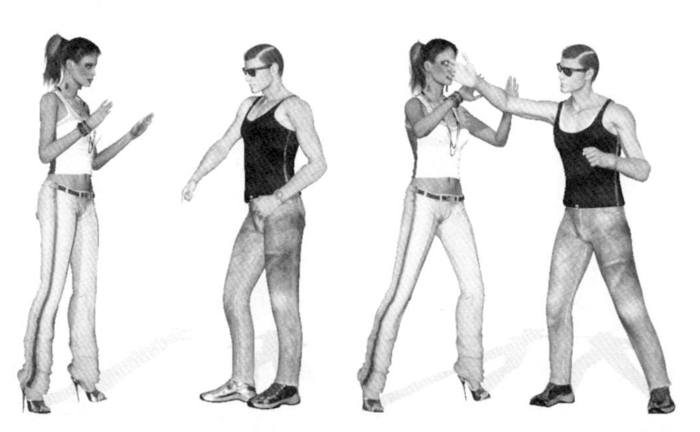

▲ 雙方發生爭執時，對方突然掄起右手，以掌背為力點抽扇我的右側臉頰。我迅速伸出雙手向外推擋對方右小臂外側。

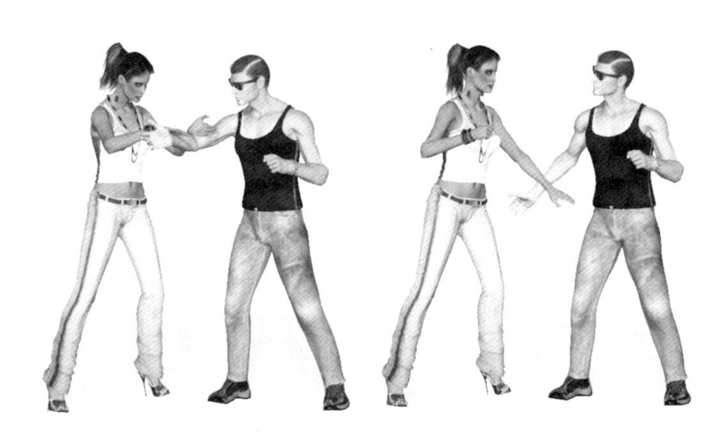

▲ 雙手接觸對方手臂的瞬間，迅速向下壓制，化解其攻勢。

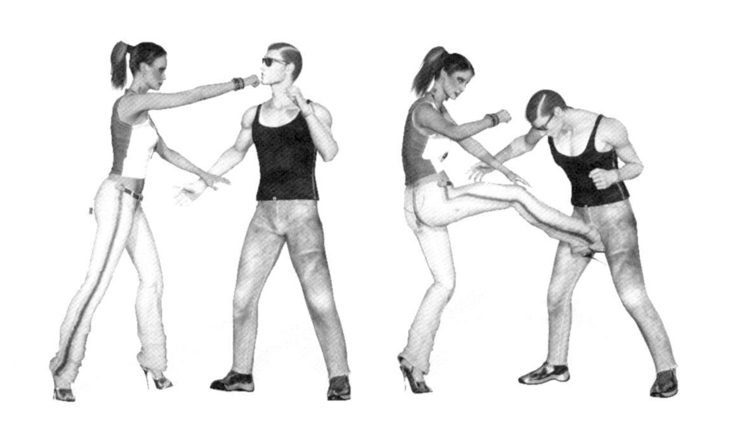

▲ 旋即，在左手向外側撥開對方攻擊手臂的瞬間，身體驟然左轉，以右手直拳狠狠地擊打對方面門。進一步，可以飛起右腳連續踢擊其襠部。

B 針對拳頭攻擊的防禦與反擊方法

對女人掄大拳頭雖然是被人們蔑視和唾棄的行為，然而現實生活中，惱羞成怒的男人們有時並不會顧忌別人的看法，將拳頭打在女人面部，往往能讓他感到自身的強大，並獲得無法形容的快感。

面對暴徒咄咄逼人的拳擊，女性可以直接向後撤步閃避，或者在格擋的同時後退，還可以快速側閃，讓開對方拳峰，並進入到他攻擊手臂的外側位置，然後再進行有效的反擊。

下面幾個範例告訴你，面對大拳頭，是可以從容化解危機的。

實用範例 1

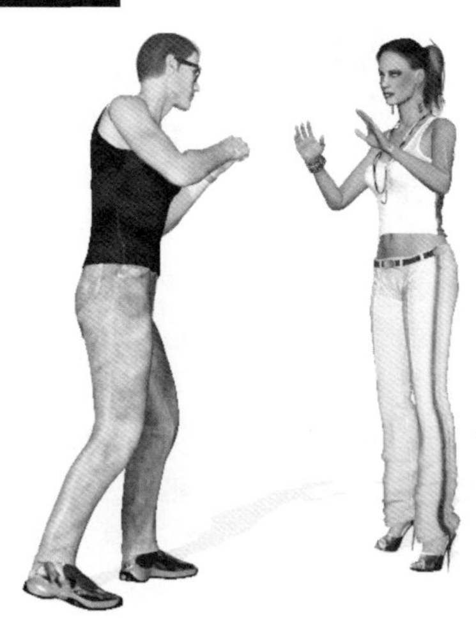

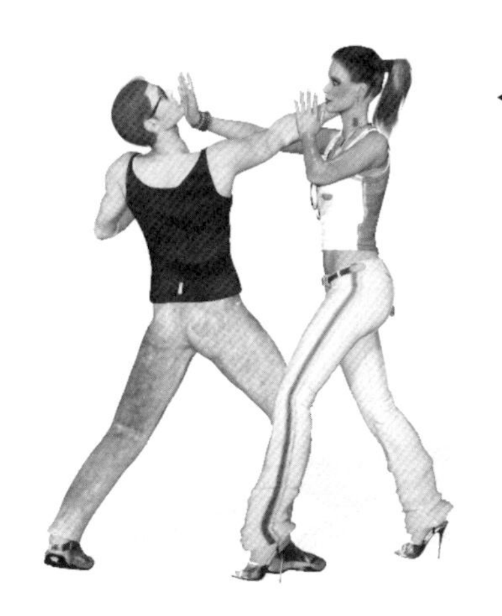

◀ 發生正面衝突時，對方右腳上步，以右手直拳攻擊我的頭部。我左腳迅速向左前方上步，閃身躲避對方右拳的同時，用左手手掌自左向右推擋其右臂外側，迫使其進攻路線走偏。同時右臂順勢向前上方伸展，以右手掌根為力點猛推對方下頜。

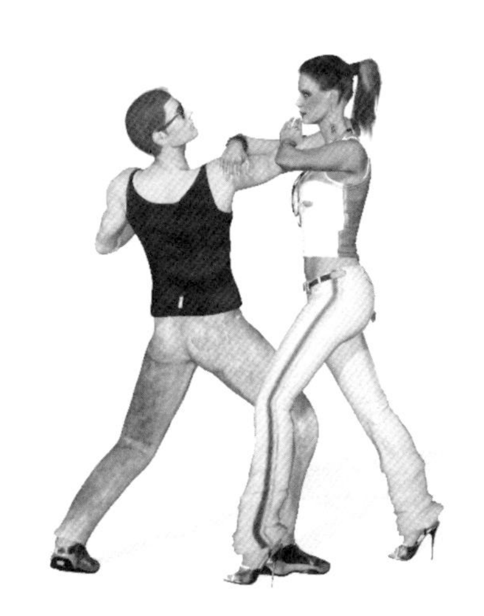

▲ 繼而，雙臂屈肘，雙手自上而下扣按住對方右側肩臂，將其右臂控制在我的右側肩頭之上。

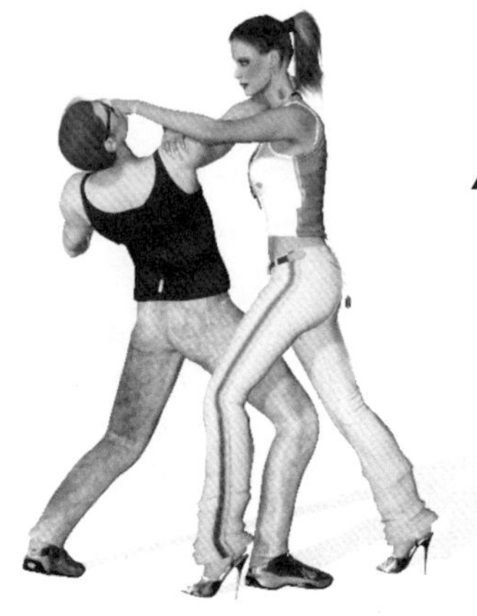

▲ 旋即，在用右手臂牢牢地控制住對方右臂的前提下，左臂向前伸展，以左手掌刃為力點沿水平面向前平砍對方鼻子根部，再次予以攻擊。

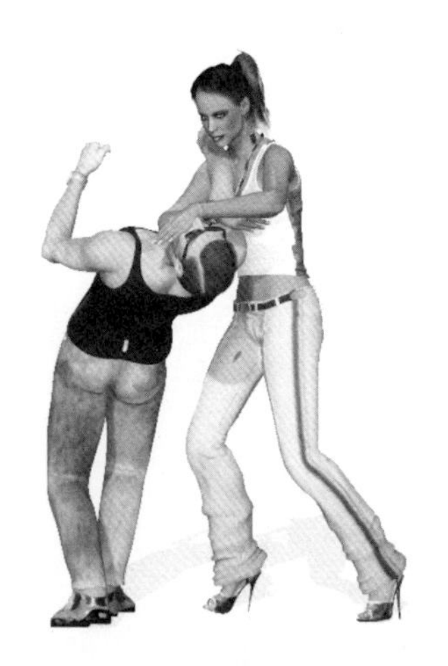

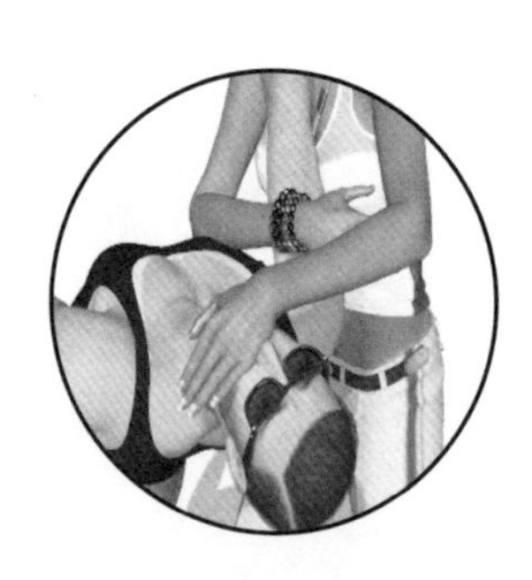

▲ 動作不停，在左手卡住對方鼻根部位的基礎上，左腳迅速向身體左後方撤步，身體驟然左轉，以左手掌刃為力點向左下方扳壓對方頭部。

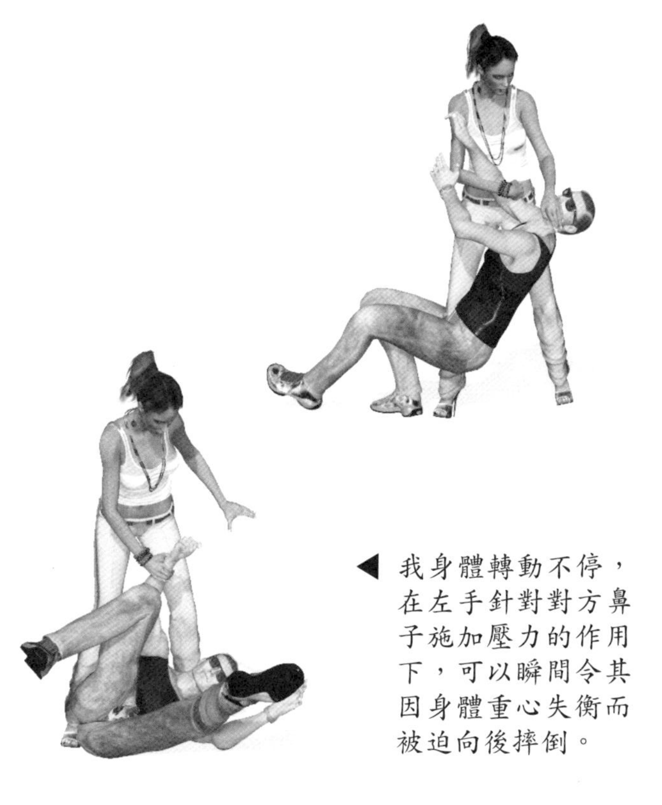

◀ 我身體轉動不停，在左手針對對方鼻子施加壓力的作用下，可以瞬間令其因身體重心失衡而被迫向後摔倒。

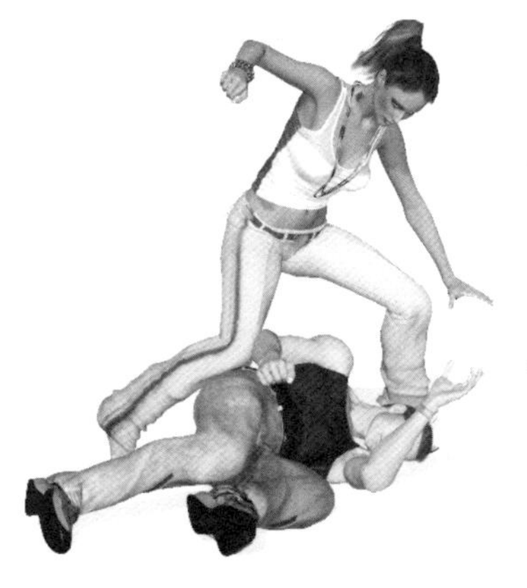

◀ 對方倒地後，我可以迅速俯身，揮舞拳頭強力擊打其頭部。

實用範例 2

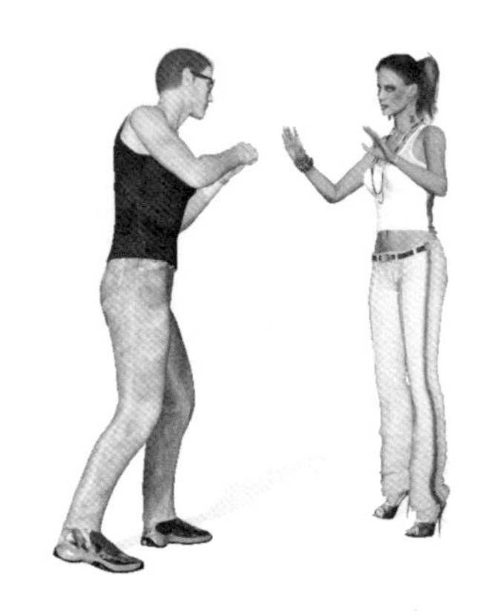
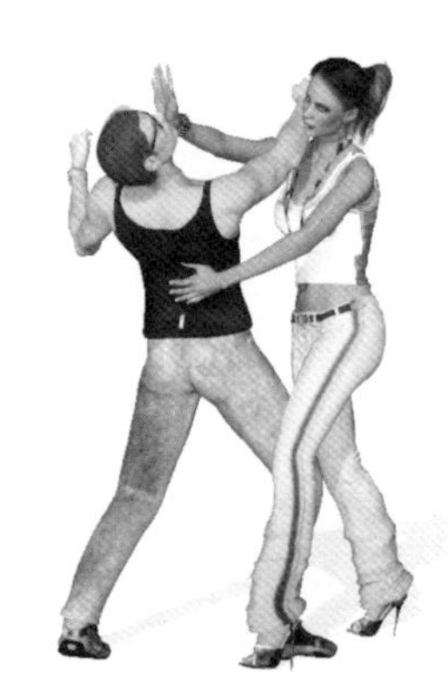

▲ 發生正面衝突時，對方右腳上步，以右手直拳攻擊我的頭部。我左腳迅速向左前方上步，落腳於對方右腳後方，及時躲避其右拳的同時，左手用力拍打其後腰部位，右臂順勢向前上方衝擊，以右手掌根為力點猛推對方鼻子根部。

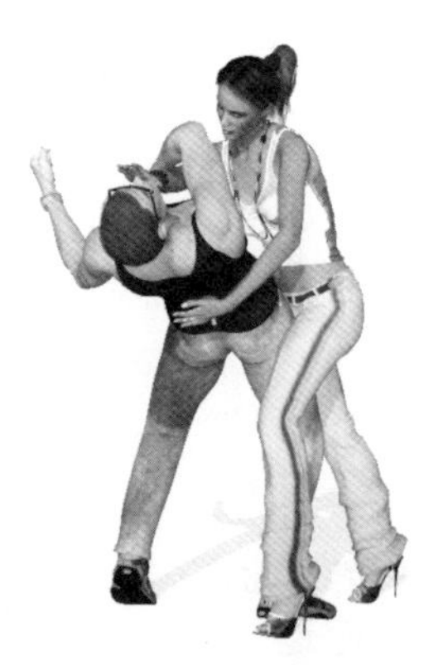
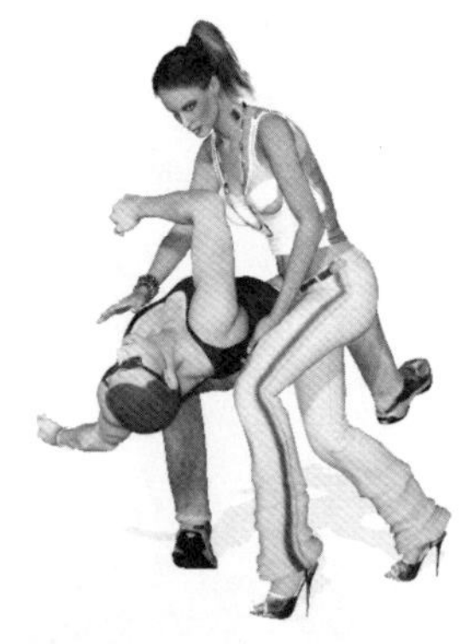

▲ 左右手交錯發力，可以有效地破壞對方的身體重心平衡，瞬間將其擊倒在地。

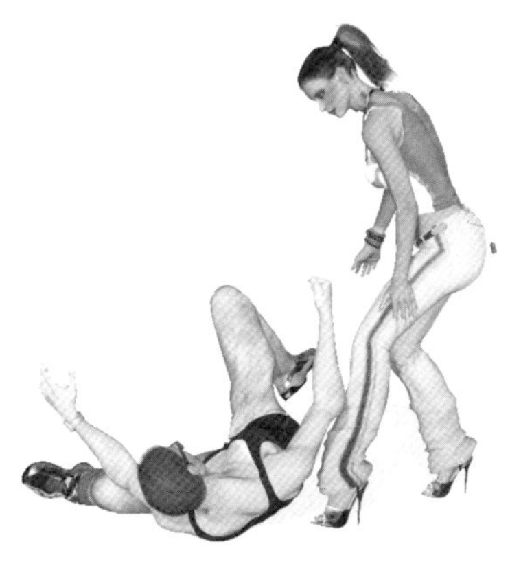

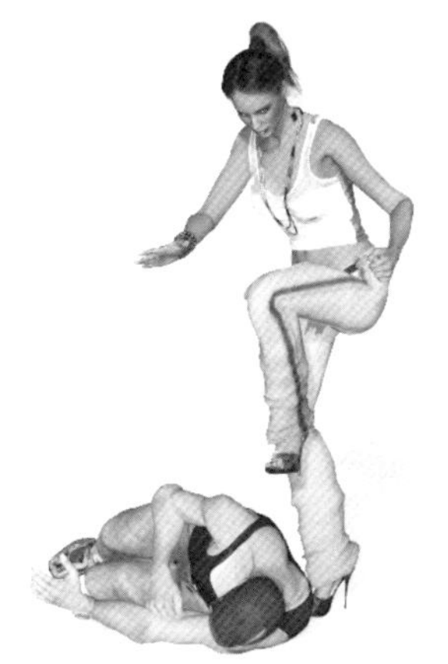

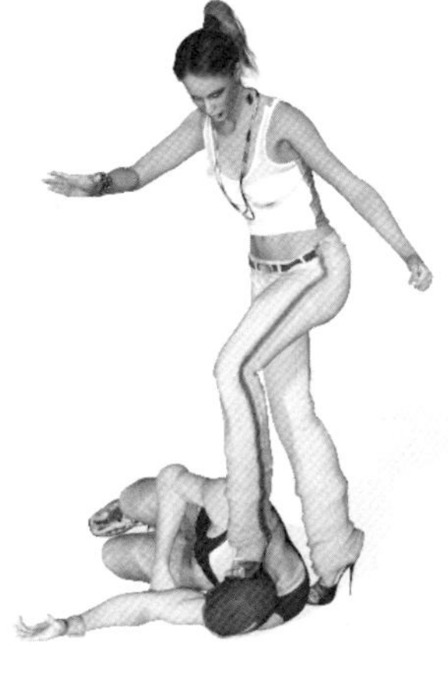

▶ 對方被擊倒後，我可以抬起左腳狠狠地踩踏其頭部，進一步予以重創。

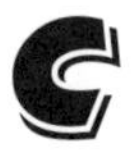

針對腿腳踢擊的防禦與反擊方法

針對上肢的攻擊我們基本上是用上肢來進行防禦的，無外乎撥、擋、搪、架、格之類，手段實際上很有限。

其實，針對腿腳踢擊的防禦手段要遠遠比前者豐富得多。我們不僅可以用手臂來進行防禦，而且還可以用腿腳來進行阻擋和截擊。由此可見，防禦下肢攻擊要比防禦上肢攻擊輕鬆許多。

同時，腿腳展開的攻擊，一般動作幅度都偏大，在速度上也要比上肢展開的攻擊速度稍慢一些，留給我們的反應時間也相對充裕一些。就女子防身技術而言，防禦踢擊往往更容易一些。

實用範例 1

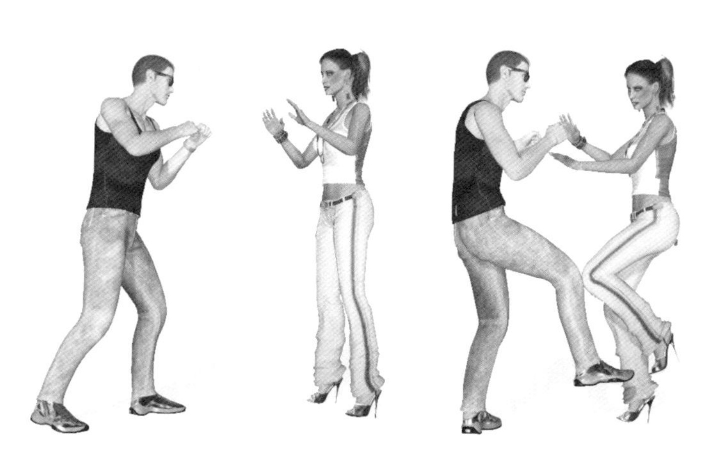

▲ 雙方發生衝突時，對方突然抬起右腿，意欲對我發動踢擊。我可以屈膝提起左腿，以膝蓋為力點磕抵對方右腿膝關節下方。

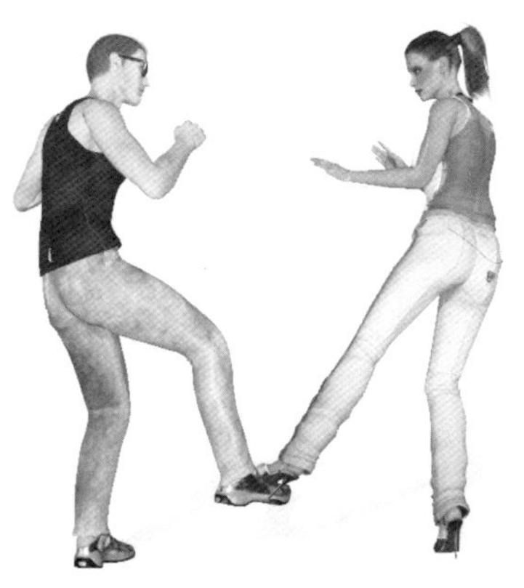

▲ 或者用左腳鏟截對方右腳腳踝位置，同樣可以達到化解危機的目的。

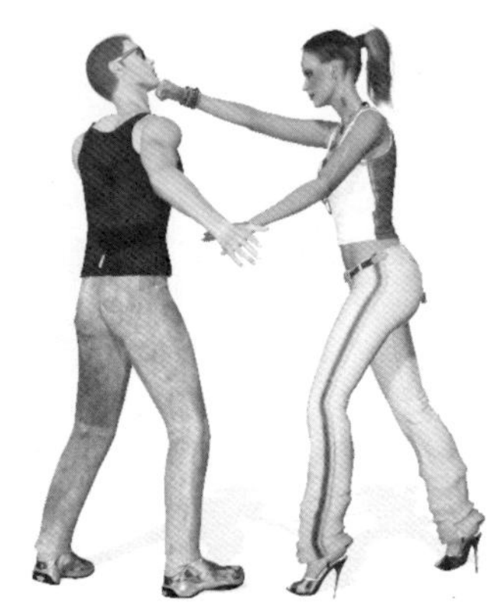

▲ 隨即，可以左腳向前落步，逼近對方，同時以右手直拳襲擊其面部。

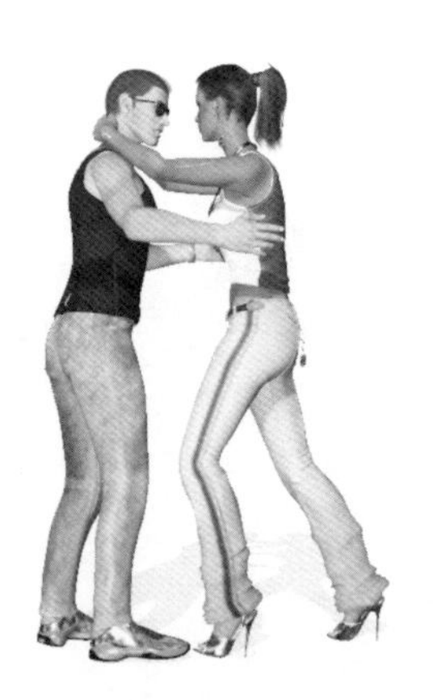

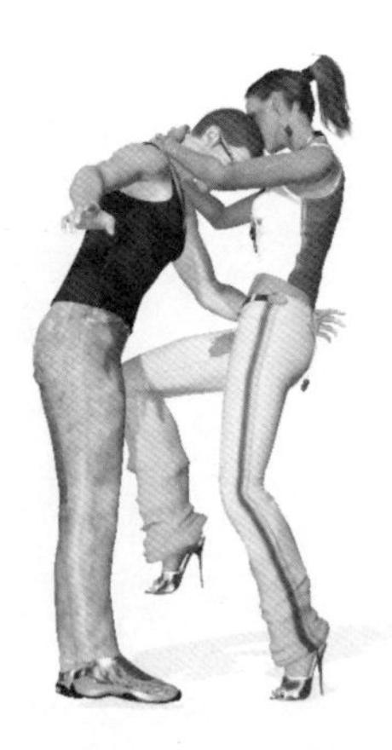

▲ 進一步，可以用雙手攀攬住對方的脖頸，然後屈膝抬起右腿，以膝蓋為力點狠狠地衝頂對方襠部。

實用範例 2

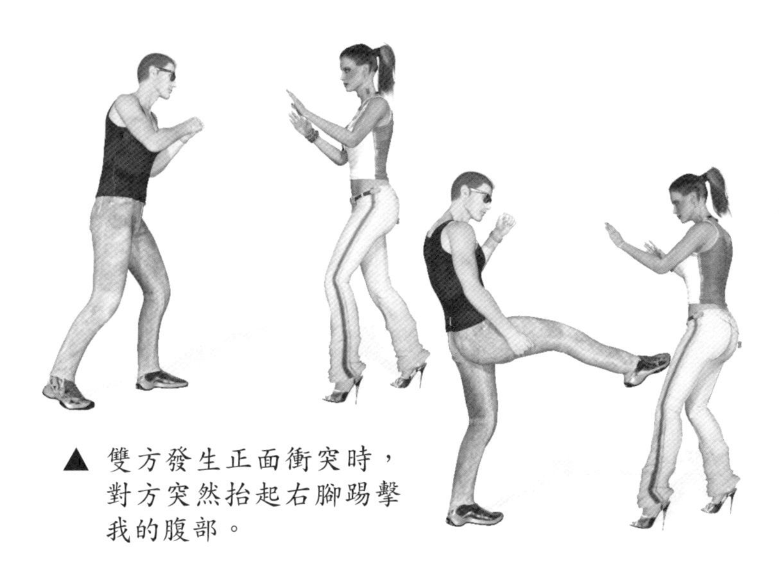

▲ 雙方發生正面衝突時，對方突然抬起右腳踢擊我的腹部。

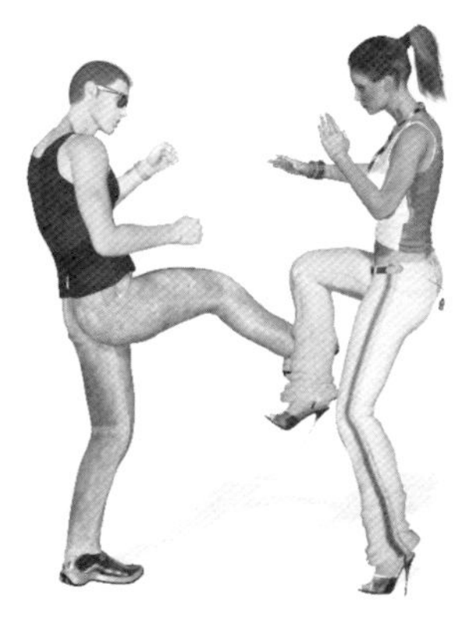

▲ 我可以迅速屈膝提起右腿，以小腿外側掛擋對方右腿腳踝外側，迫使其進攻路線發生偏轉。

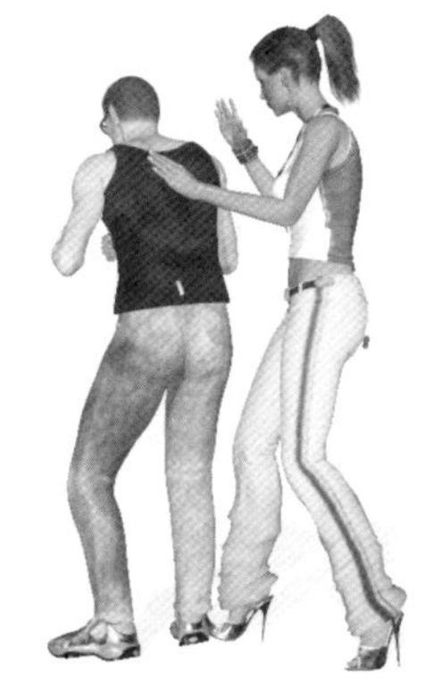

▲ 由於我右腿的阻截，對方進攻落空，其右腳落步時身體會自然地向左側擰轉。

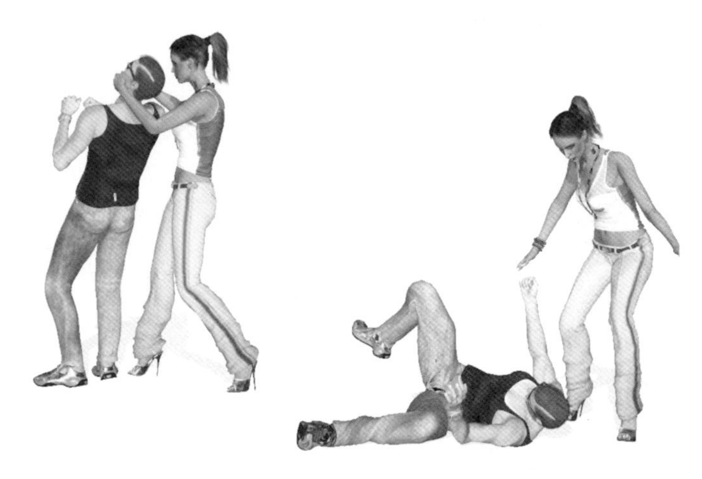

▲ 在對方背向我的一剎那，我迅速用雙手自後向前扳抓住對方的下頜，並用力向後拉扯，破壞對方身體重心平衡，令其重重地向後仰摔倒地。

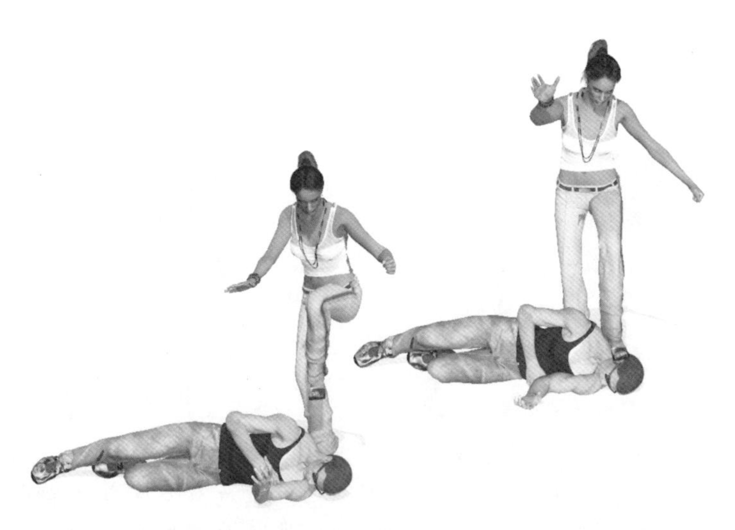

▲ 對方摔倒後，我可以抬起左腳狠狠地踩踏其頭頸部。

D 針對鈍器襲擊的防禦與反擊方法

鈍器指的是棍棒一類的東西，比如棒球棒、酒瓶子、磚頭之類的。這類東西掄動起來，由於慣性和離心力的作用，其前端瞬間會產生巨大的破壞力，其殺傷力更是令人汗顏。

對於柔弱的女子來說，無論身體哪個部位遭到擊打，後果都是不言而喻的。

在防禦鈍器攻擊時，明智之舉不是退縮，而是迎難而上，儘量快速地逼近對方。透過肢體的接觸防禦化解危機後，儘快將戰鬥拉入到近身纏鬥階段，讓暴徒手中的武器無法再度掄起來，令其無用武之地，反倒成了制約其行動的負擔。

實用範例 1

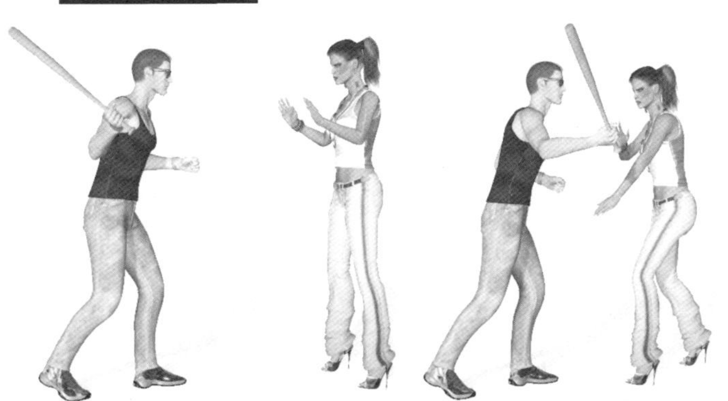

▲ 街頭遭遇暴徒持械攻擊，對方突然進身，右手掄動棍棒自上而下朝我的頭部劈擊過來。

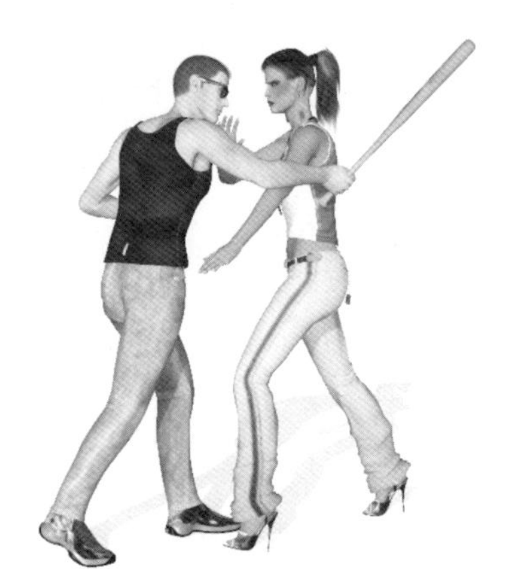

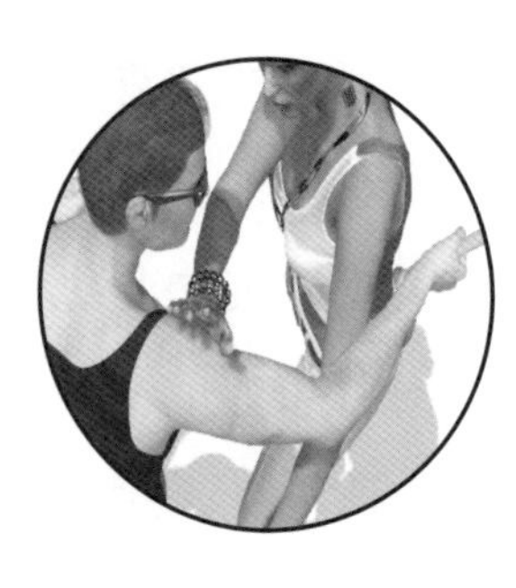

▲ 在對方短棍掄掃而來的一剎那，我左腳迅速向前上步，使自己儘量靠近對方。同時向左側伸展左臂，以左大臂外側為力點扛擋對方右小臂內側。扛擋瞬間左側肩頭向上聳起，右手配合向左外側推擋其右側肩頭位置，以化解其攻勢。

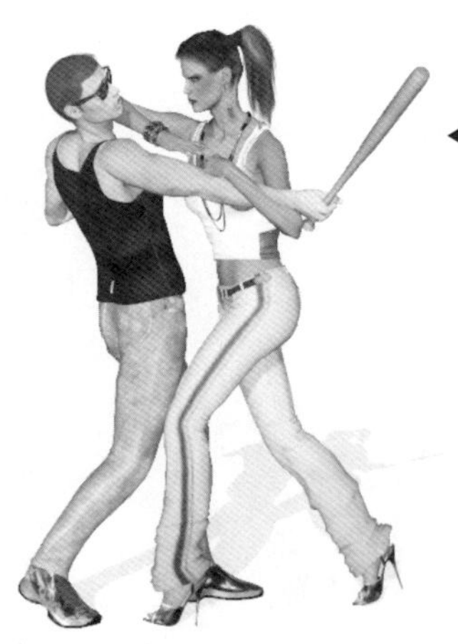

◀ 旋即，左臂向前上方撩推，然後屈肘圈攬對方右臂，左手扣腕，牢牢地控制住對方右肘關節外側，令其右臂緊緊地貼靠於我的胸前，同時身體左轉，右臂屈肘，以肘尖為力點橫掃對方頭部。

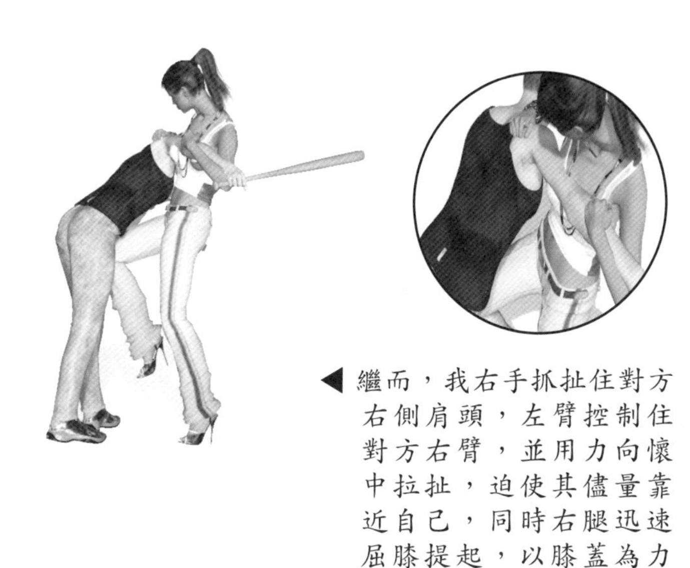

◀ 繼而，我右手抓扯住對方右側肩頭，左臂控制住對方右臂，並用力向懷中拉扯，迫使其儘量靠近自己，同時右腿迅速屈膝提起，以膝蓋為力點向前猛撞對方襠部。

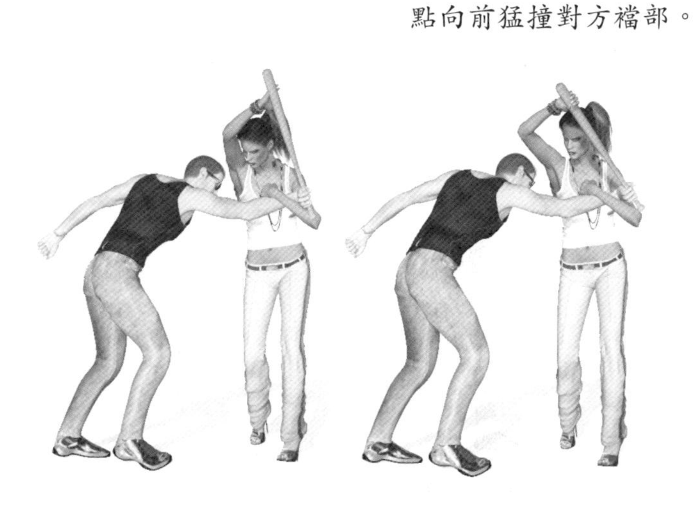

▲ 緊接著，右膝攻擊動作結束後，右腳落地站穩，身體左轉。同時，右臂向左上方伸展，右手及時抓握住對方短棍的上端。

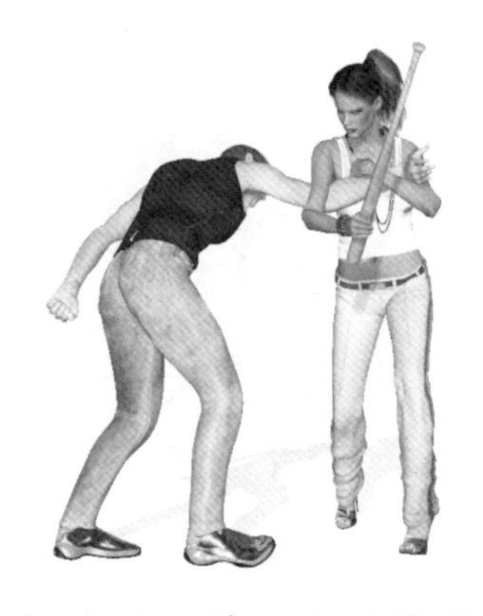

▲ 動作不停，右手攥緊短棍一端，然後突然向右下方掰撅，將其由暴徒手中奪下。

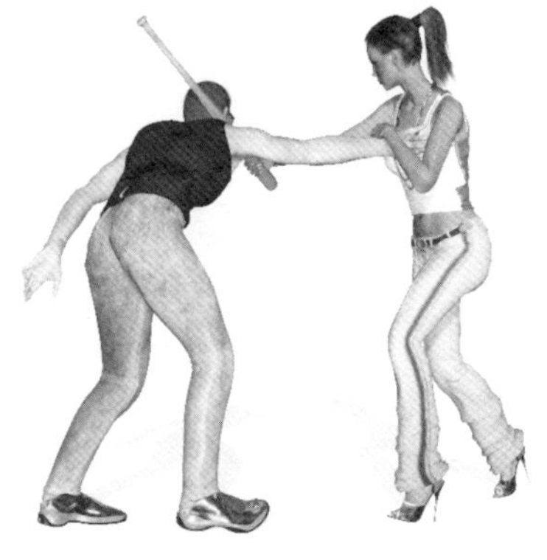

▲ 進一步，可以向右轉身，揮舞搶奪下來的短棍掃擊對方頭部，予以反擊。

實用範例 2

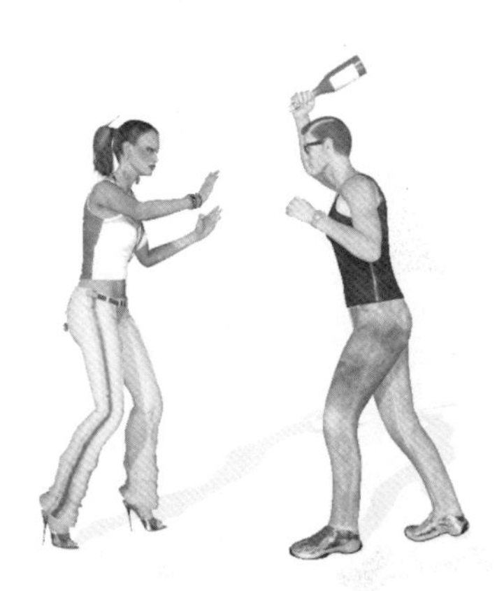

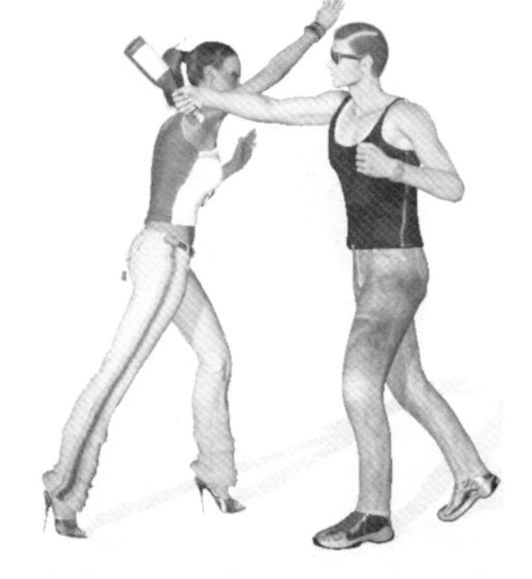

▲ 路遇醉鬼，對方突然右手揮舞酒瓶自上而下朝我的頭部劈擊過來，我迅速向左側閃身，左腳上步，同時抬起右臂，朝右上方直臂伸展，以右大臂外側為力點向右外側搪擋對方右臂外側，及時躲避的同時，化解其攻勢，令其劈砸落空。

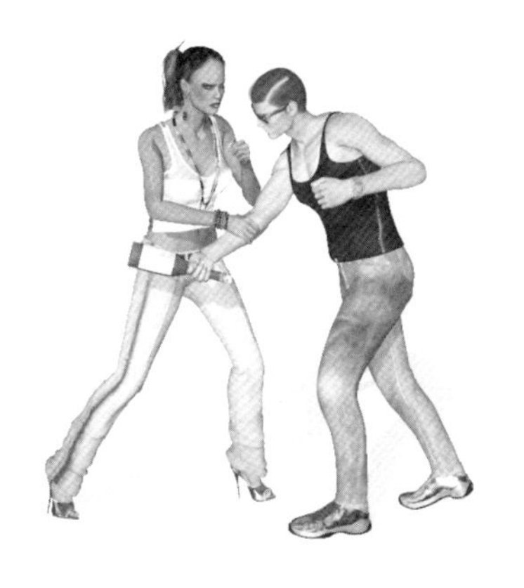

▲ 旋即，在對方右臂下落的一剎那，我身體驟然右轉，右手順勢向下捋抓對方的右臂，迫使其無法再度揮動兇器。

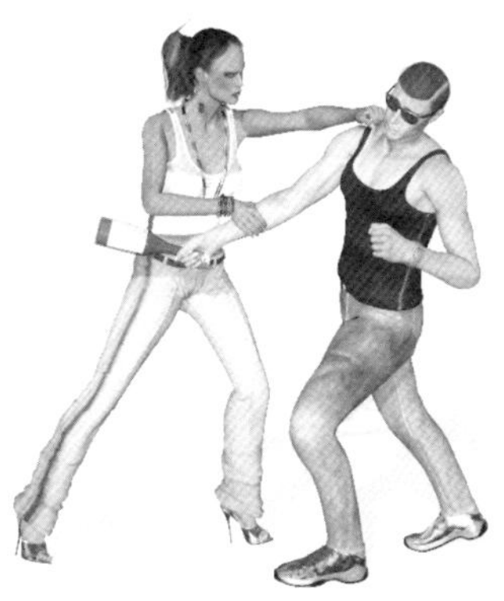

▲ 動作不停，在右手牢牢地控制住對方右臂的前提下，立即以左拳連續狠狠地攻擊其頭部。

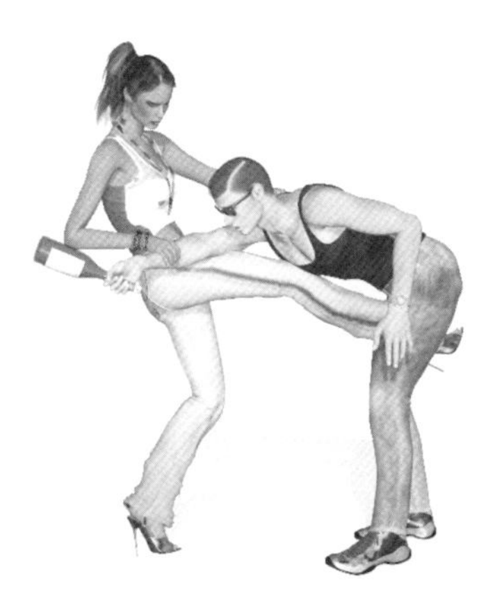

▲ 進一步，可以用左手抓按住對方右側肩頭，與右手一併用力向懷中拉扯，並抬起右腿連續踢擊對方的腹股溝。

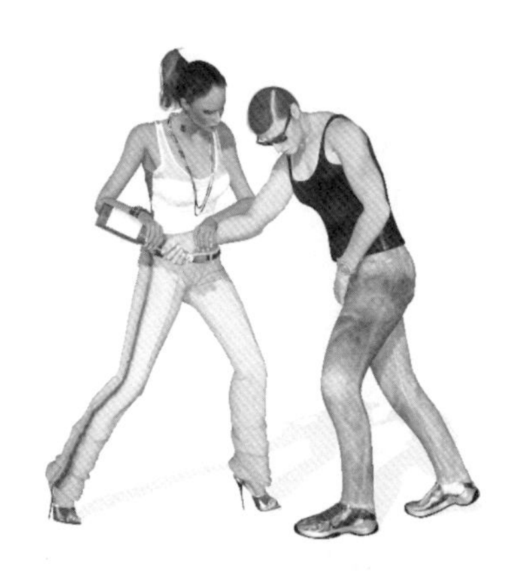

▲ 繼而，左手向下滑動，捋抓住對方右手腕部，並向上提起。右手順勢抓握住對方的酒瓶，用力向下掰撅。

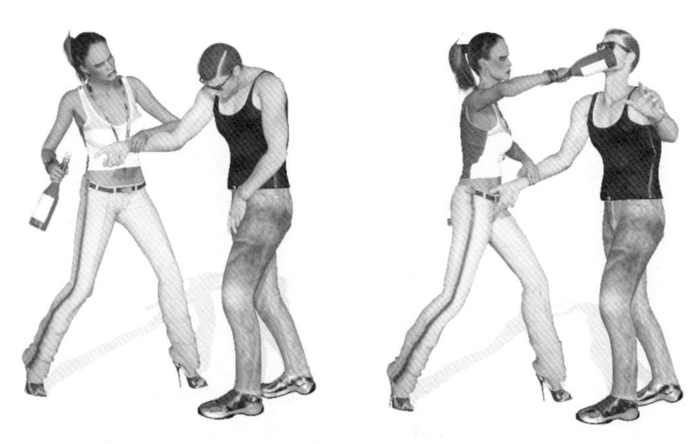

▲ 左右手交錯發力，瞬間將其酒瓶搶奪下來，然後反手掄動酒瓶，針對對方頭部實施反擊。

第 6 章

利用隨身物品作武器防身自衛

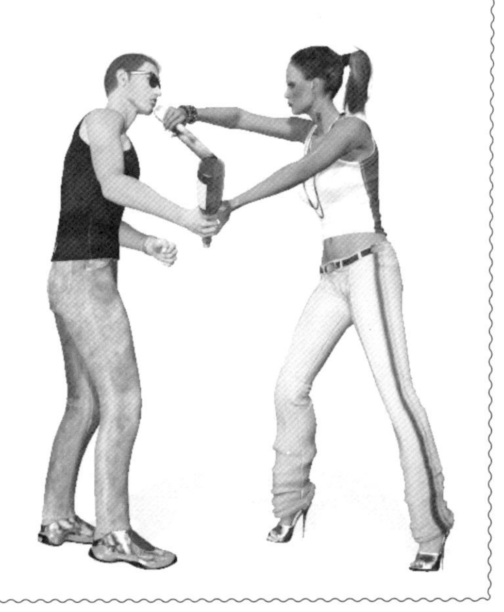

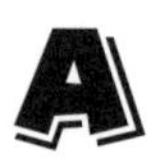

利用手機防身自衛

現代社會，幾乎人人擁有手機，女孩子更是「機不離手」。在危急時刻，手機作為通信工具，不僅可以隨時撥打報警電話，而且也可以用於防身自衛。

因為現代手機多數是金屬外殼，質地比較堅硬，用來敲打襲擊者的要害部位，其威力不亞於一把鐵榔頭。

用手機進行防身格鬥，多是在單手握持狀態下，以手機一端為力點進行敲砸。在肢體被對方拉扯糾纏時，也可以藉助手中的手機，利用槓桿原理來撬別或擠壓對方手臂的肘關節、腕關節等部位，令其產生疼痛而放棄對我的控制。

實用範例 1

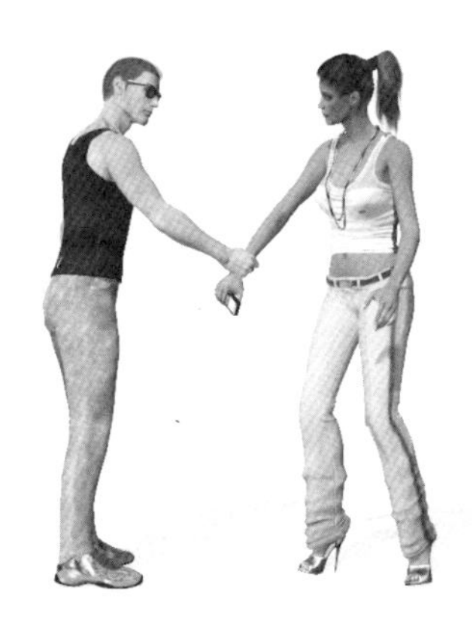

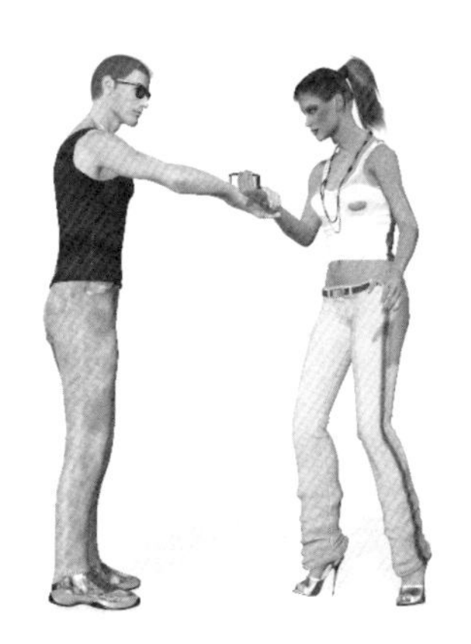

▲ 對方用右手抓握住我的右手腕部，我迅速右臂屈肘抬起，右手向外翻腕，用手中握持的手機別壓對方右手腕部。

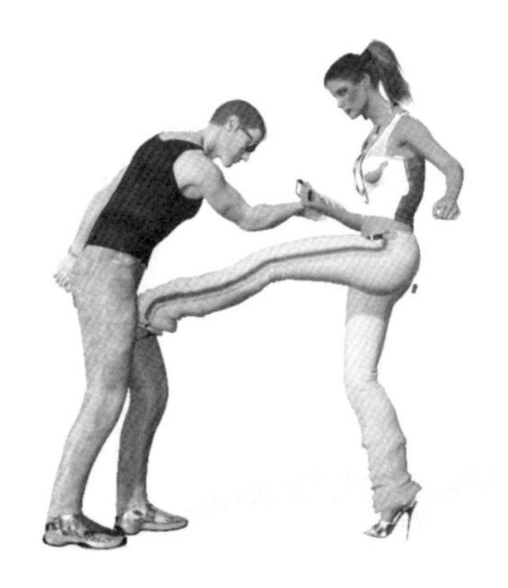

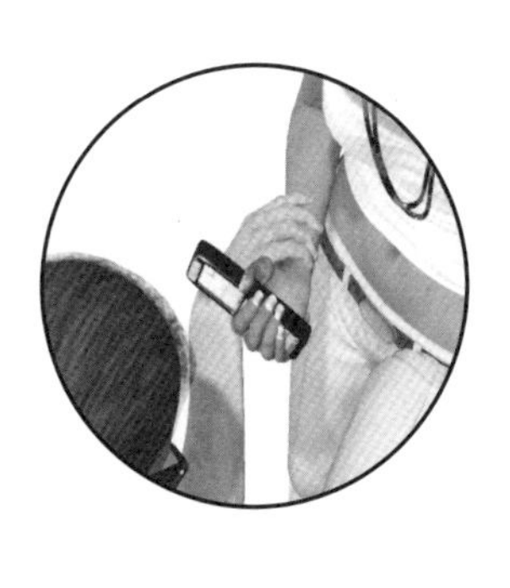

▲ 幾乎同時，身體右轉，飛起左腳連續踢擊對方襠部。

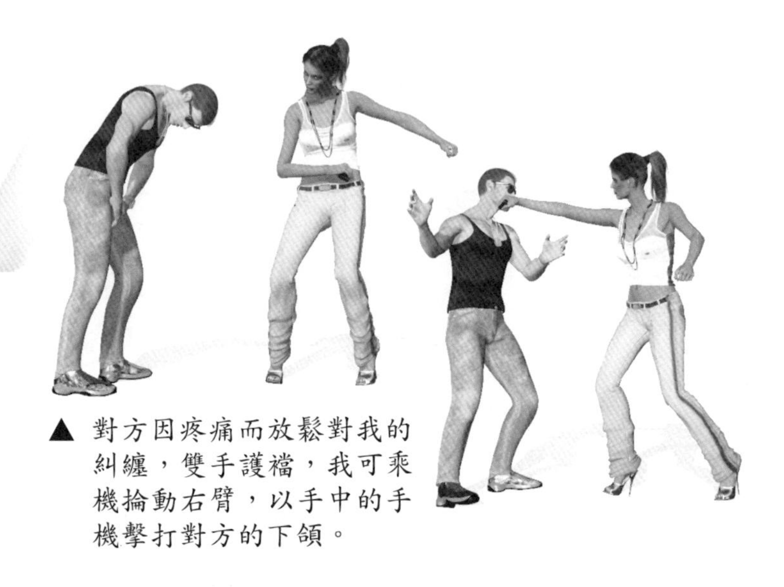

▲ 對方因疼痛而放鬆對我的糾纏，雙手護襠，我可乘機掄動右臂，以手中的手機擊打對方的下頜。

實用範例 2

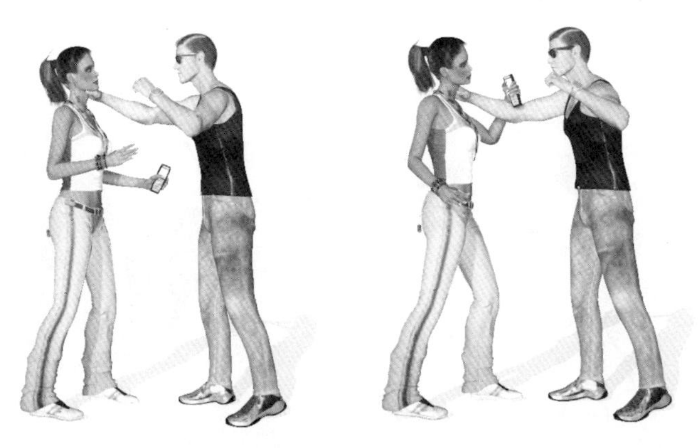

▲ 對方用右手卡掐我脖頸的同時，揮舞左拳對我發動襲擊。我迅速抬起左臂，屈肘自上而下揮擺，以左手握持的手機扣壓對方右臂肘關節內側。

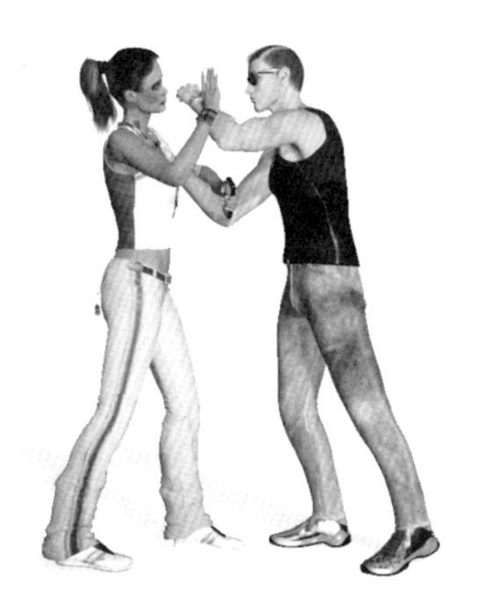

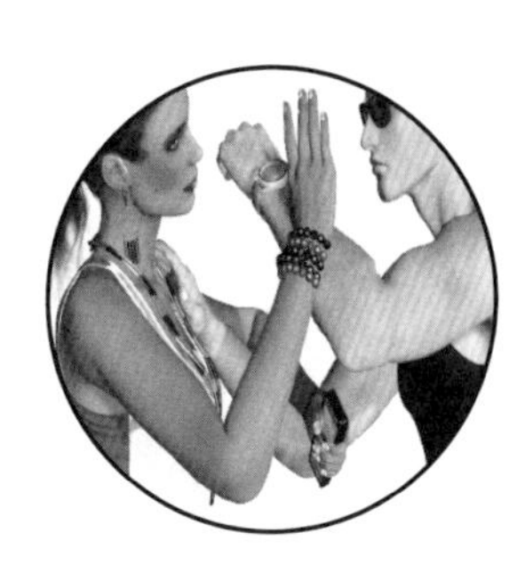

▲ 左手持手機用力向下壓制對方右臂肘窩位置，可以緩解其右手卡掐的力度。在此基礎上，可抬起右臂抵擋對方左手的攻擊。

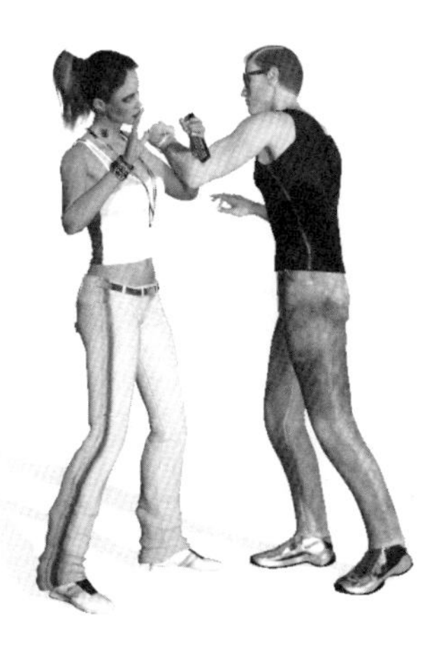

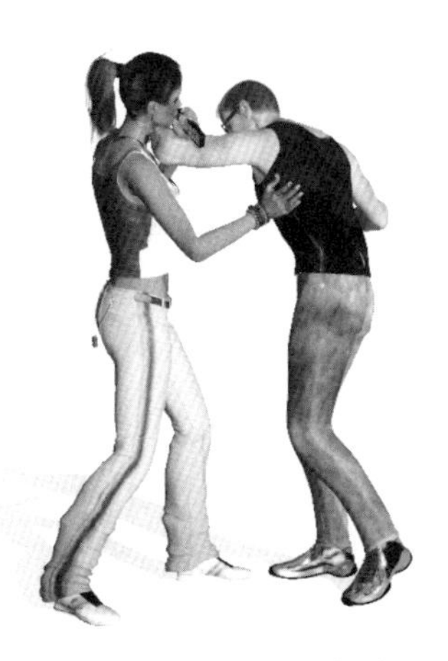

▲ 在有效防禦並化解掉對方的攻擊後，再用右掌掌根猛推對方的左側軟肋。

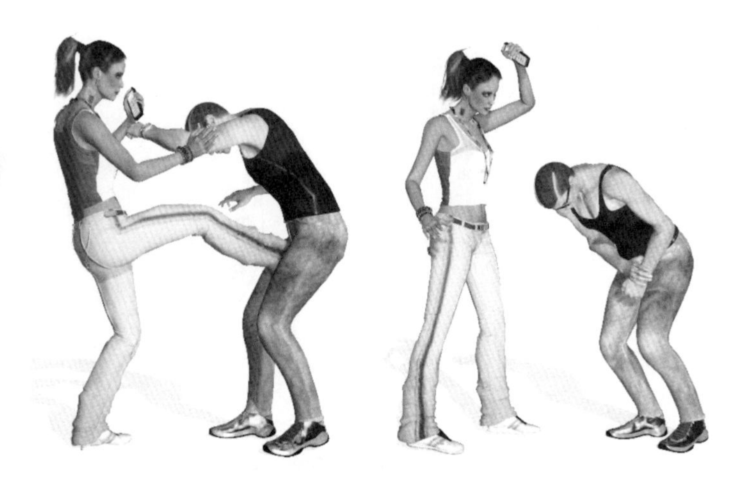

▲ 繼而，飛起右腳，連續踢擊對方襠部，令其猝不及防，被迫俯身護襠。

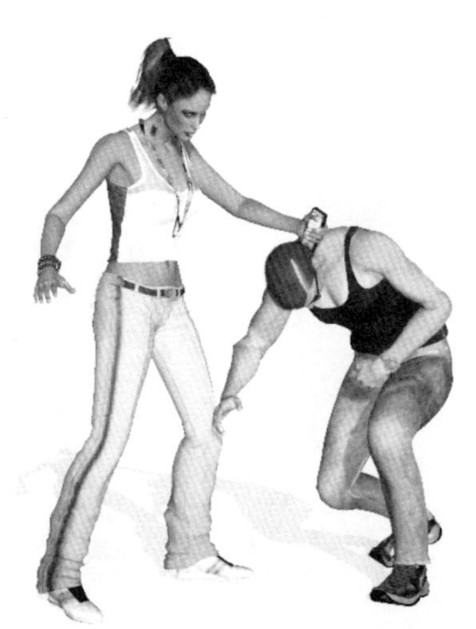

▲ 對方俯身瞬間，我可掄動手機劈砸對方的後腦，令其跌跪於地。

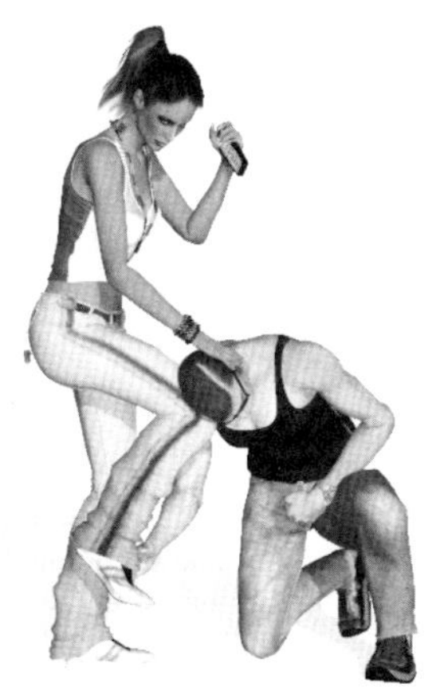

▲ 對方向前跌跪時，我可抬起右腿，屈膝，以膝蓋衝撞其頭面部。

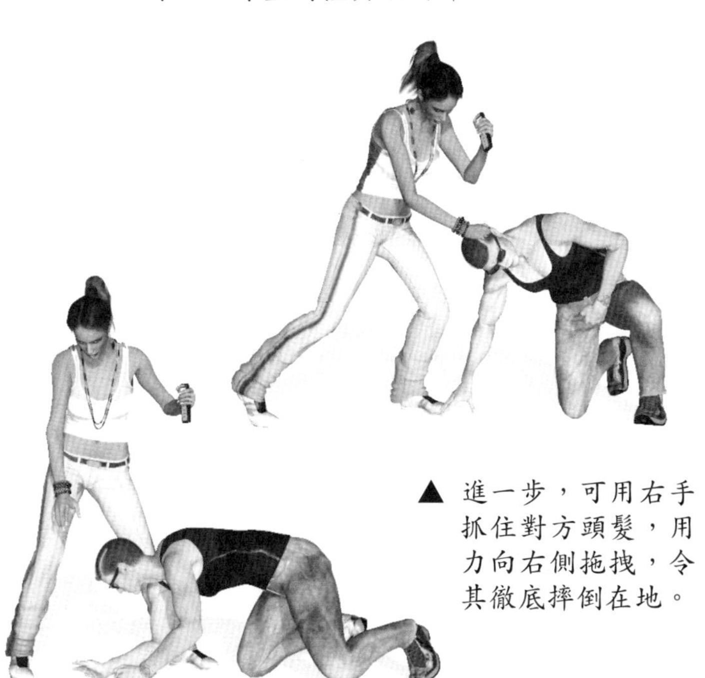

▲ 進一步，可用右手抓住對方頭髮，用力向右側拖拽，令其徹底摔倒在地。

B 利用書刊、報紙防身自衛

如果你是一名文藝女青年的話，你在許多環境下，都會抱著一本書，或是一本雜誌。這本代表文明和智慧的讀物，在身體遭受侵害或騷擾時，可以瞬間化身為一件武器。

你可以將報紙、雜誌捲成一條短棒，用力掄劈挑釁者的頭部或臉頰，或者像握刀那樣戳刺對方的咽喉、眼睛，它會令你如虎添翼，信心倍增。

在必要的時候，你還可以將手中的書本、雜誌朝攻擊者臉上砸去，突如其來的「炮彈」，會令其措手不及，你可以乘機轉身逃脫。

實用範例 1

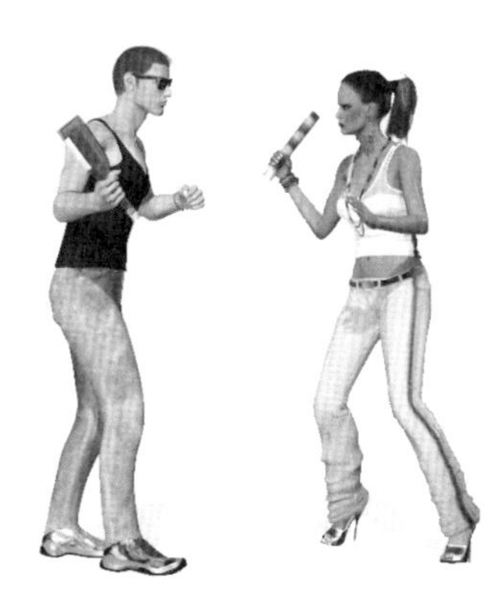

▲ 迎面遭遇醉鬼，對方右手掄動酒瓶，對我發動襲擊。

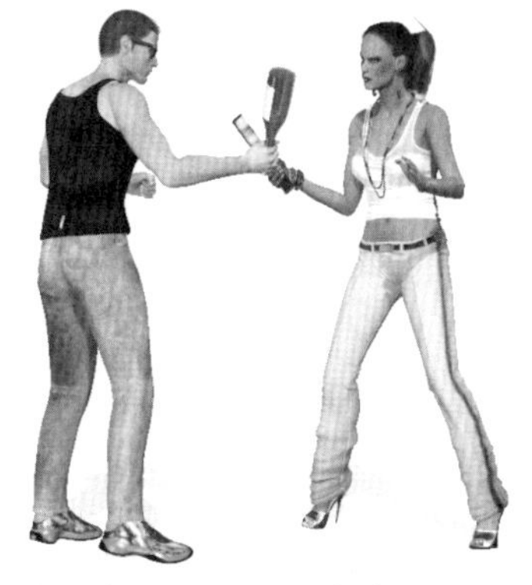

▲ 我迅即向左轉身，揮動右手握持的雜誌，掃襲對方右手腕部。

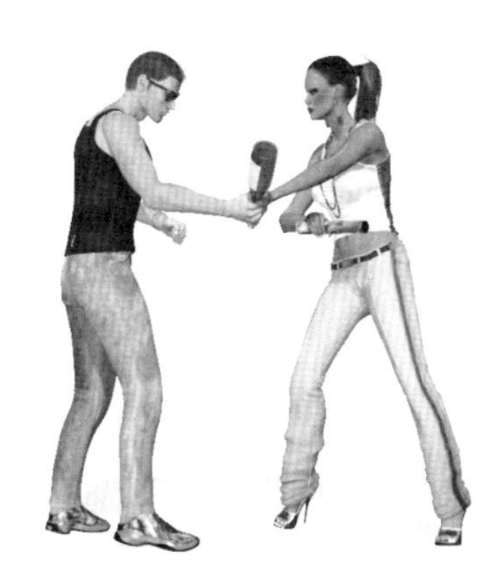

▲ 化解對方的攻勢後，左手推擋對方右手，同時右手握持雜誌擺動至左側腋下。

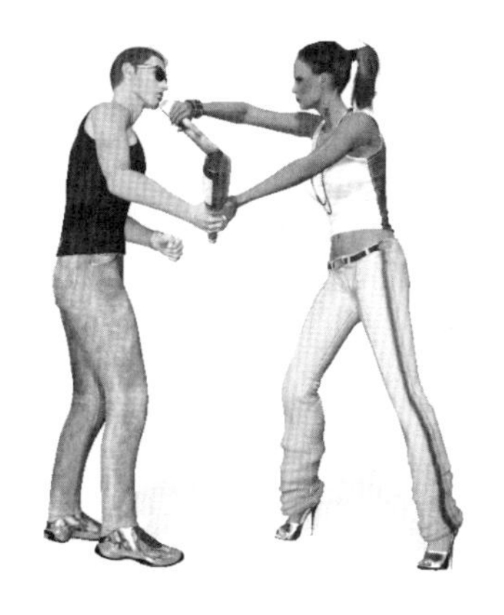

▲ 動作不停，身體重心前移，右手握持雜誌隨之向右上方攻出，以雜誌一端為力點挑襲對方下頷。

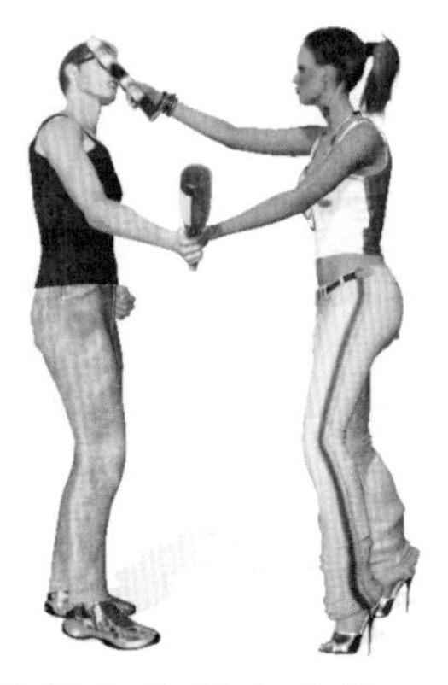

▲ 挑擊動作結束瞬間，右手腕快速外翻，再以雜誌另一端為力點劈砸對方臉部。

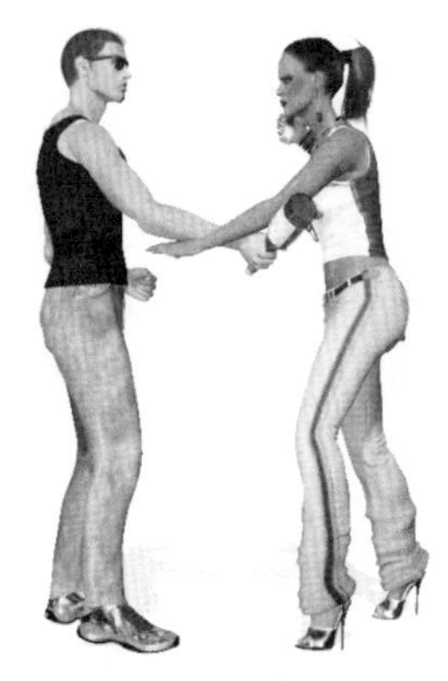

▲ 連續的攻擊會令對方措手不及，我左臂順勢由對方右手腕上方向前伸展。

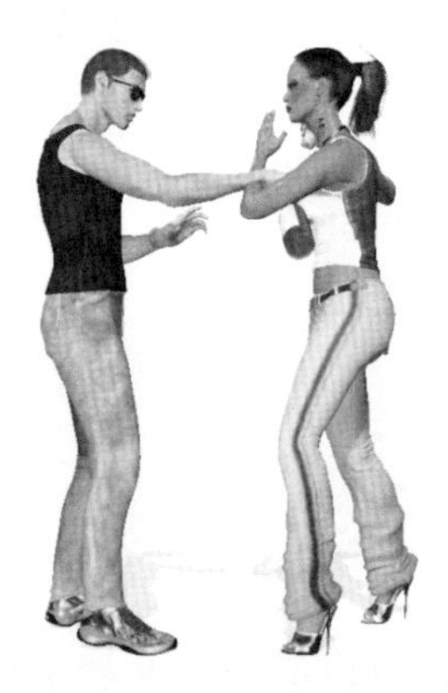

▲ 旋即，左臂屈肘向上抬起，以肘窩勾鎖住對方右手腕部，對其腕關節形成壓力。

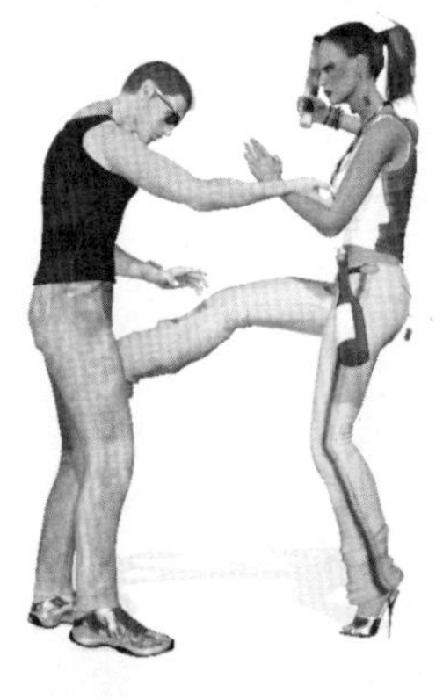

▲ 上體驟然後仰，左臂屈肘夾緊，可令對方手中的酒瓶脫落。同時飛起右腳猛踢對方襠部。

實用範例 2

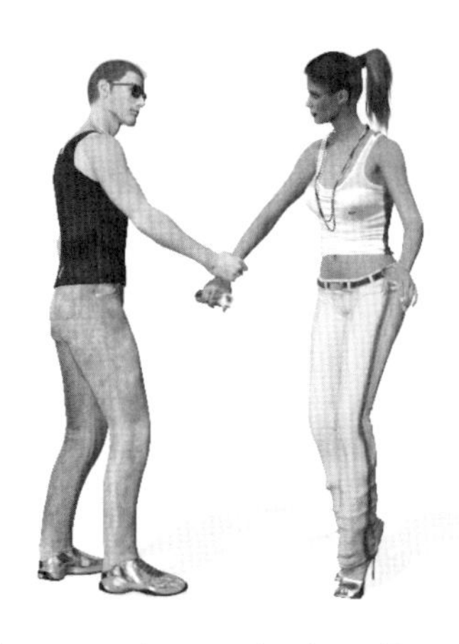

▲ 正面發生衝突時，對方用右手抓握住我的右手腕部，用力拉扯。

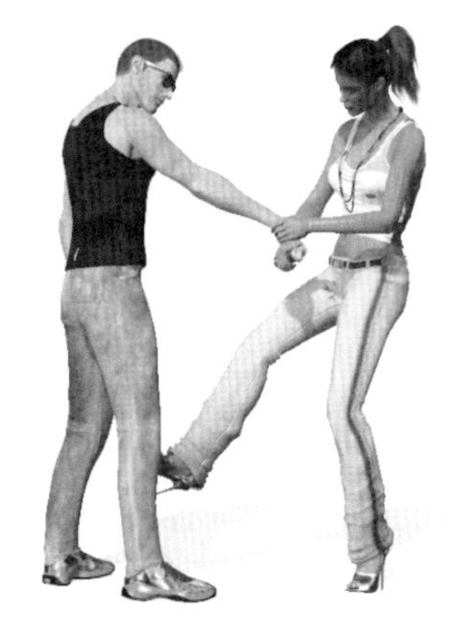

▲ 我迅速用左手扣按住對方右手手背，同時抬起右腳，踢擊對方右腿脛骨部位。

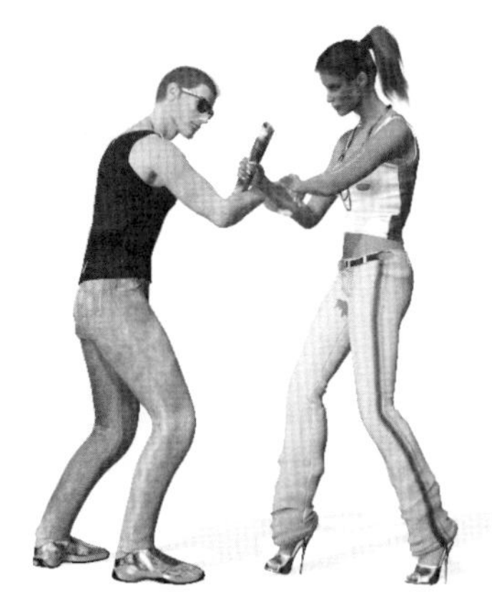

▲ 在左手扣壓住對方右手的基礎上，右臂屈肘向右外側擺動，以右手握持雜誌的下端，勾扣住對方右小臂內側。

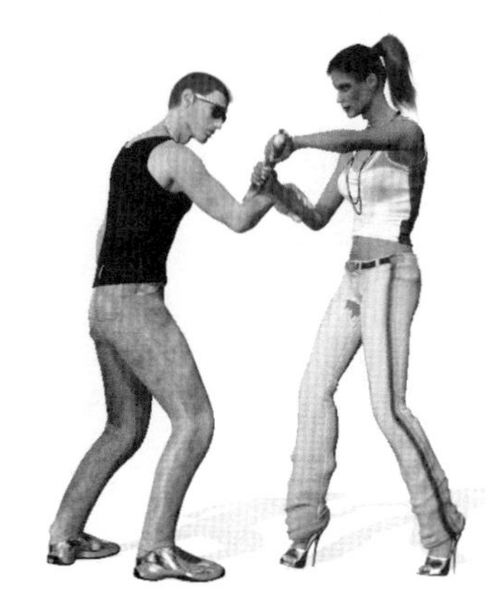

▲ 用雜誌的一端勾住對方右小臂後，立即用左手抓握住雜誌的另一端。

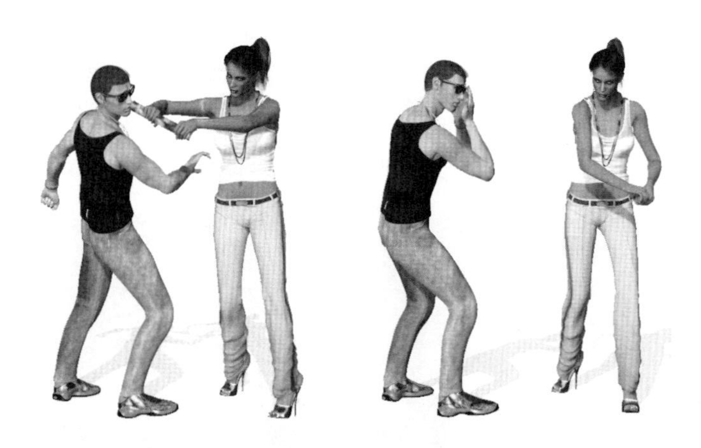

▲ 在雙手牢牢地抓握住雜誌的前提下，身體驟然左轉，右臂用力向上抬起，左手向下發力，周身協調動作，瞬間擺脫對方的控制，同時以雜誌的一端掃襲對方下頜。

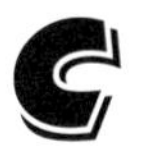

利用圓珠筆防身自衛

圓珠筆、鋼筆這類書寫工具，幾乎每一位職業女性都會隨身攜帶，且攜帶方便、合法，可以順利地通過各種安檢。

圓珠筆看上去再普通不過，沒有任何威脅性。其實，如果使用得當，將它當作武器，可以使你在很多危險情況下脫身。

儘管它尺寸很小，但是使用正確的話，它可以造成刺痛和壓迫感。

圓珠筆最有效的用途就是用來戳刺身體的要害和相對薄弱的部位，比如眼睛、咽喉、太陽穴、肘窩、腋窩等，攻擊效果立竿見影。

實用範例 1

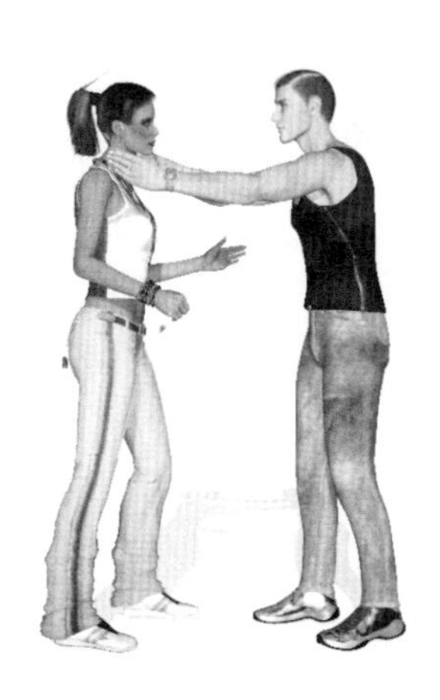
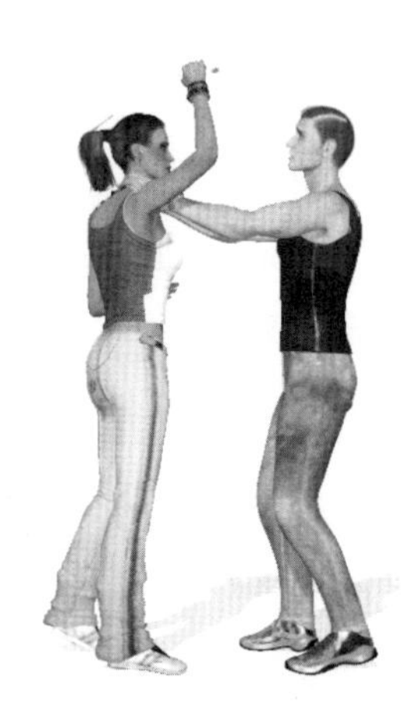

▲ 雙方發生衝突，對方用雙手卡掐我的脖頸，我迅速將右臂向上抬起，揮舞右手握持的圓珠筆展開反擊。

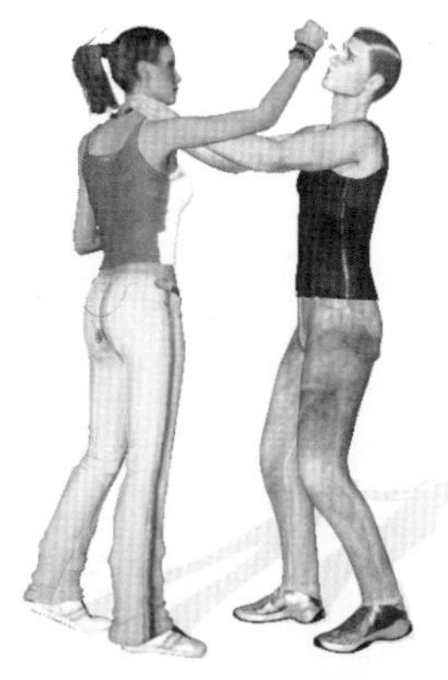
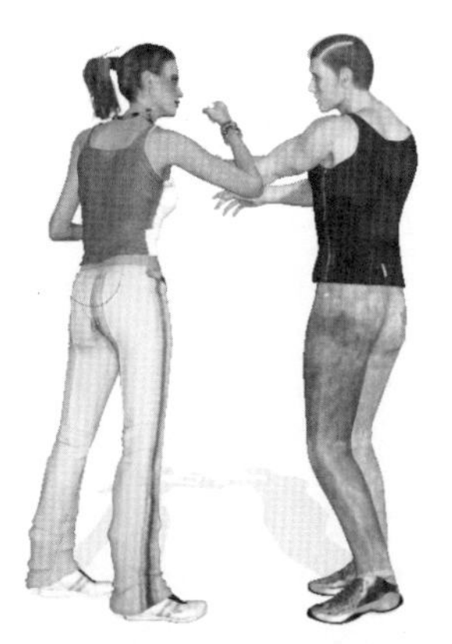

▲ 可以用筆尖戳刺對方眼睛，或者猛戳其手臂，迫使其放鬆對我的控制。

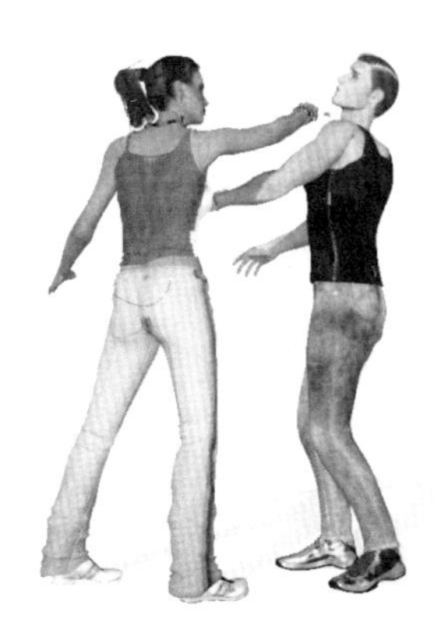

▲ 當對方雙手離開我的脖頸後，可以繼續揮擺手中的筆，攻擊其咽喉。

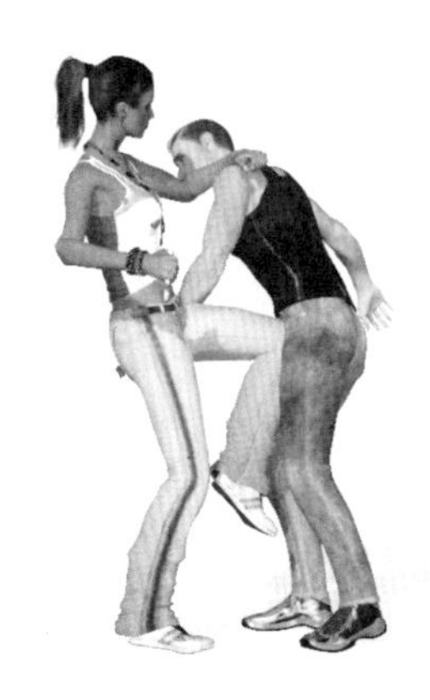

▲ 進一步，可以起腿攻擊其襠部。

實用範例 2

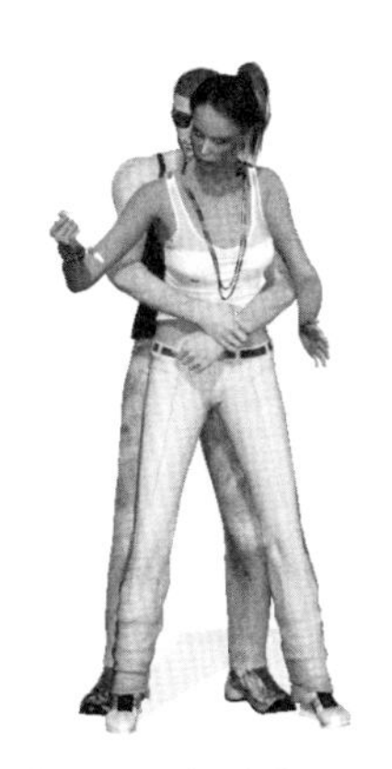

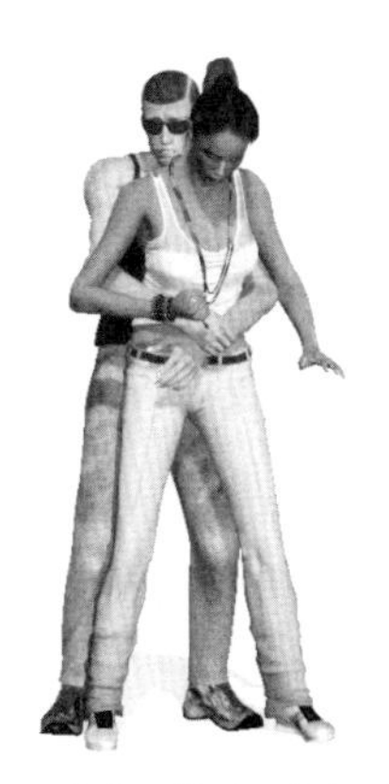

▲ 暴徒由背後攔腰將我抱住，我迅速揮舞右手握持的圓珠筆猛戳對方右手，令其放鬆對我的控制。

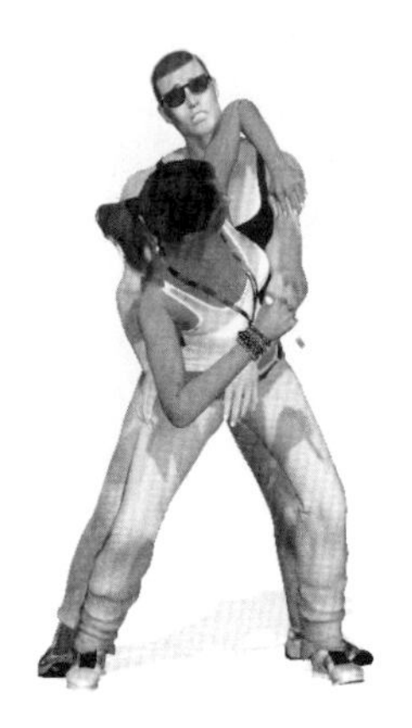

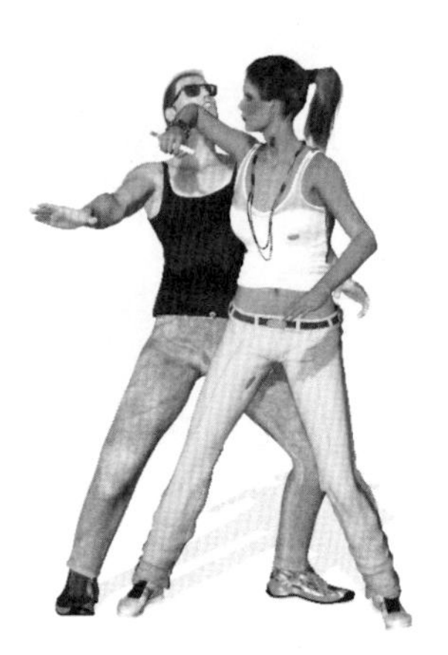

▲ 旋即，猛然轉動身軀，以左右肘向後掃襲對方頭部，以達到徹底擺脫糾纏的目的。

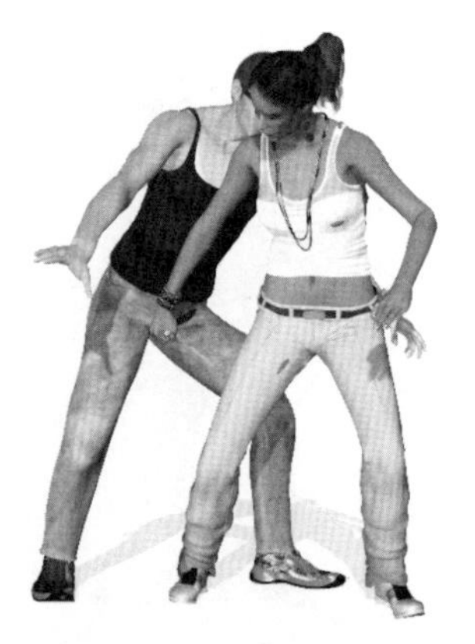

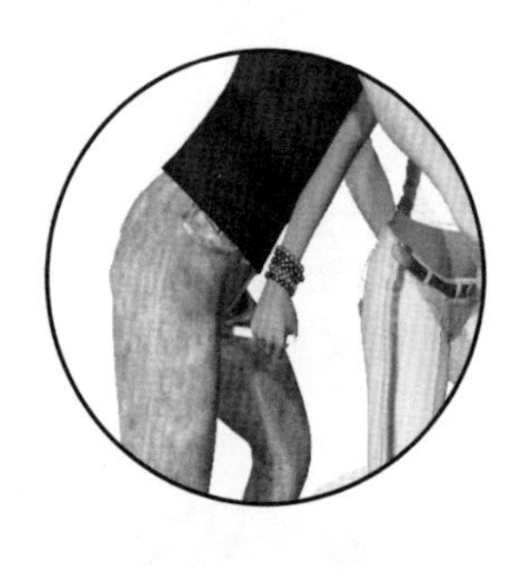

▲ 在對方畏縮後退之際，我再度揮舞手中的圓珠筆向後挑刺對方襠部。

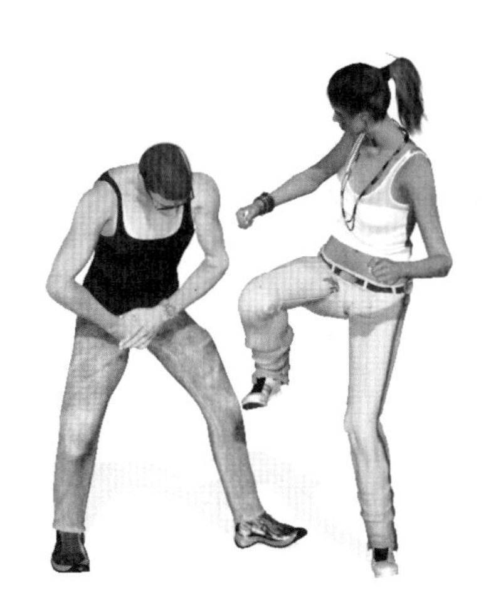

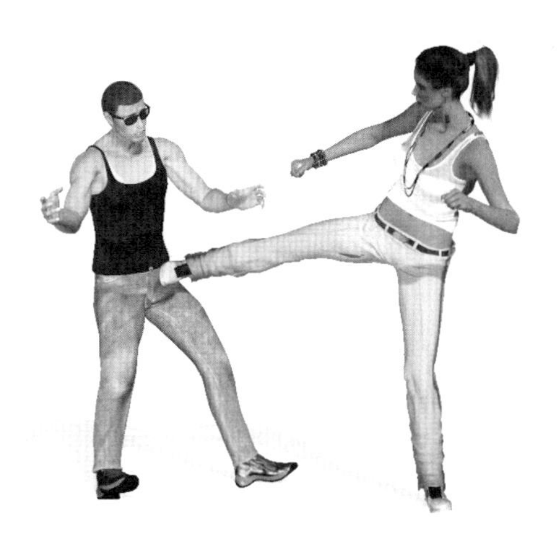

▲ 進一步，可以抬起右腳猛踹對方腰胯部位，令其向後跌倒。

第 7 章

幾種特殊情境下的防身技術應用

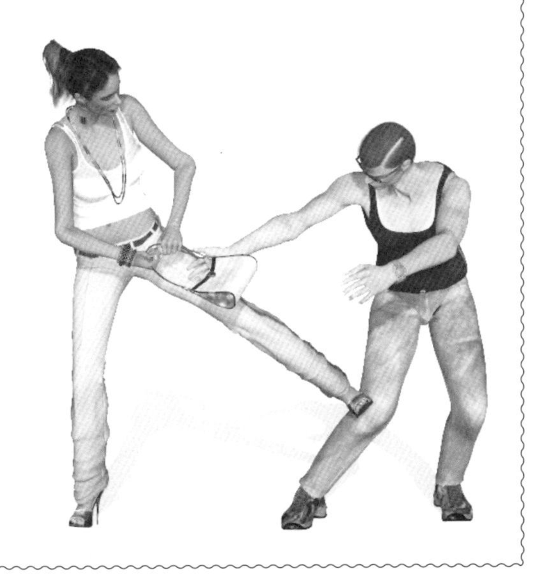

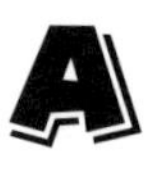

遭遇惡意尾隨時的防禦與反擊方法

近年來，惡意尾隨事件呈上升趨勢。所謂「惡意尾隨」是指尾隨者出於惡意一直跟隨受害者。尾隨者經常會在自認為時機和場合恰當的時候，逼近你進行口頭侮辱、騷擾，甚至暴力傷害。

在自己不熟悉的環境裡，感覺到被尾隨了，首先要盡可能地尋找「安全避難所」，如警局、醫院、銀行、酒店等配備安保措施的場所。

總之是儘量朝人潮多、燈光明亮的地方去，同時及時撥打報警電話，尋求幫助。

一旦發覺對方有惡意舉動，要立即展開反擊，而且出手必須果斷，毫不留情。

實用範例 1

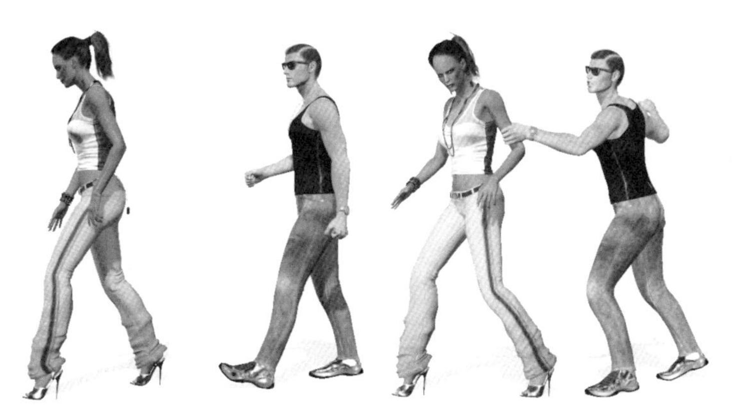

▲ 暴徒由我背後尾隨，突然用左手抓扯我的左臂，並揮舞右拳，準備對我發動襲擊。

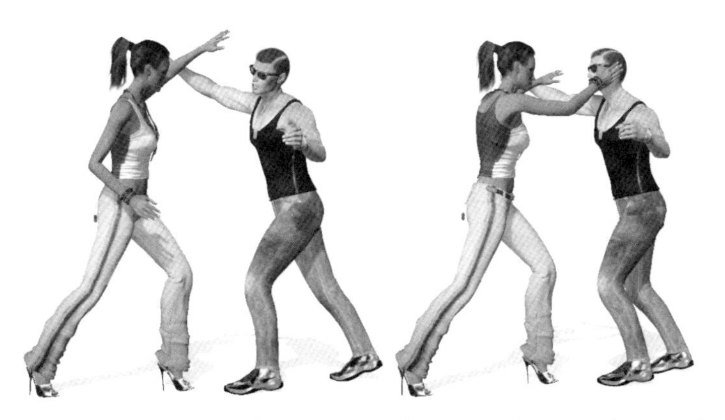

▲ 我迅速向左轉身，抬起左臂格擋開對方右臂，同時掄動右臂，以右掌抽扇對方左側臉頰、耳朵。

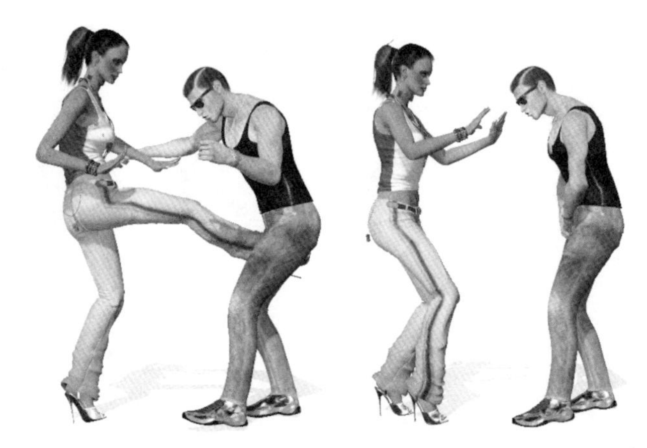

▲ 繼而，再飛起右腳連續踢擊對方襠部，予以重創。

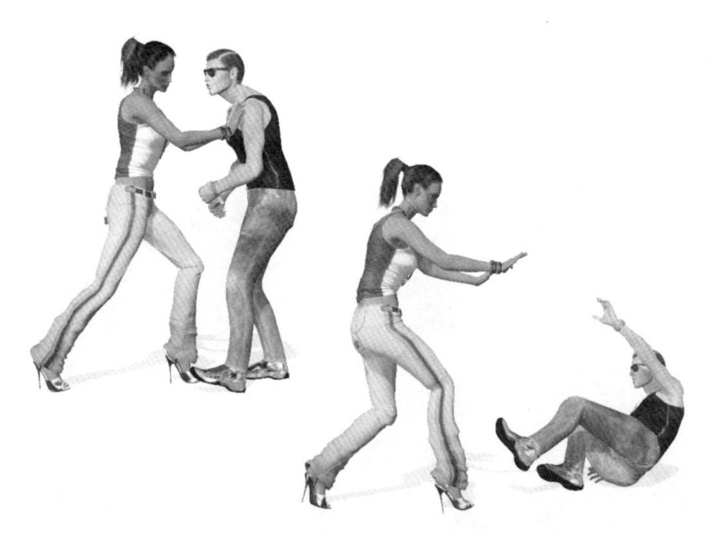

▲ 趁對方雙手護襠、疲於招架之際，我快速前衝，用雙手猛推對方上體，將其猝然推倒在地。

實用範例 2

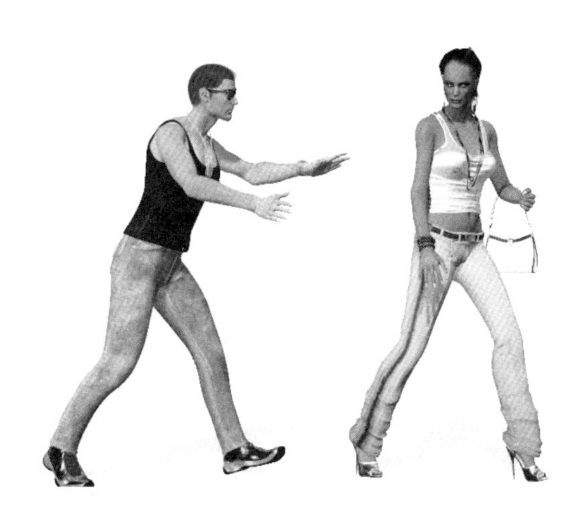

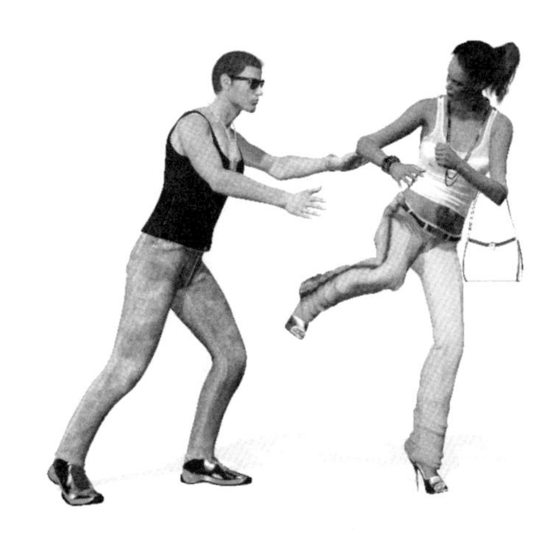

▲ 暴徒於我背後尾隨，欲對我實施搶劫。在對方跟近過來，伸出雙手撲抓我的一剎那，我迅速向右轉身，抬起右腿。

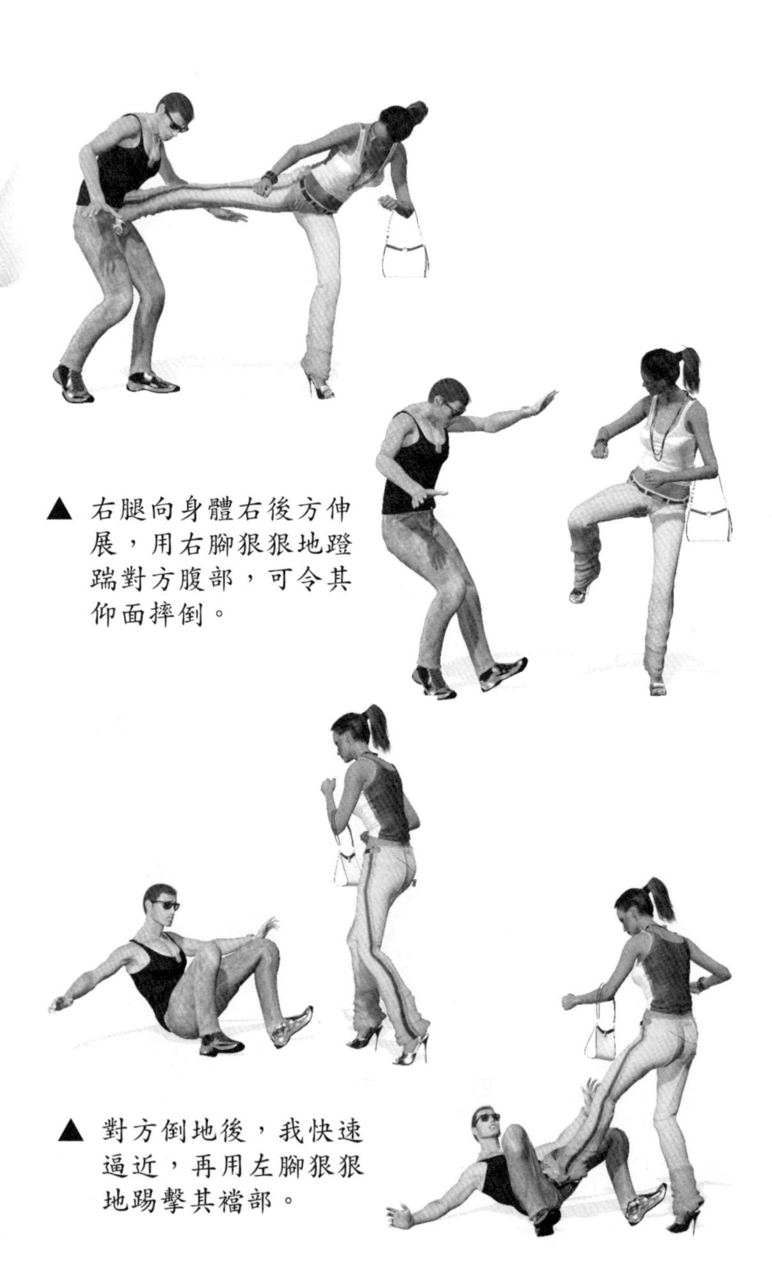

▲ 右腿向身體右後方伸展，用右腳狠狠地蹬踹對方腹部，可令其仰面摔倒。

▲ 對方倒地後，我快速逼近，再用左腳狠狠地踢擊其襠部。

B 遭遇搶劫財物時的防禦與反擊方法

現代社會中，女性除了遭受性騷擾和性侵害之外，遭遇搶劫財物的案例，也一直居高不下。單從體質和體力的角度來說，女性是天生的弱者，因而也成為搶劫犯罪者的首選目標。

面對搶劫，我們首先要記住這樣一個原則，「生命第一，財產第二」。在沒有反抗機會的情況下，破財免災，絕對是明智之舉。為了生命，屈服與順從並不丟人。

如果你接受過一定程度的格鬥訓練，決定使用武力來維護自己的尊嚴和財產，那務必要克服恐懼、出手果斷、速戰速決，全力以赴地展開格鬥，並要善於利用隨身物品，冷靜應對。

實用範例 1

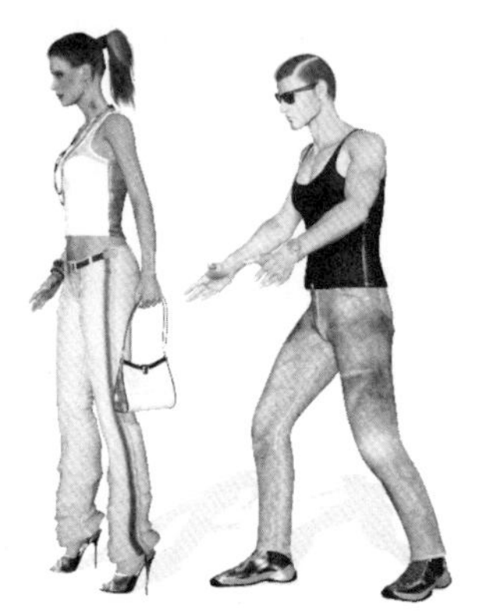

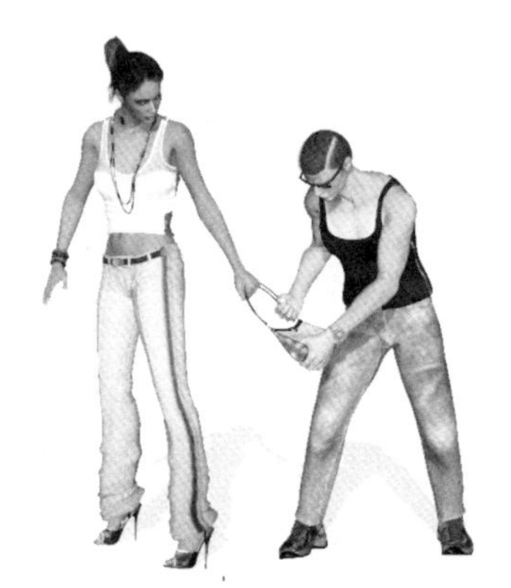

▲ 暴徒突然出現在我身後，雙手抓扯住我左手的拎包，欲對我實施搶劫。

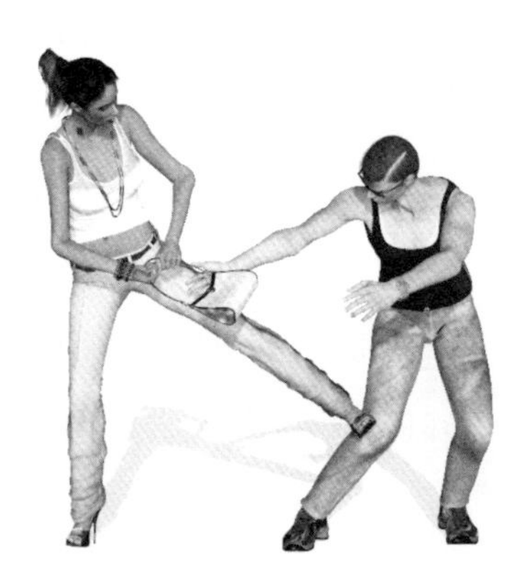

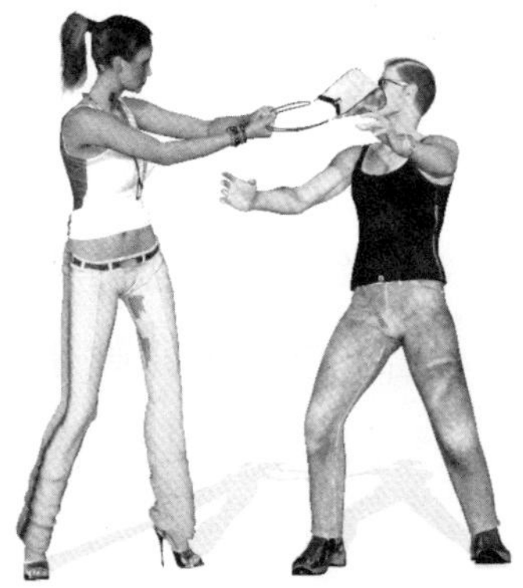

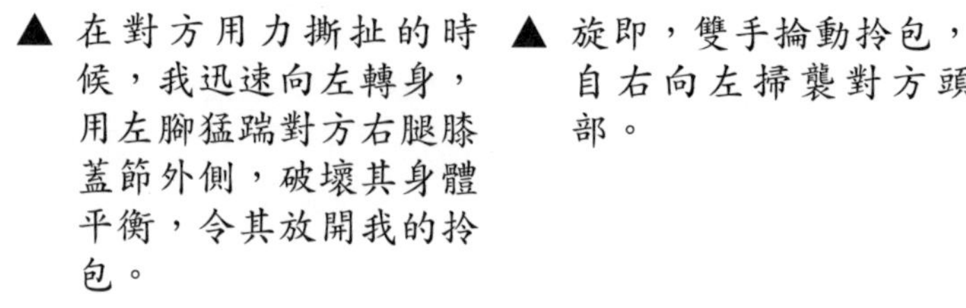

▲ 在對方用力撕扯的時候，我迅速向左轉身，用左腳猛踹對方右腿膝蓋節外側，破壞其身體平衡，令其放開我的拎包。

▲ 旋即，雙手掄動拎包，自右向左掃襲對方頭部。

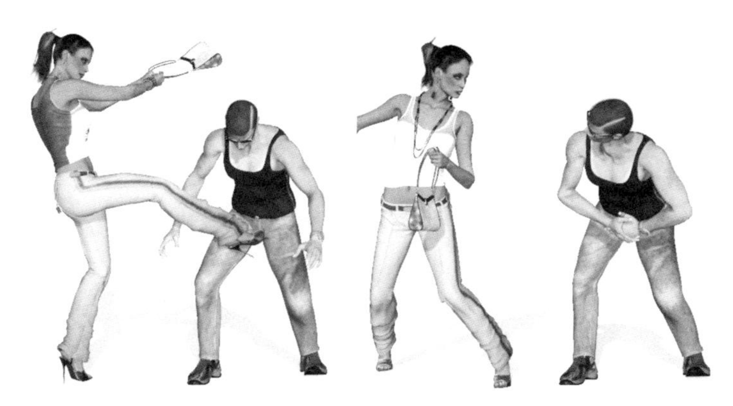

▲ 趁對方仰面躲避之際，立即飛起右腳連續狠踢對方襠部。

▲ 攻擊動作結束後，迅速轉身逃跑。

實用範例 2

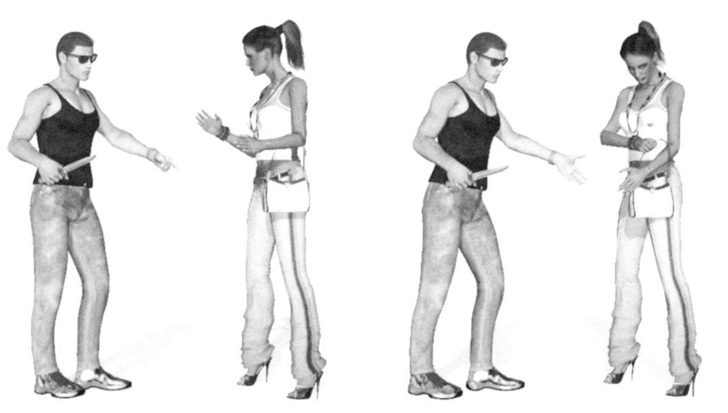

▲ 路遇劫匪，對方窮凶極惡，持刀威逼，欲強搶我的財物。

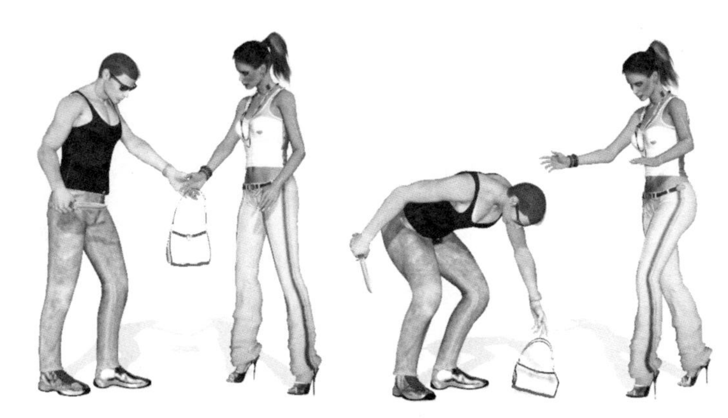

▲ 我假意逢迎，將手中拎包遞給劫匪。在對方伸手接包的一剎那，我脫手將拎包丟在地上，引誘對方俯身撿拾。

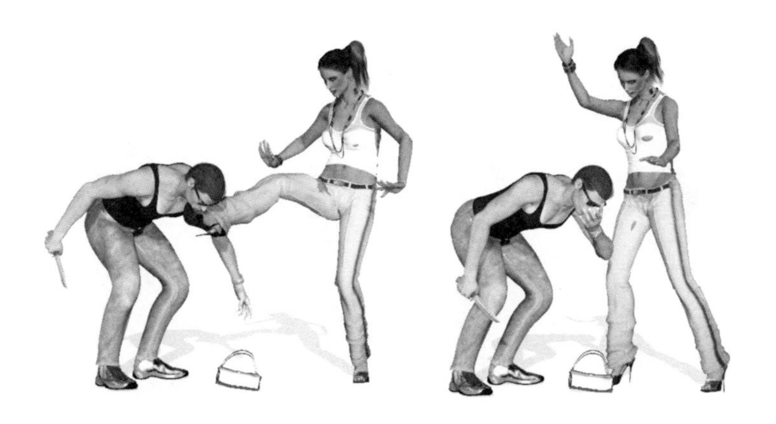

▲ 在對方下意識俯身撿包時，我可以順勢飛起右腳，仰面踢擊對方面門。

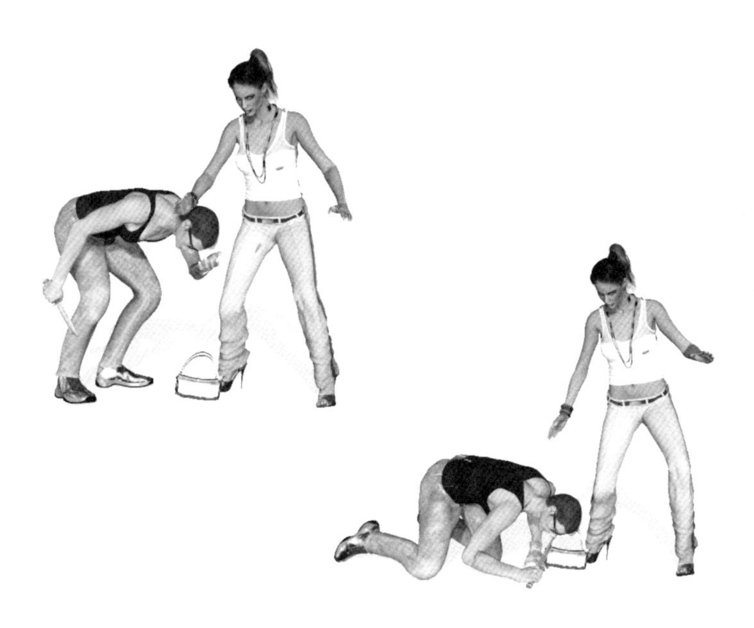

▲ 進一步，可以揮舞右掌，自上而下，以掌刃為力點劈砍對方後脖頸，瞬間可將其擊倒在地。

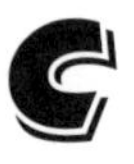

辦公桌前遭遇襲擊與騷擾時的防禦與反擊方法

對於職業女性而言，坐在辦公桌後面接待客戶，是再平常不過的事情。與陌生人產生嫌隙，引起語言甚至肢體衝突也是屢見不鮮的。

近年來，媒體報導的毆打秘書、醫生、護士的事件層出不窮。

坐在辦公桌後面，防禦來自桌前的攻擊，你的反抗動作會受到空間的限制，而且想逃跑往往很困難。

但是，你可以充分利用辦公桌來配合防禦動作，躲避對方的攻擊，化解危機。同時，還可以隨手抄起桌子上的辦公物品進行反擊。桌面上的筆、尺、裁紙刀、水杯，都能夠瞬間轉化為武器，甚至可以抱起電腦顯示器砸向對方。

實用範例 1

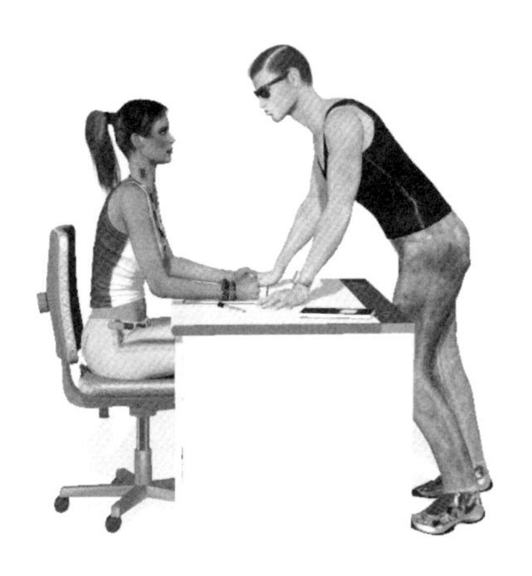

▲ 接待客戶時，對方站在桌前，雙手扶桌，突然俯身前探，欲行不軌。

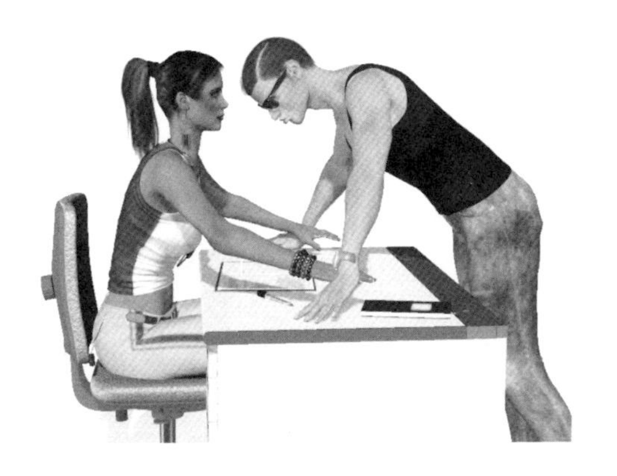

▲ 我雙手迅速由對方雙臂內側向外擺掃，迫使其雙手向兩側滑動。

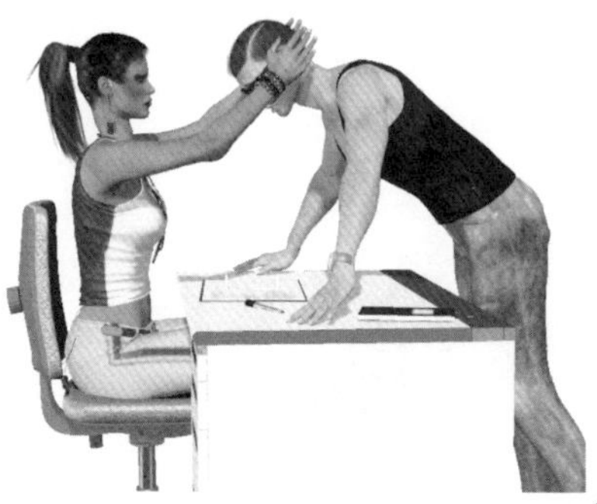

◀ 在對方身體失衡前撲的瞬間，我迅速揮動雙臂，以雙手掌心為力點摜擊對方雙耳。

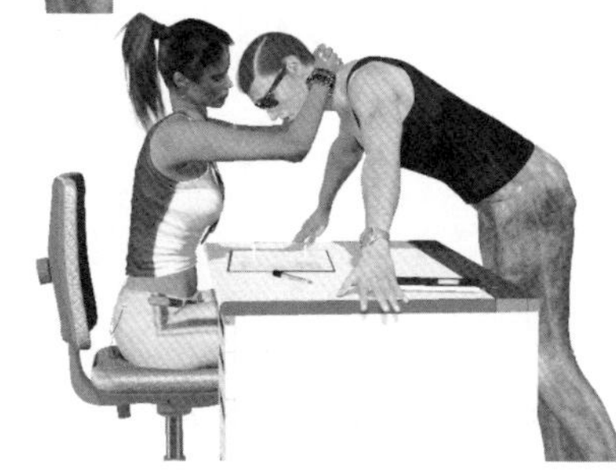

▶ 繼而，雙手順勢攀攬住對方的後脖頸。

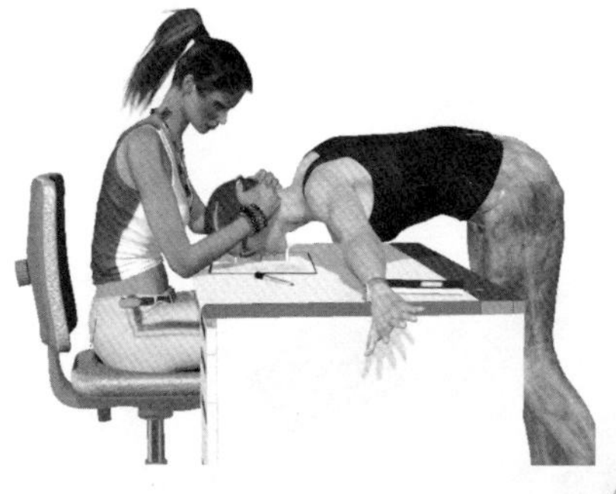

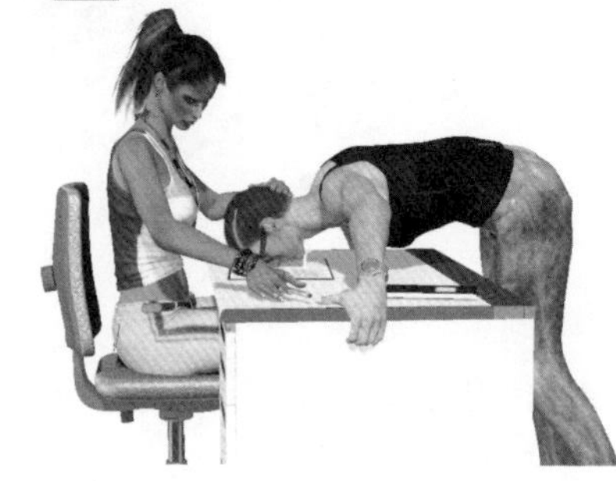

▲ 然後，雙手用力向下按壓對方後脖頸，令其臉頰猝然撞擊在桌面上。

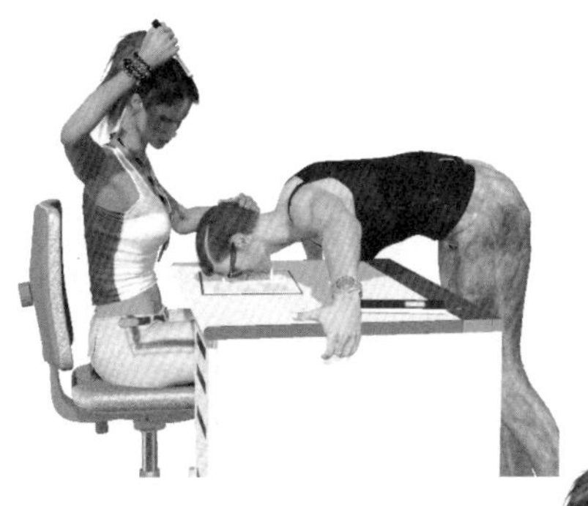

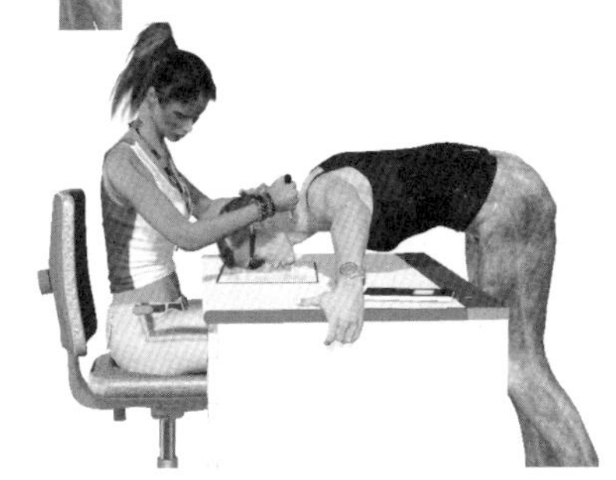

▲ 進一步，可以隨手抓起桌上的鋼筆或圓珠筆，自上而下連續猛戳對方頭部。

實用範例 2

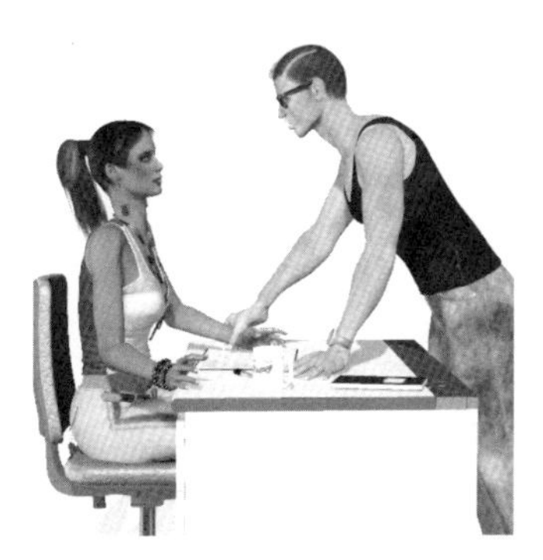

▲ 我在桌後辦公，接待客戶，對方一言不合，即用右手抓扯我的左手腕。

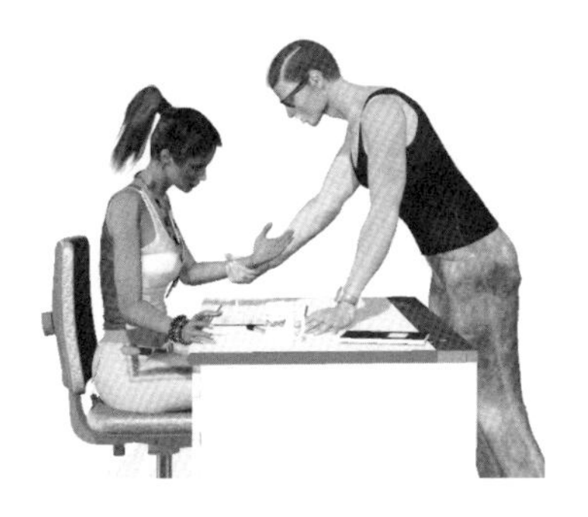

▲ 我迅速抬起左臂，左手外翻，掙脫糾纏。

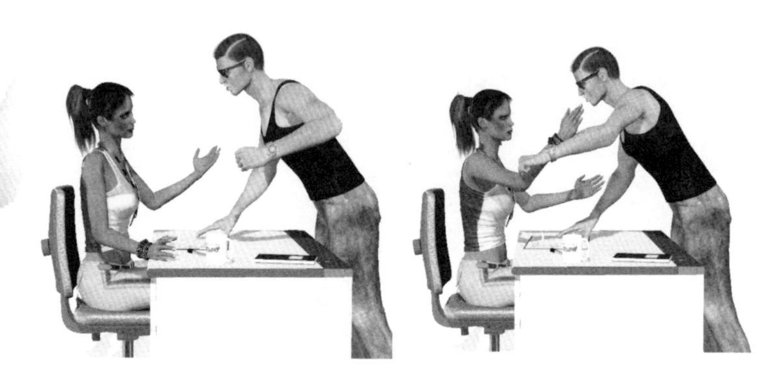

▲ 對方惱羞成怒，揮舞左拳針對我的頭部發動襲擊，我可抬起右臂，格擋化解。

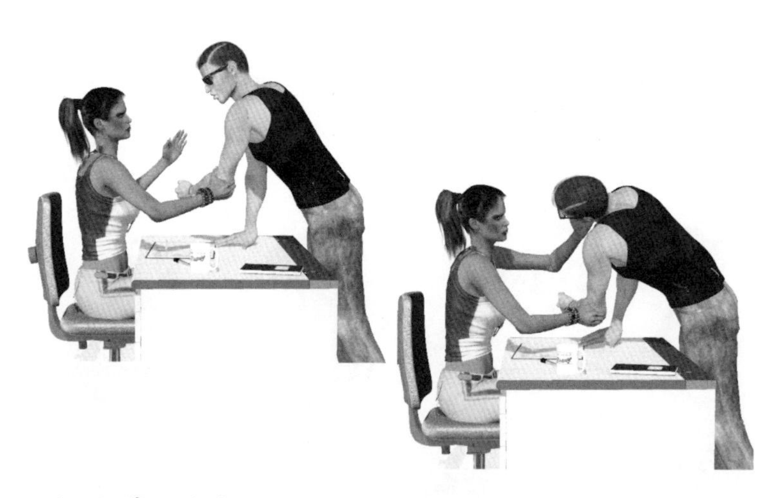

▲ 右臂阻截成功後，右手順勢抓掐住對方左臂肘關節外側，用力向左側推送，同時伸出左手，以虎口位置抵卡住對方鼻子根部，雙手同時發力，令其身體被迫向右擰轉。

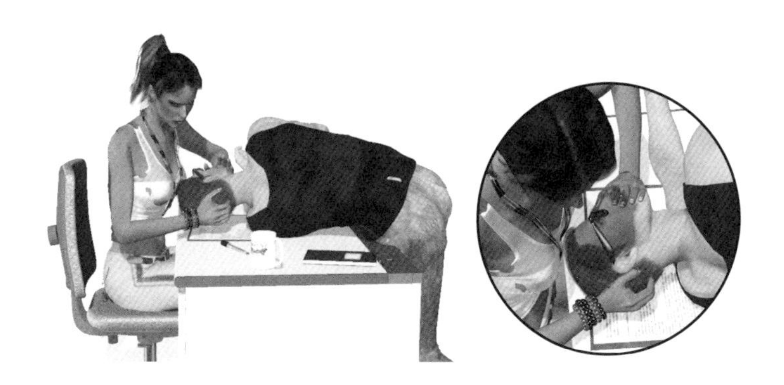

▲ 動作不停，右手快速抓扯住對方頭髮，使勁向下拉扯，配合左手卡鼻動作，可迫使對方上體傾斜仰躺於桌面之上。

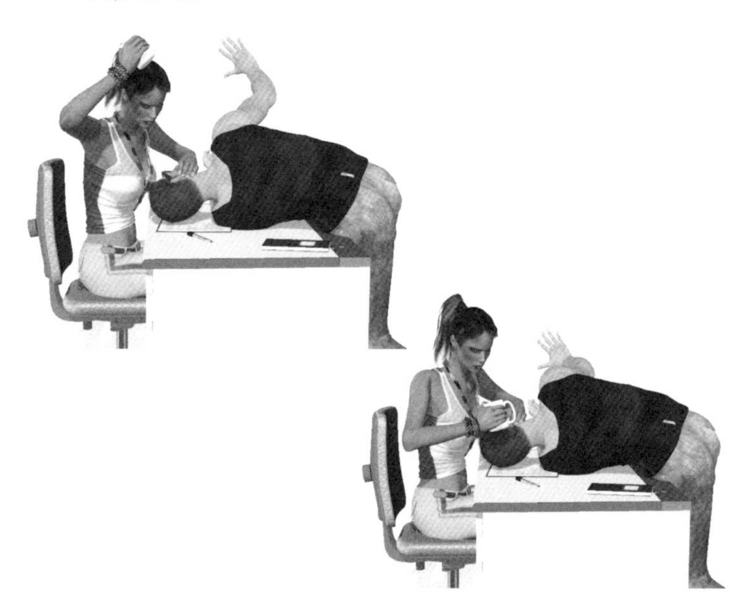

▲ 隨即，右手抄起桌上的水杯，自上而下狠狠地砸擊對方的頭部和面頰。

國家圖書館出版品預行編目資料

以色列女子防身術／張海　編著
——初版——臺北市，大展，2019[民108.11]
面；21公分——（格鬥術；7）
ISBN 978-986-346-269-9（平裝）
1.防身術
411.96　　108015101

以色列女子防身術

編　　著／張　　海
責任編輯／徐　俊　杰
發 行 人／蔡　森　明
出 版 者／大展出版社有限公司
社　　址／台北市北投區（石牌）致遠一路2段12巷1號
電　　話／(02) 28236031・28236033・28233123
傳　　真／(02) 28272069
郵政劃撥／01669551
網　　址／www.dah-jaan.com.tw
E-mail／service@dah-jaan.com.tw
登 記 證／局版臺業字第2171號
承 印 者／傳興印刷有限公司
裝　　訂／眾友企業公司
排 版 者／千兵企業有限公司
授 權 者／山西科學技術出版社
初版1刷／2019年（民108）11月

定　價／240元

大展好書　好書大展

品嘗好書　冠群可期

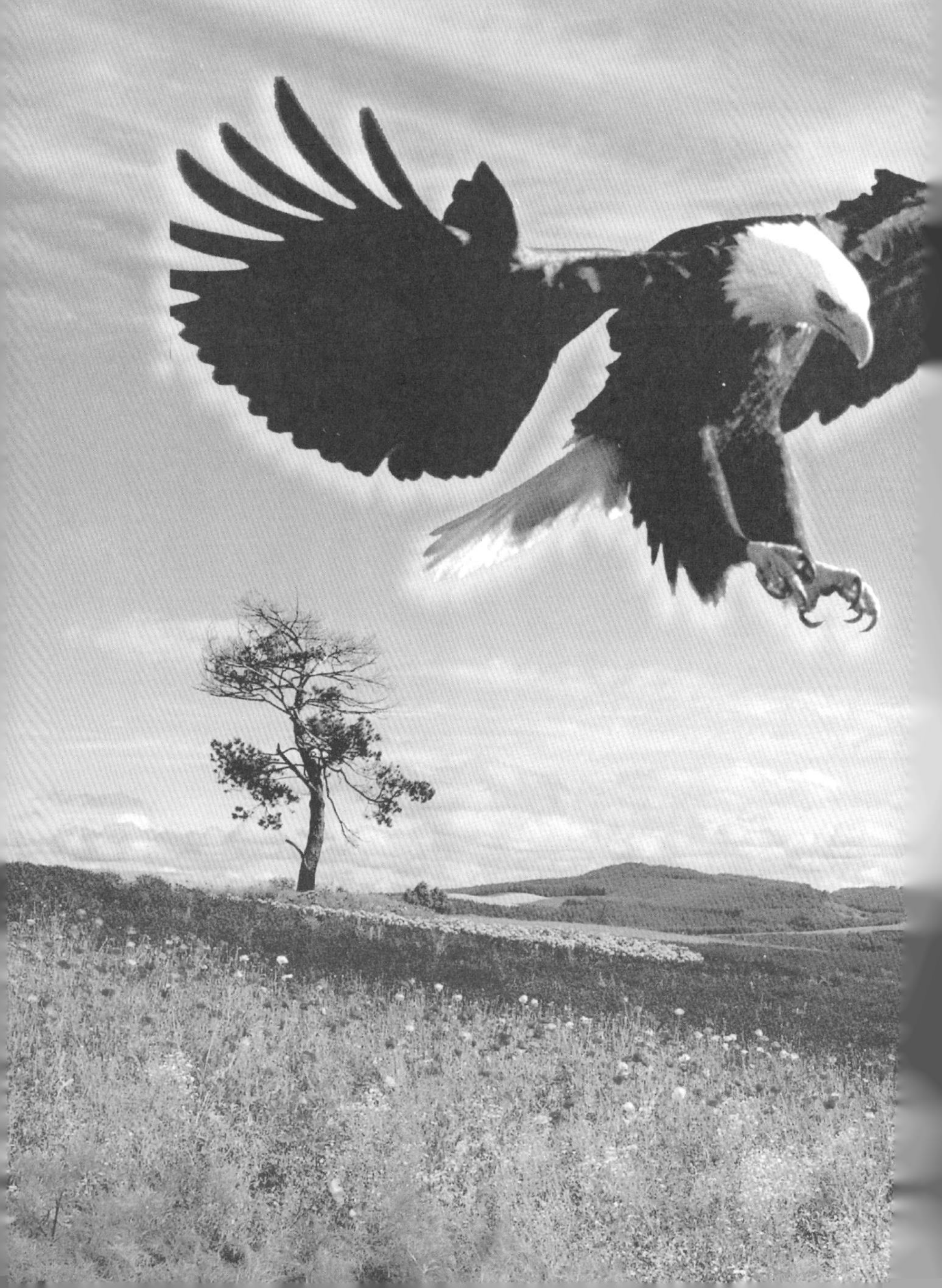

大展好書　好書大展

品嘗好書　冠群可期